Impressum

1. Auflage April 2013,
erschienen bei fairpub, einem Imprint der Evendom GmbH

Chefredaktion: Uli Baur

Redaktionsleitung und Konzeption: Jochen Niehaus

Art Director: Susanne Achterkamp

Chef vom Dienst: Sonja Wiggermann

Redaktion: Michael Miersch; Dr. Regina Albers, Ulrike Bartholomäus, Matthias Kowalski

Autoren: Mila Hanke, Werner Siefer; Andrea Bischhoff, Prof. Stefan Brunner, Jesper Diekmann, Claudia Füßler, Julia Groß, Nike Heinen, Frederik Jötten, Maike Krause, Günter Löffelmann, Edith Luschmann, Dr. Philipp Osten, Dr. Stefanie Reinberger, Jan Schlieter, Heike Stüvel, Katja Töpfer, Beate Wagner

Textchef: Josef Seitz

Grafik: Mareile Gieser, Petra Vogt

Bildredaktion: Rüdiger Schrader (Ltg.)

Freie Mitarbeiter: Florian Stern (Bildredaktion);
Sophie Wolfbauer (Grafik)

Dokumentation/Schlussredaktion: FOCUS Magazin Verlag GmbH
Daten-Recherche: Munich Inquire Media GmbH

Diese Ausgabe ist ein Fortdruck der Zeitschriftenausgabe von Dezember 2012 / Januar 2013.
Das Impressum auf Seite 146 ist daher nicht für die Buchausgabe gültig.

Verlagsgeschäftsführer: Burkhard Graßmann, Andreas Mayer

Projektkoordination: Dr. Friedrich Schwandt

Umschlaggestaltung: Susanne Achterkamp
Umschlagmotiv: plainpicture.com
Umschlag Rückseite Illustration: Jörn Kaspuhl

Druck Cover und Bindung: Rasch Druckerei und Verlag GmbH & Co. KG,
Lindenstraße 47, 49565 Bramsche

Druck Innenteil: pva, Druck und Medien-Dienstleistungen GmbH,
Industriestraße 15, 76829 Landau/Pfalz

ISBN 978-3-9814980-5-9

Gedruckt in Deutschland

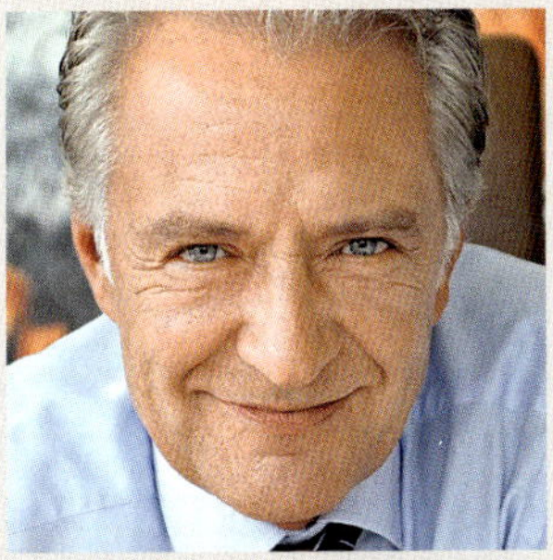

Geheimnisvolle Gefühle

„REISS DICH DOCH ZUSAMMEN!“ Diesen Appell, eine Krankheit oder Schwäche zu überwinden, würde bei Herzproblemen niemand aussprechen. Anders bei psychiatrischen Störungen. Sie sind so eng mit dem Innersten eines Menschen verwoben, dass man sie leicht mit einer Laune verwechselt, die mit etwas gutem Willen abzustellen sei. Das ist ein Irrtum, aber selbst Betroffene probieren dies. Sie suchen nicht nach Hilfe, sie wollen stark sein.

Die Folge: Nur etwa zehn Prozent der Menschen mit einer Depression werden ausreichend behandelt (S. 42). Mehr als 10000 Suizide pro Jahr resultieren aus dieser Verdrängung. Die Zahlen belegen immerhin auch eine positive Tendenz, denn noch vor 30 Jahren waren 18000 Fälle zu verzeichnen. Geholfen haben öffentliche Diskussionen über psychische Krankheiten und deren Schwere, so wie zuletzt nach dem Tod des Fußball-Nationaltorhüters Robert Enke.

Psychisch kranke Menschen gibt es in jedem Land, in jeder Kultur. In Deutschland sind es zehn Millionen; jeder dritte Patient im Krankenhaus hat ein seelisches Leiden. Beinahe jeder von uns kennt im Freundes- oder Familienkreis einen Betroffenen.

Die meisten psychischen Krankheiten können Ärzte wirksam behandeln. Wer sich seiner Angst stellt, kann sie überwinden (S. 26). Zwangserkrankungen lassen sich wieder verlernen, so wie Patienten sie einst erlernt haben (S. 70). Selbst bei Menschen mit schlimmsten Wahnvorstellungen bessert sich der Zustand, wenn sie ernst- und angenommen werden. Autorin Nike Heinen hat dies bei Patienten der Schizophrenie-Station der Psychiatrischen Klinik in Hamburg-Ochsenzoll (S. 60) miterlebt.

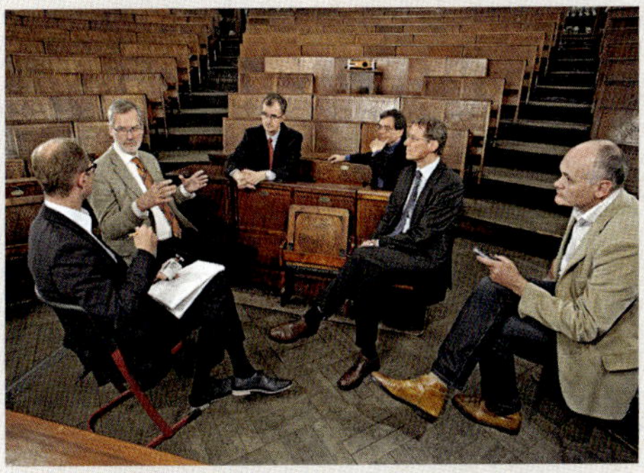

Expertenrunde FOCUS-Gesundheit im Gespräch mit den Psychiatrie-Chefärzten der Universitäten Aachen, München, Berlin und Leipzig

Die geistige Widerstandskraft gegen Schicksalsschläge kann jeder trainieren. Im Job wie im Privatleben. Mehr dazu erfahren Sie ab Seite 130. Schließlich finden Angehörige und Freunde wichtige Ratschläge, wie sie seelisch kranken Menschen helfen können, die ihnen nahestehen (S. 108).

Der erste und wichtigste Schritt zur Heilung von psychischem Leid ist ein offener Umgang mit der Erkrankung. Sich einzugestehen, dass etwas nicht stimmt. Selbsttests können nützlich sein, die eigenen Gefühle richtig einzuschätzen. Denn Irren ist menschlich.

Herzlichst, Ihr

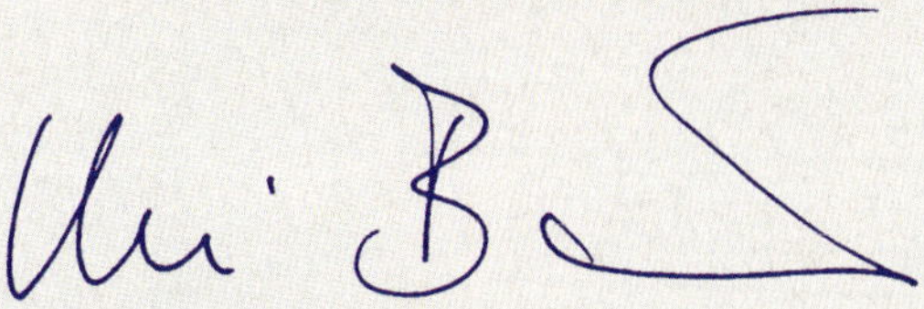

Uli Baur, Chefredakteur

Foto: Werner Schuering/FOCUS-Magazin

Inhalt

FOCUS-Gesundheit – Nr. 07 – Die Psyche

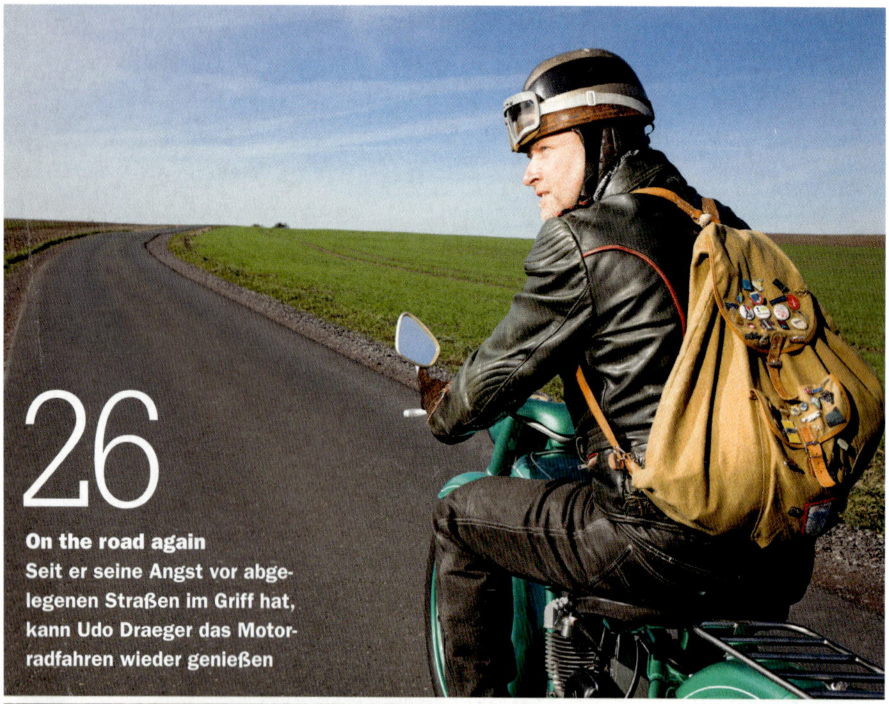

26

On the road again
Seit er seine Angst vor abgelegenen Straßen im Griff hat, kann Udo Draeger das Motorradfahren wieder genießen

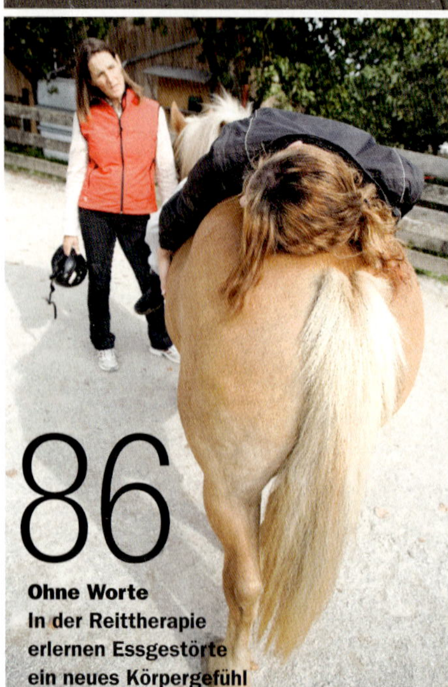

86

Ohne Worte
In der Reittherapie erlernen Essgestörte ein neues Körpergefühl

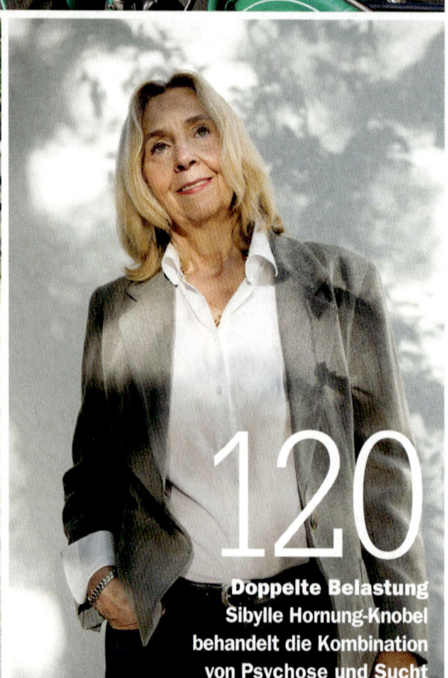

120

Doppelte Belastung
Sibylle Hornung-Knobel behandelt die Kombination von Psychose und Sucht

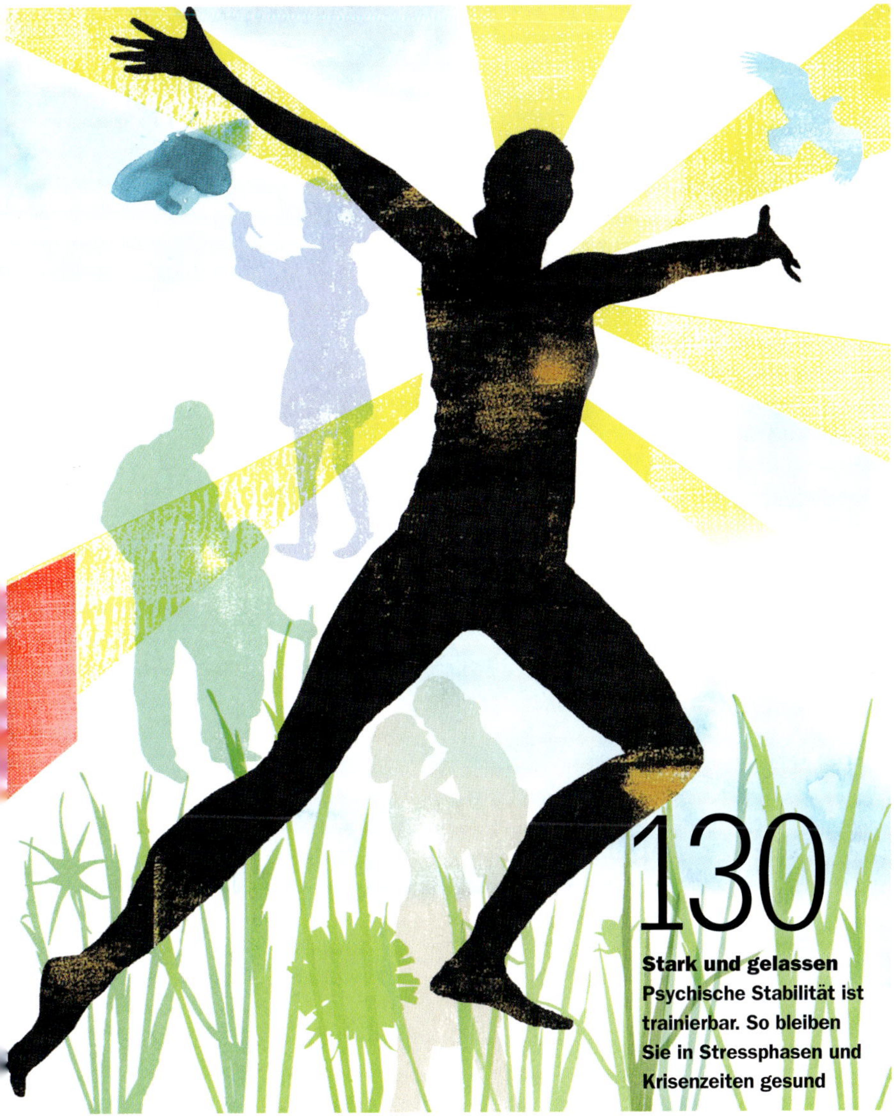

Rubriken

Fotos: Katharina Alt, Frank Bauer, Sven Doering/alle FOCUS-Magazin
Illustraion: Julia Pfaller/2agenten/FOCUS-Magazin

Einblick in die Welt im Kopf
Diese Wandmalereien August Wallas und Johann Garbers Geweihe sind Werke der österreichischen Gugginger Gruppe

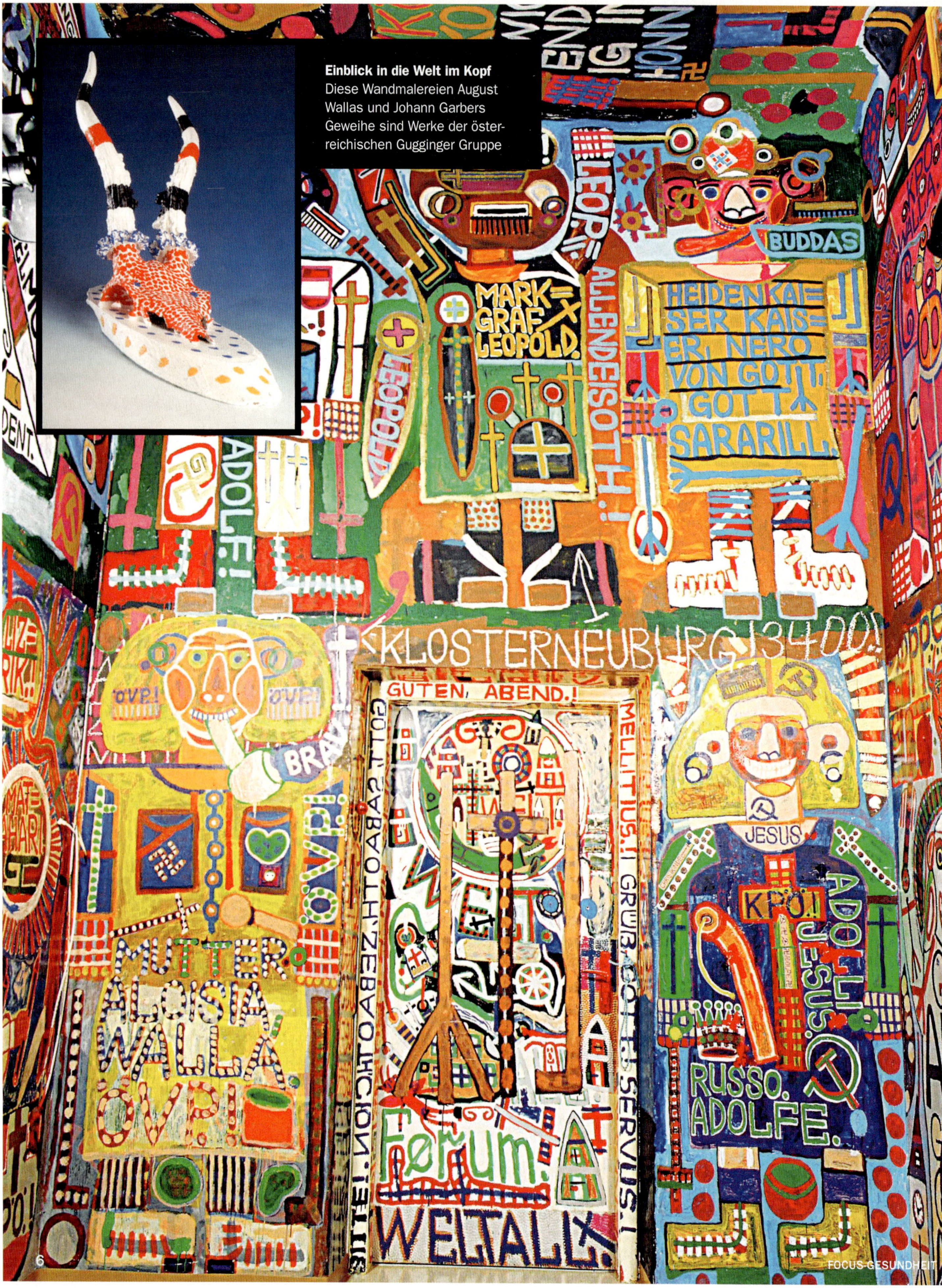

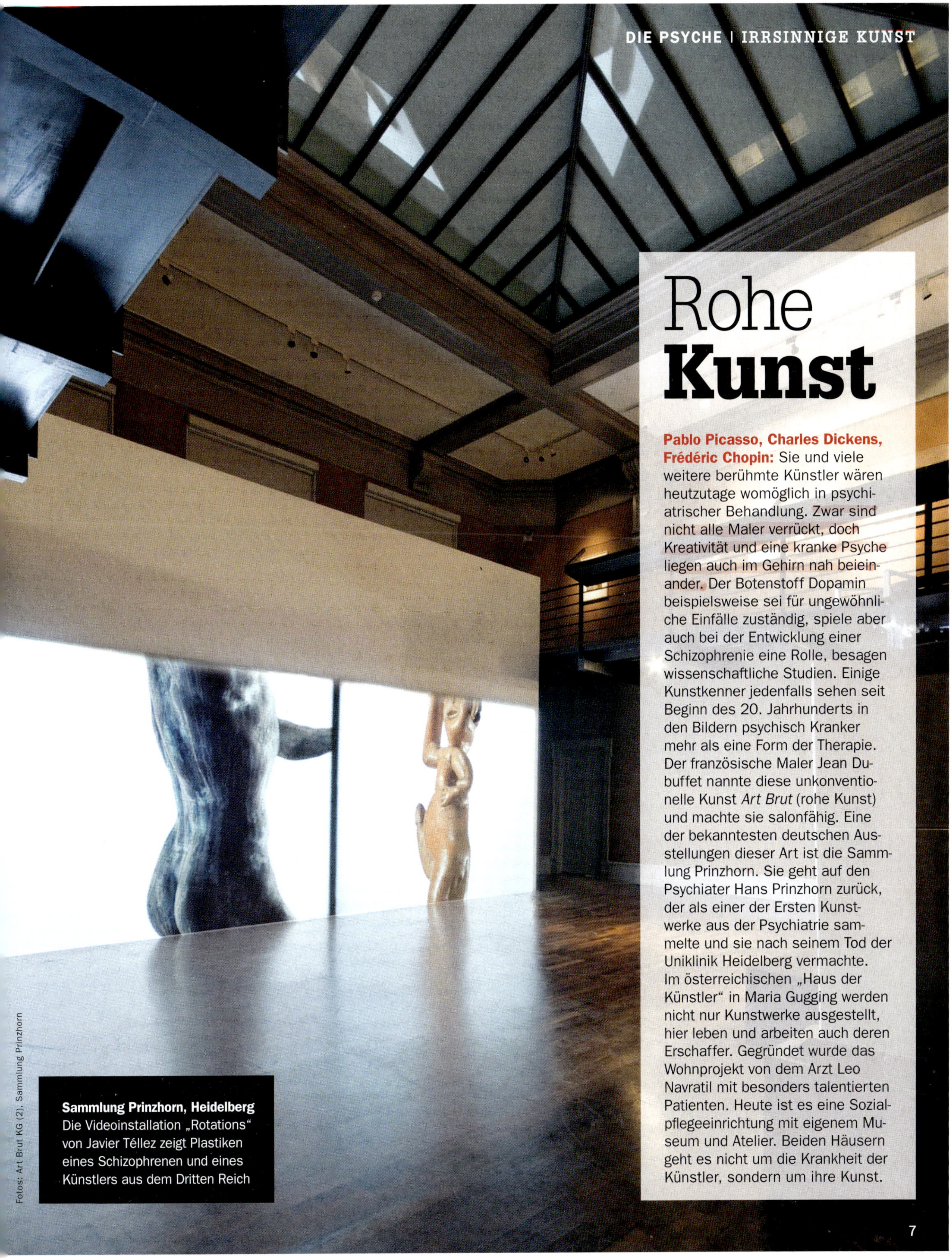

Sammlung Prinzhorn, Heidelberg
Die Videoinstallation „Rotations" von Javier Téllez zeigt Plastiken eines Schizophrenen und eines Künstlers aus dem Dritten Reich

Fotos: Art Brut KG (2), Sammlung Prinzhorn

Rohe **Kunst**

Pablo Picasso, Charles Dickens, Frédéric Chopin: Sie und viele weitere berühmte Künstler wären heutzutage womöglich in psychiatrischer Behandlung. Zwar sind nicht alle Maler verrückt, doch Kreativität und eine kranke Psyche liegen auch im Gehirn nah beieinander. Der Botenstoff Dopamin beispielsweise sei für ungewöhnliche Einfälle zuständig, spiele aber auch bei der Entwicklung einer Schizophrenie eine Rolle, besagen wissenschaftliche Studien. Einige Kunstkenner jedenfalls sehen seit Beginn des 20. Jahrhunderts in den Bildern psychisch Kranker mehr als eine Form der Therapie. Der französische Maler Jean Dubuffet nannte diese unkonventionelle Kunst *Art Brut* (rohe Kunst) und machte sie salonfähig. Eine der bekanntesten deutschen Ausstellungen dieser Art ist die Sammlung Prinzhorn. Sie geht auf den Psychiater Hans Prinzhorn zurück, der als einer der Ersten Kunstwerke aus der Psychiatrie sammelte und sie nach seinem Tod der Uniklinik Heidelberg vermachte. Im österreichischen „Haus der Künstler" in Maria Gugging werden nicht nur Kunstwerke ausgestellt, hier leben und arbeiten auch deren Erschaffer. Gegründet wurde das Wohnprojekt von dem Arzt Leo Navratil mit besonders talentierten Patienten. Heute ist es eine Sozialpflegeeinrichtung mit eigenem Museum und Atelier. Beiden Häusern geht es nicht um die Krankheit der Künstler, sondern um ihre Kunst.

Zentrum ohne **Chef**

Es mutet fantastisch an, rätselhaft und geheimnisvoll. Aber das Gehirn ist ganz real. Wahrnehmen, denken, fühlen, handeln, erinnern oder lernen, erledigt unser Gehirn mühelos – im Grundsatz zumindest. Viele essenzielle Körperfunktionen steuert das knapp eineinhalb Kilogramm schwere Organ in unserem Kopf, ohne dass wir etwas davon bemerken würden oder gar Einfluss darauf nehmen könnten. Dazu gehören zum Beispiel die Atmung, Hunger- und Durstgefühle, die sexuelle Lust, der Schlaf-wach-Zyklus und selbst die Wahrnehmung.

Mit seinen 100 Milliarden Nervenzellen, die über 100 Billionen Schaltstellen oder Synapsen hinweg miteinander kommunizieren, enthält das Gehirn ein gigantisches Netzwerk. Es nimmt Informationen auf, zergliedert sie in verschiedene Aspekte und setzt sie wieder zu dem zusammen, was wir einheitliches Erleben nennen. Dabei gibt es keine Kommandozentrale, keinen obersten Chef. Das Denken organisiert sich selbst. Und auch wenn das Gehirn hinter der Stirn eine Art Kontrollfunktion ausübt, so kann es von anderen Gebieten doch überstimmt werden.

Bereits kleinste Fehlfunktionen im Netzwerk können psychische Erkrankungen zur Folge haben. Das Erleben, die Weltsicht – sie bekommen Risse. Dies zeigt sich auch in den Bildern, die Forscher mit Hirnscannern anfertigen. Bei Depressiven offenbart der Blick ins Gehirn, dass die Aktivität gefühlsregulierender Hirnareale vermindert ist. Patienten reagieren vermehrt auf negative Erlebnisse. Bei Menschen, die an Alkoholsucht leiden, reagiert dagegen das Belohnungszentrum mit überschießender Aktivität, sobald sie zum Beispiel ein Glas Bier sehen oder daran denken. So aufschlussreich die Bilder für eine Therapie sein mögen, über eines sollten sie nicht hinwegtäuschen: Die Ursachen der Erkrankungen liegen nicht automatisch im Gehirn – sie wirken sich nur auch dort aus.

Krankheit ist: wenn das Wechselspiel von Erregung und Entspannung aus dem Tritt kommt

Aktivität
- erhöht
- verringert

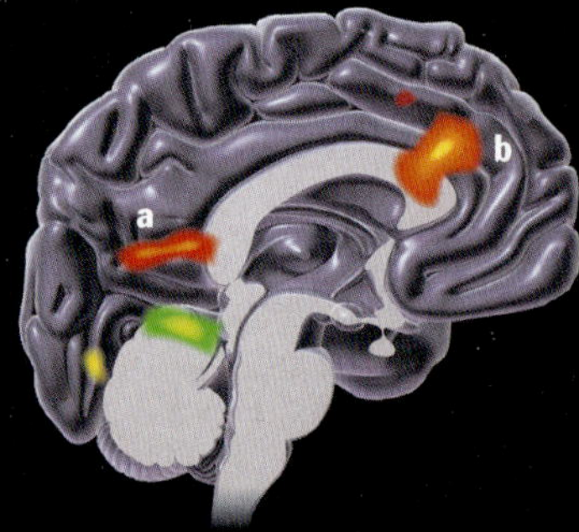

Zwang
Patienten weisen eine gesteigerte Aktivierung der Region für Konfliktmanagement auf (a), gleichzeitig ist die Wahrnehmung eigener Fehler erhöht (b).

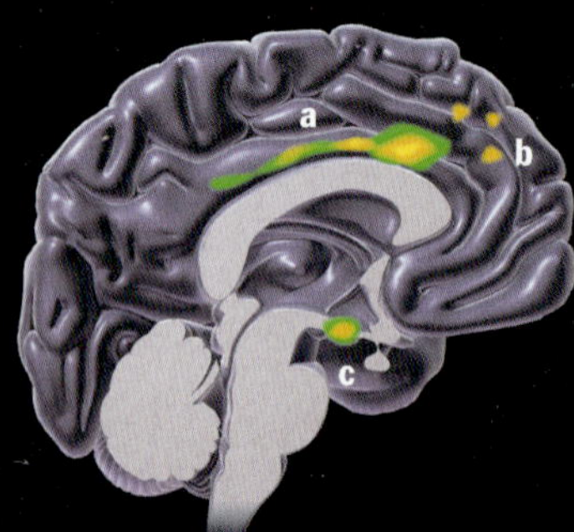

Depression
Das Zusammenspiel von gefühlsregulierenden Arealen (a) und Kortex (b) ist reduziert. Die Amygdala (c) reagiert vermindert auf positive Reize.

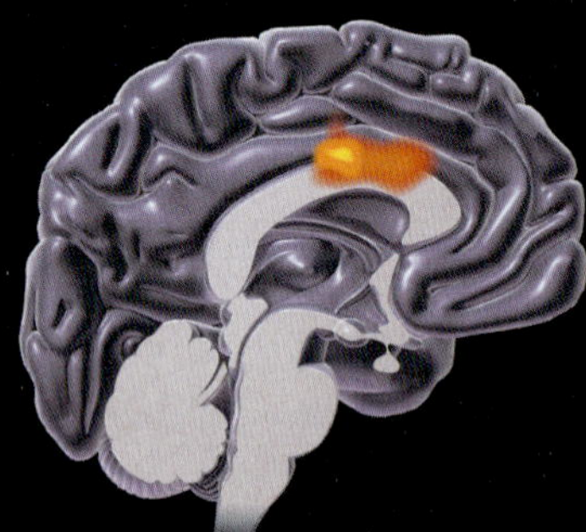

Sucht
Wenn ein Alkoholabhängiger ein Glas Bier sieht, ist bei ihm ein Teil des Gefühlssystems (Cingulum) überaktiv, die Folge kann Kontrollverlust sein.

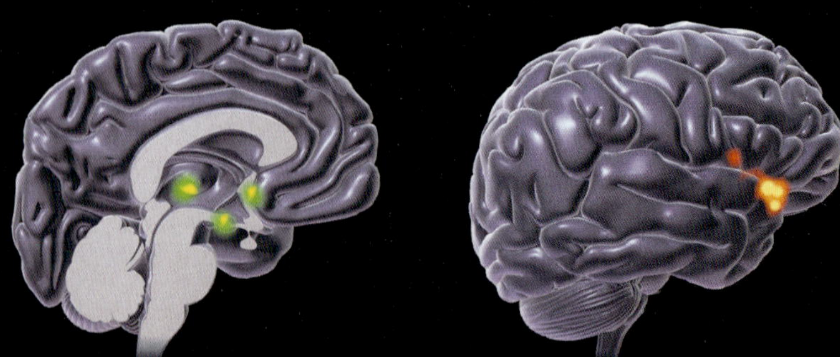

Schizophrenie
Die Patienten haben häufig eine verringerte oder erhöhte Dichte an Nervenzellen. Bereiche im Gefühlszentrum (l.) enthalten weniger Neuronen, geichzeitig ist die Zahl der Zellen in Gebieten erhöht, die mit Bewegungsabläufen zu tun haben (r.).

FOCUS INFOGRAFIK

Was wo im Netzwerk passiert

① Großhirnrinde
Die drei Millimeter dicke graue Substanz besteht aus den Zellkörpern der Nerven und produziert das Gedächtnis, die Sprache und (vermutlich) das Bewusstsein.

② Motorischer und Sensorischer Kortex
Die Nervenzellen am oberen Ende des Hinterhaupts steuern komplexe Bewegungen (gelb) und verarbeiten Sinneseindrücke aus Haut, Muskeln, Sehnen und Gelenken (rot).

③ Präfrontaler Kortex
Hinter der Stirn gelegen. Aktiv bei komplexen Handlungen, moralischen Aufgaben, sozialem Verhalten und Selbstbeherrschung. Verletzungen können Kontrollverlust erzeugen.

④ Limbisches System
Zum Netzwerk der Emotionen in der Hirnmitte zählen z. B. der Hippocampus, die Amygdala, die Hypophyse und der Hypothalamus. Bewirkt Motivation, Lust und Laune.

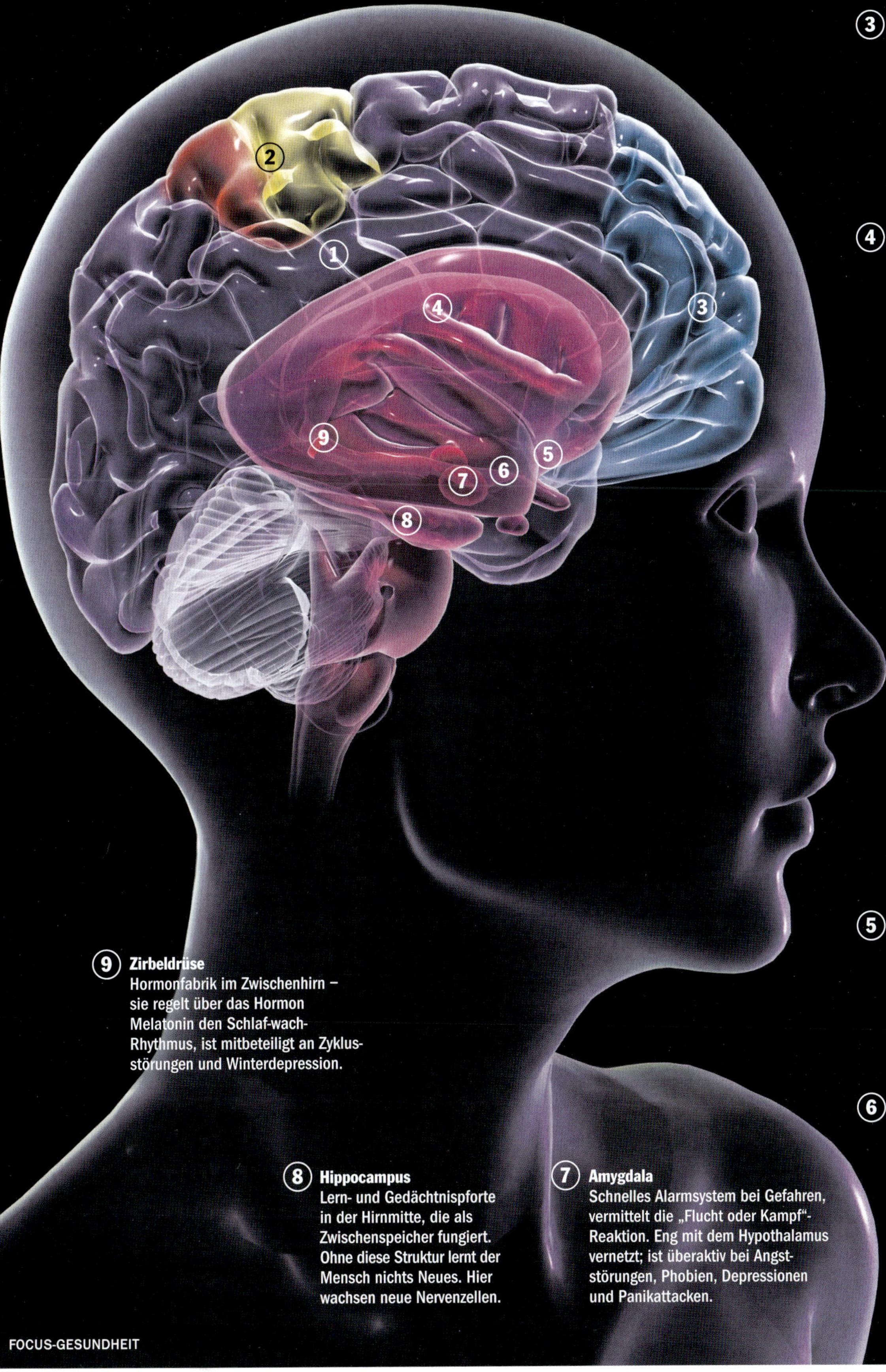

⑤ Nucleus accumbens
Das Belohnungsareal lässt über Botenstoffe wie Dopamin Glücks- und Zufriedenheitsgefühle entstehen. Bei Süchtigen besonders aktiv.

⑥ Hypothalamus
Im Untergeschoss des Gehirns. Teil des vegetativen Nervensystems, der Verlangen wie Hunger, Durst, Schlaf oder sexuelle Befriedigung auslöst.

⑦ Amygdala
Schnelles Alarmsystem bei Gefahren, vermittelt die „Flucht oder Kampf"-Reaktion. Eng mit dem Hypothalamus vernetzt; ist überaktiv bei Angststörungen, Phobien, Depressionen und Panikattacken.

⑧ Hippocampus
Lern- und Gedächtnispforte in der Hirnmitte, die als Zwischenspeicher fungiert. Ohne diese Struktur lernt der Mensch nichts Neues. Hier wachsen neue Nervenzellen.

⑨ Zirbeldrüse
Hormonfabrik im Zwischenhirn – sie regelt über das Hormon Melatonin den Schlaf-wach-Rhythmus, ist mitbeteiligt an Zyklusstörungen und Winterdepression.

Helfen gegen den Willen

Die Chefärzte von vier psychiatrischen Universitätskliniken fordern für ihre Patienten klare **Regeln für die Zwangsbehandlung.** Gesetzeslücken und Sparwut führen derzeit zu unmenschlichen Situationen

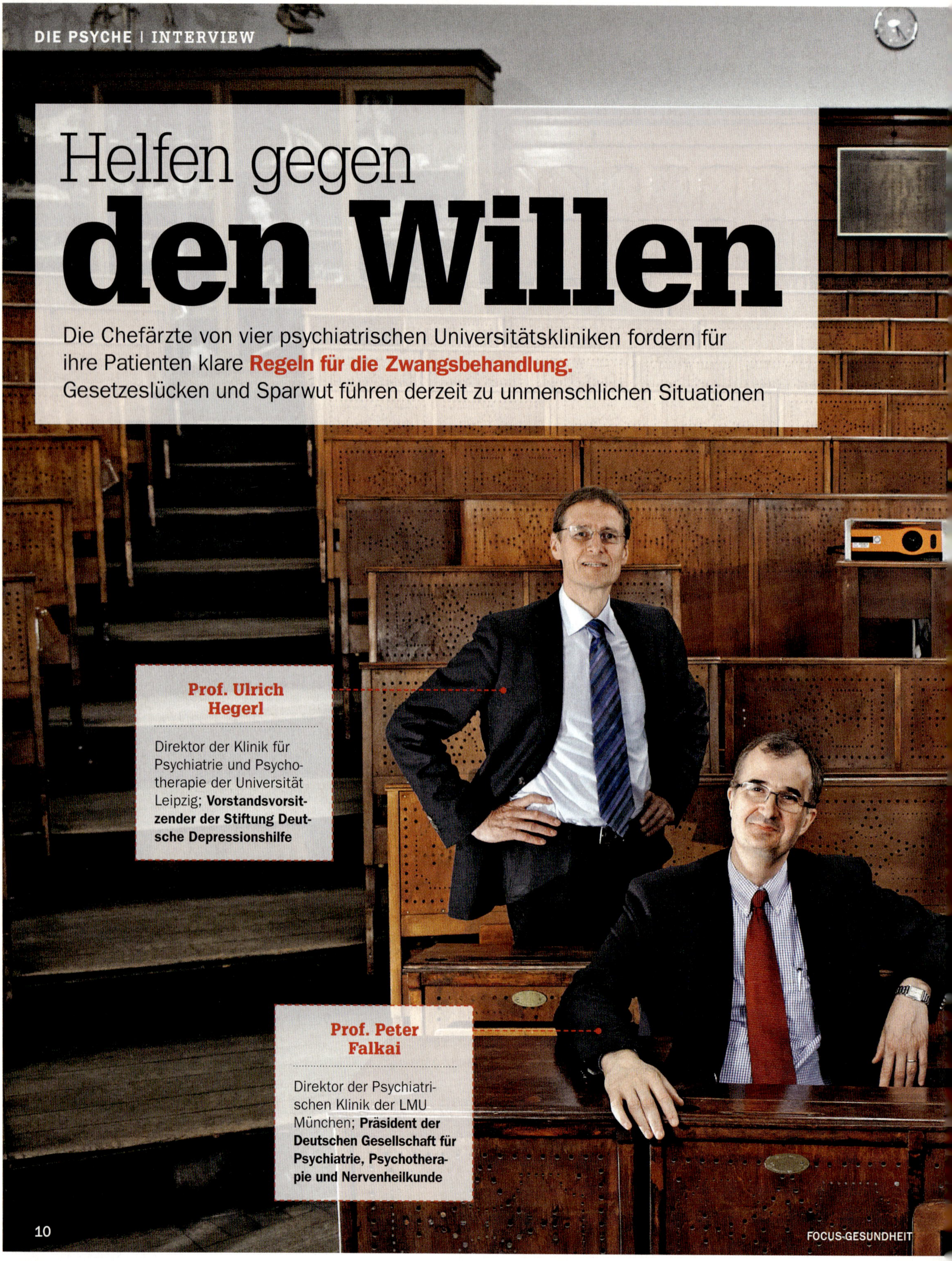

Prof. Ulrich Hegerl

Direktor der Klinik für Psychiatrie und Psychotherapie der Universität Leipzig; **Vorstandsvorsitzender der Stiftung Deutsche Depressionshilfe**

Prof. Peter Falkai

Direktor der Psychiatrischen Klinik der LMU München; **Präsident der Deutschen Gesellschaft für Psychiatrie, Psychotherapie und Nervenheilkunde**

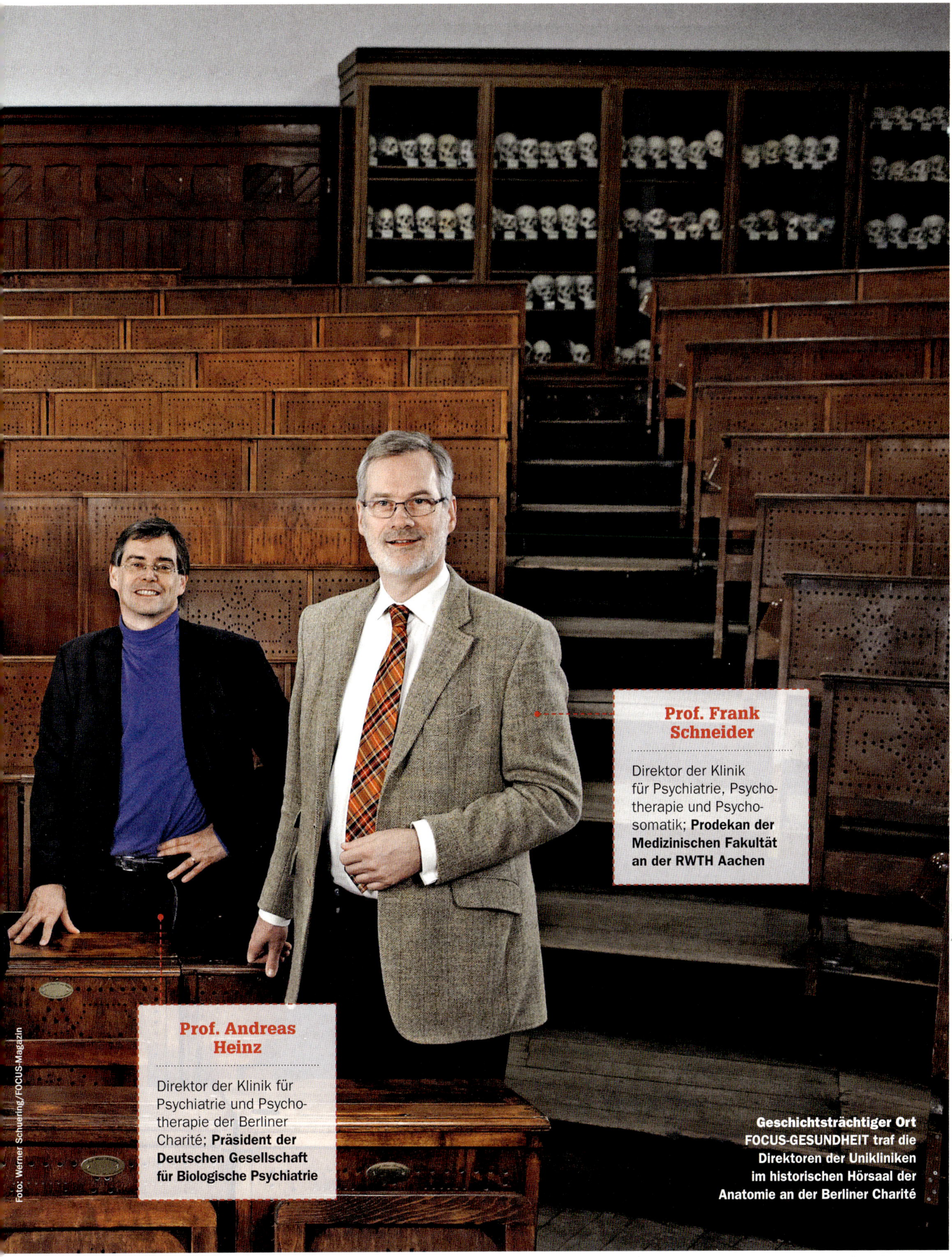

Prof. Frank Schneider

Direktor der Klinik für Psychiatrie, Psychotherapie und Psychosomatik; **Prodekan der Medizinischen Fakultät an der RWTH Aachen**

Prof. Andreas Heinz

Direktor der Klinik für Psychiatrie und Psychotherapie der Berliner Charité; **Präsident der Deutschen Gesellschaft für Biologische Psychiatrie**

Geschichtsträchtiger Ort
FOCUS-GESUNDHEIT traf die Direktoren der Unikliniken im historischen Hörsaal der Anatomie an der Berliner Charité

Foto: Werner Schuering/FOCUS-Magazin

Die deutsche Psychiatrie gilt als eine der besten auf der Welt. Dennoch wird sie in der Bevölkerung mit Skepsis betrachtet. Woher kommt das?

HEINZ: Psychischen Erkrankungen, und damit auch der Psychiatrie, haftet ein Stigma an, das sich nur langsam korrigiert. In den Medien, im Film und im Fernsehen gibt es noch immer das Klischee von Menschen, die in Gummizellen monatelang weggesperrt werden. Mit der Realität hat das natürlich nichts zu tun. Insbesondere gegen Aufnahmestationen bestehen häufig noch Vorurteile.

Woher stammen diese Vorurteile?

FALKAI: Sie stammen aus der Vergangenheit. Ich überblicke jetzt 25 Jahre klinische Psychiatrie, in denen sich viel bewegt hat. Sowohl die Medikamente als auch die psychotherapeutischen Methoden haben sich erheblich weiterentwickelt. Die Patienten sind an der Therapieentscheidung viel stärker beteiligt. Unser zunehmend biologistisches Verständnis des Gehirns hat auch dazu beigetragen, rationaler mit psychischen Erkrankungen umzugehen.

SCHNEIDER: Die Psychiatrie findet heute nicht mehr hinter Mauern statt, sondern hinter Glas mit ganz vielen geöffneten Türen. Es ist eine offene, transparente Behandlung. Jeder kann kommen und die Patienten besuchen; Angehörige und Bezugspersonen sind in die Therapieplanung eingebunden.

Wie kommt es zu der starken Stigmatisierung der kranken Psyche?

HEGERL: Psychische Erkrankungen betreffen unser Allerheiligstes: unser Selbst. Es ist etwas Unheimliches, wenn wir uns verändern oder wenn unser Gegenüber plötzlich unvorhersehbar in seinem Verhalten wird. Das macht Angst. Gleichzeitig werden psychische Erkrankungen oft nicht ernst genug genommen, und es gibt die stille Forderung an den Kranken, sich zusammenzureißen. Unterschätzen der Schwere und Dämonisierung sind eine ungute Konstellation. Sie verhindert, dass sich die Leute klarmachen, dass psychische Krankheit jeden treffen kann. Es ist nicht der Schwache, der sich gehenlässt, der krank wird.

SCHNEIDER: Unsere Patienten sind Oberbürgermeister, Spitzensportler oder Bundestagsabgeordnete. Aber auch Verkäuferinnen und Arbeiter – Menschen aus allen Teilen der Gesellschaft. Das Stigma ist längst nicht mehr so stark ausgeprägt wie früher.

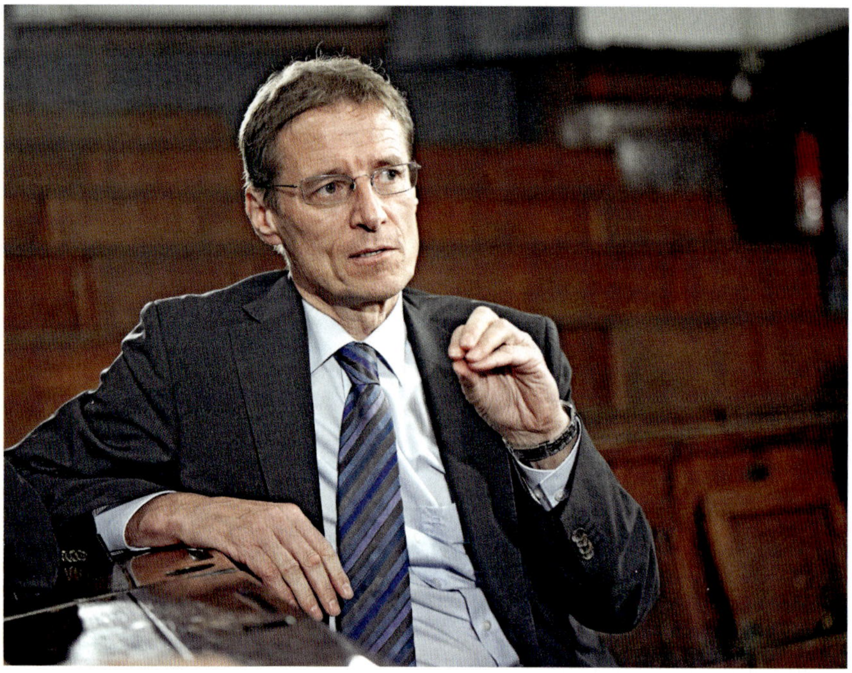

»Wir haben immer noch doppelt so viele Suizidopfer wie Verkehrstote. Hier sollte investiert werden«

Ulrich Hegerl, 59

Kann wirklich jeder psychisch krank werden?

FALKAI: Ja, es kann jeden treffen, und es trifft viele. Jeder Dritte wird in seinem Leben eine psychische Erkrankung entwickeln. In Deutschland sind zurzeit zehn Millionen Menschen psychisch krank.

Die Erkrankungszahlen steigen. Ist unser moderner Lebensstil schuld daran?

HEGERL: Wir haben in den letzten Jahren tatsächlich eine deutliche Zunahme von Krankschreibungen und Berentungen auf Grund psychischer Probleme. Verschreibungen von Antidepressiva haben sich verdoppelt und verdreifacht. Doch dahinter steckt nicht eine Zunahme der Krankheitshäufigkeit, sondern eine bessere Versorgung. Die Patienten trauen sich, Hilfe zu holen, Ärzte erkennen die Symptome und reagieren schneller darauf. Was früher langwierig und erfolglos als Rückenschmerz oder Ermüdungssyndrom behandelt wurde, erkennt man heute schneller als Depression.

Sie verbuchen immer mehr Kranke als einen Erfolg Ihres Fachs?

HEGERL: Ja, das ist ein sensationeller Erfolg! Anfang der 80er-Jahre gab es 18000 Suizide pro Jahr, inzwischen 10000. Dieser Rückgang um mehr als 20 Suizide pro Tag ist meiner Meinung nach das Ergebnis der besseren Versorgung.

Wird diese positive Entwicklung so weitergehen?

HEGERL: Ich hoffe es. Die starke Reduktion der Suizide zeigt auch, was wir hier noch erreichen können: Nur zehn Prozent der Depressiven werden derzeit adäquat behandelt. Noch immer gehen Kranke aus Scham oder Unwissenheit nicht zum Arzt oder werden dort nicht sofort als krank erkannt und nicht therapiert. Viele nehmen ihre Medikamente nicht ein, weil sie fürchten, von Antide-

Fotos: Werner Schuering/FOCUS-Magazin

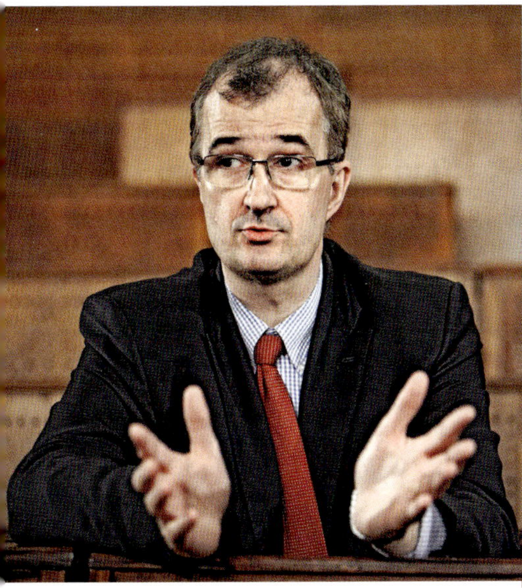

»Psychische Erkrankungen können jeden treffen, und es trifft viele. Jeder Dritte wird in seinem Leben daran erkranken«

Peter Falkai, 51

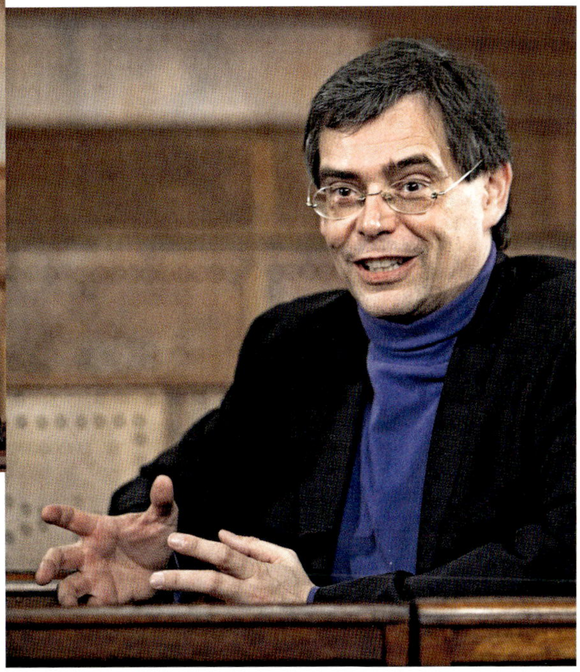

»Wir dürfen schwer kranke Patienten nicht gegen ihren Willen behandeln. Dennoch werden sie uns gebracht«

Andreas Heinz, 52

pressiva abhängig zu werden. Es gibt einen riesigen Optimierungsbedarf.

Wie könnte man die Situation verbessern?

HEGERL: Durch Information der Bevölkerung und Ausbildung der Ärzte. Wir haben immer noch doppelt so viele Suizidopfer wie Verkehrstote! Wenn man in Relation setzt, wie viel Geld in die Verkehrssicherheit investiert wird – da könnte man mit einer Depressionsaufklärungskampagne mehr erreichen.

Um die steigenden Kosten in der Psychiatrie zu bremsen, zahlen die Kassen ab 1. Januar, angelehnt an die Diagnose, nur noch eine Pauschale. Wie wirkt sich das aus?

SCHNEIDER: Die Behandlung wird schlechter werden, ganz klar. Nach der neuen Regelung erhält die Klinik pro Patient einen Tagessatz, der nach einigen Tagen gekürzt wird. Am Anfang gibt es mehr Geld, am Ende weniger. Wir befürchten, dass dieser falsche Anreiz nun dazu führt, dass Patienten frühzeitig entlassen werden, obwohl sie noch lange nicht gesund sind.

Wen trifft die neue Regel besonders?

SCHNEIDER: Es trifft die Schwächsten; Patienten mit chronischer, schwerer Erkrankung, deren Behandlung langwierig ist. Sie werden aus finanziellen Gründen auf die Straße gesetzt, obwohl schon klar ist, dass sie allein nicht zurechtkommen. Angesichts langer Wartezeiten bei den niedergelassenen Psychologen gibt es auch niemanden, der die Patienten draußen auffängt. Ihr Zustand verschlechtert sich, und sie müssen wieder stationär aufgenommen werden. Ein Drehtüreffekt, der sicher kein Geld sparen hilft.

HEINZ: Wegen der geringeren Vergütung müssen wir am Personal – und in der Psychiatrie heißt das: an der Therapie sparen. Unsere Patienten brauchen jemanden, der sich mit ihnen auseinandersetzt, Gespräche, Zuwendung. In der Summe wird die Behandlung weniger, dem Patienten geht es schlechter, und er wird kränker entlassen.

FALKAI: Die Arbeitsfähigkeit und psychosoziale Rehabilitation der von uns Entlassenen wird sich verschlechtern und mittelfristig die Suizidrate wieder ansteigen.

Lassen sich die Patienten einfach entlassen, obwohl sie noch nicht gesund sind?

SCHNEIDER: Manche Menschen mit schweren psychischen Erkrankungen sind wehrlos und können ihre Interessen nicht selbst vertreten. Sie haben keine streitbaren Verbände, die für sie protestieren und auf die Barrikaden gehen. Wir Psychiater werden manchmal als Lobbyisten in eigener Sache wahrgenommen – tatsächlich verteidigen wir unsere Patienten gegen eine Koalition aus Politik und Krankenkassen, die nur am Sparen interessiert ist.

Einige Ihrer Patienten wollen überhaupt nicht behandelt werden. Richter ordneten bei schweren Störungen dann eine Zwangsbehandlung an. Doch seit Kurzem lehnen die Gerichte diese Entscheidung bei betreuten Patienten ab. Wie gehen Sie damit um?

HEINZ: Die Situation ist absurd. Wir dürfen schwer kranke Patienten, deren Leben durch die Erkrankung bedroht ist, auf Grund der fehlenden Rechtsgrundlage nicht mehr gegen ihren Willen behandeln. Dennoch werden sie zu uns gebracht.

Werden Sie dadurch wieder zu einer reinen Verwahranstalt, wie vor 100 Jahren?

SCHNEIDER: Ja, wir sind auf diesem Weg. Eine schlimme Situation für alle Beteiligten. Besonders natürlich für die Patienten selbst. ▶

Schildern Sie uns bitte eine solche problematische Situation.

FALKAI: Konkret sieht das so aus, dass hochpsychotische Patienten völlig zerfahren über die Station irren, aber wir ihnen keine Medikamente geben dürfen, weil sie dies, etwa aus Furcht, vergiftet zu werden, ablehnen. Das ist umso bitterer, als wir sehr wirksame Mittel zur Verfügung haben, die Symptome wie den Verfolgungswahn abklingen lassen könnten.

HEINZ: Schwer zuckerkranke Menschen mit Demenz, die keine Spritze wollen, können wir erst dann mit Insulin versorgen, wenn sie kurz davor stehen, ins Zuckerkoma zu fallen. Patienten im Alkoholentzugs-Delir, die weiße Mäuse sehen, müssen wir toben lassen und warten, bis sie fast tot sind, um ihnen endlich mit Medikamenten helfen zu dürfen.

Was passiert mit Patienten außer Rand und Band, die keine Beruhigungsmittel bekommen?

FALKAI: Wenn sie sich oder andere gefährden, landen sie in Vollfixierung; an Händen und Beinen und mit einem Gurt ans Bett gefesselt. Vielleicht für Wochen. Das ist nicht die Psychiatrie, die ich mir wünsche.

HEINZ: Das ist ja das Verdrehte: Die Gerichte glauben, dass eine Injektion gegen den Willen des Patienten ein größerer Eingriff in die Persönlichkeitsrechte ist als die Fixierung.

Wie gehen die Ärzte und Pfleger mit dieser Situation um?

HEINZ: Die Belastung ist enorm hoch. In der Fixierung schreien manche Patienten im Wahn stundenlang. Es ist unerträglich, dann nichts tun zu können. Seit das alte Betreuungsrecht nicht mehr gilt, haben fünf von 13 Pflegern der Akutstation die Versetzung beantragt. Ich verstehe das.

Was fordern Sie von der Politik?

HEINZ: Wir brauchen eine klare gesetzliche Regelung für die psychiatrische Zwangsbehandlung in Ausnahmefällen, wenn das Leben und die Gesundheit schwer bedroht sind – und das rasch! Wenn wir Pech haben, hält der derzeitige Übergangszeitraum noch über Jahre an.

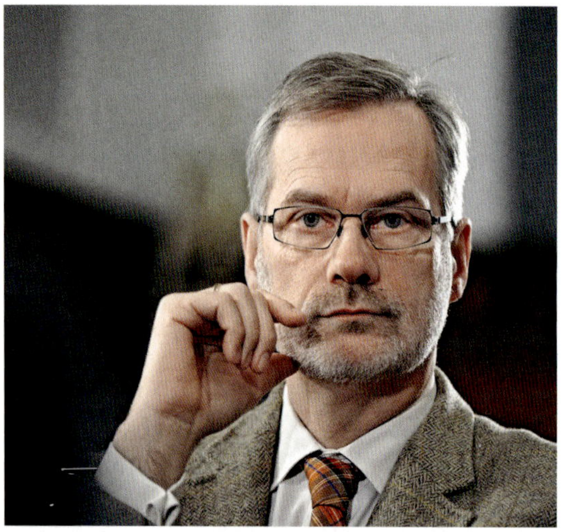

»Unsere Patienten sind auch Bürgermeister, Spitzensportler, Abgeordnete. Menschen aus allen Teilen der Gesellschaft«

Frank Schneider, 54

Kann man psychischen Erkrankungen mit gesundem Leben vorbeugen?

FALKAI: Sport und gesunde Ernährung sind sehr wichtig, sowohl zur Vorbeugung als auch zur Rückfallverhütung. Bei einer Studie mit Schizophreniepatienten besserten sich Gedächtnis und Stimmung schon durch 30 Minuten Training auf dem Fahrradergometer dreimal in der Woche. Bilder ihrer Hirnstruktur zeigten, dass sich der Hippocampus, eine bei dieser Erkrankung betroffene Gehirnregion, erholt hatte.

Welche Bedeutung hat die Ernährung?

FALKAI: Viele unserer Patienten essen zu fett und zu kohlehydratreich und haben dementsprechendes Übergewicht. Neben der Kalorienreduktion ist auch die Vermeidung von Giften, vor allem des Rauchens und von Drogen, wichtig. Als einzelne Substanz haben sich Omega-3-Fettsäuren, wie sie in Kaltwasserfischen enthalten sind, als günstig erwiesen: Fischölkapseln verringerten in einer Studie die Wahrscheinlichkeit einer Psychose um ein Drittel. Ganz wichtig ist es auch, sich mit netten Menschen zu umgeben und mit ihnen schöne Dinge zu tun. Wir brauchen soziale Interaktion, um gesund zu bleiben.

Ist man, was die Psyche betrifft, seines eigenen Glückes Schmied?

HEGERL: Es ist immer gesund, Sport zu treiben und sich vernünftig zu ernähren. Ob man allein damit aber einer Depression oder einer Schizophrenie vorbeugen kann, bezweifle ich.

Einen zuverlässigen Schutzschild für die geistige Gesundheit gibt es also nicht?

HEGERL: Mark Twain hat einmal erklärt, wie man Krankheit zuverlässig vermeiden kann: Eltern sorgfältig auswählen und früh sterben. Da hat er, was psychische Erkrankungen betrifft, nicht ganz unrecht. Erbliche und früh erworbene Veranlagung, also Traumatisierungen in der Kindheit, spielen die Hauptrollen.

Wie wichtig ist die Kindheit für die Psyche?

FALKAI: Die ersten Lebensjahre sind entscheidend für eine gesunde Reifung. Etwa ein Drittel unserer Patienten hat körperlichen Missbrauch erlebt.
Auch später hat man schlechte Karten, wenn der Vater nicht da ist, die Mutter trinkt und die sozialen und hygienischen Verhältnisse schlecht sind. Dazu ein früher Umgang mit Drogen. Dies ist ein Risikopaket, das da geschnürt wird.
Wirksame psychische Primärprävention muss in der Schwangerschaft beginnen. Gezielte Programme sollten die frühkindliche Entwicklung unterstützen und gefährdete Kinder im Kindergarten und in der Schule fördern.

Wie hoch schätzen Sie die psychischen Folgen von Missbrauch ein?

HEINZ: Etwa 40 Prozent der Frauen mit Schizophrenie sind misshandelt worden. Bei Borderline-Störungen sind frühe Traumatisierungen häufig, bei Depressionen ebenfalls. Bei Frauen mit Suchterkrankungen liegt die Rate bei bis zu 50 Prozent. Man darf aber nicht vergessen, dass die Häufigkeit von Missbrauch auch in der gesunden Allgemeinbevölkerung erschreckend hoch ist: Etwa jede fünfte Frau hat Übergriffe erlebt. Hier müsste Prävention ebenfalls ansetzen. ■

INTERVIEW: JOCHEN NIEHAUS / WERNER SIEFER

Foto: Werner Schuering/FOCUS-Magazin

Ich denke, aber **was bin ich?**

Das **Bewusstsein ist im Grunde nur eine Vorstellung,** ein Rechenmodell des Gehirns. Wo dieses Ich sitzt und was es eigentlich ausmacht, ist rätselhaft

Ist es ungewöhnlich, wie das Ich aus sich selbst herausblickt? Zunächst nicht. Über die Nase hinweg geht die Sicht, eingerahmt vielleicht von Haarsträhnen. Etwas weiter abwärts stoßen die Arme aus der Schulter, noch weiter unten fuchteln die Hände, und ganz unten strampeln die Füße.

Wendet das Ich den Kopf, ziehen wie in einer Videobrille Bilder vorüber. Sie zeigen Menschen, Landschaften, Häuser oder Straßen. Eines steht dabei fest: Der Mittelpunkt dieser Projektion ist das Ich. Ich weiß, dass ich es bin, der da von einem inneren Zentrum herausschaut. Das Ich weiß auch, was zu ihm gehört und was ein Teil der Welt ist. Das ist gar nicht anders denkbar. Oder doch?

Ein harmloses Experiment genügte Hirnforschern, um Ich-Gefühle nicht nur aus dem eigenen Zentrum heraus-, sondern in eine zweite Person hineinzuverschieben. Nach esoterischen Begriffen würde das wohl eine außerkörperliche Wahrnehmung heißen.

Die Wissenschaftler filmten Versuchspersonen von hinten, wie sie mit einem Stab am Rücken rhythmisch berührt wurden. Gleichzeitig spielten die Forscher den Probanden dieselbe Szene in der 3-D-Videobrille vor. Die Beobachter spürten also nicht nur Berührungen, sondern sahen diese auch am Rücken einer Figur zwei Meter vor ihnen.

Dabei entwickelten sie die Empfindung, nicht mehr im eigenen, sondern in dem anderen Körper vor ihnen zu stecken. Das Gefühl war allerdings nicht stabil – selbst unter optimalen Bedingungen nicht. Es verschwand, wenn die Kontakte nicht synchron erfolgten. Es schwächte sich ab, wenn die Probanden statt ihrer selbst eine weniger realitätsnahe Puppe sahen oder nur einen abstrakten Block.

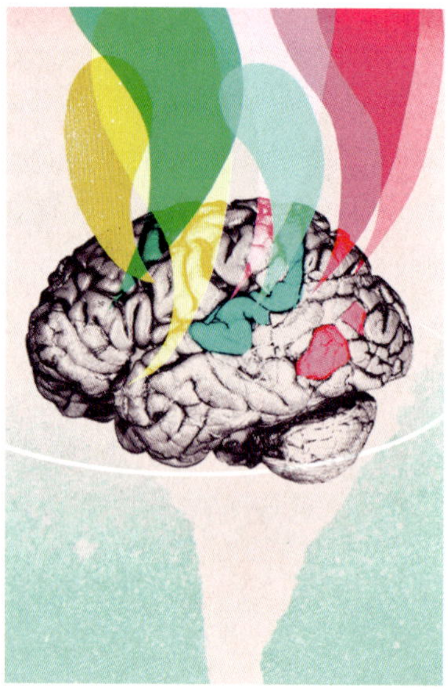

Menschen können **Ich-Gefühle für eine andere Person oder eine Attrappe** entwickeln und deren Empfindungen wie am eigenen Leib spüren

Das Ich empfindet sogar Angst, wenn dem zwei Meter entfernten Alter Ego Gewalt droht. Bei ähnlichen Versuchen mit Kamera und Videobrille gaben Wissenschaftler vor, mit einem Hammer auf den Avatar einzuschlagen. Gleichzeitig erfassten sie den Schweißfluss bei den realen Menschen, indem sie die Leitfähigkeit der Haut maßen. Und siehe da: Den Versuchspersonen fuhr der Schreck in die Glieder, als wären sie selbst bedroht worden.

Selbst für einen läppischen Gummihandschuh kann der Mensch Ich-Gefühle entwickeln. Die Illusion entsteht, wenn eine sitzende Person ihre eine Hand auf den Tisch legt, die andere auf den Oberschenkel. An ihrer Stelle kommt eine Gummihand (ein Handschuh tut es manchmal auch) auf die Platte. Beginnt ein Helfer, die echte Hand (auf dem Schenkel) und die Plastikhand (auf dem Tisch) synchron rhythmisch zu berühren, glauben Versuchspersonen, dies im Gummi zu spüren – mag er auch noch so hohl und leblos sein.

Wie lässt sich das Rätsel vom Fremdgefühl erklären? Offenbar ist es so, dass das Gehirn auch andere Körper oder Teile davon als etwas Eigenes erkennen kann. Es nimmt das andere in Besitz, integriert es in seine Vorstellung vom Körper – und fragt dabei nicht lange nach, ob das vom Besitzer überhaupt ▶

Illustration: Mario Wagner/2agenten/FOCUS-Magazin

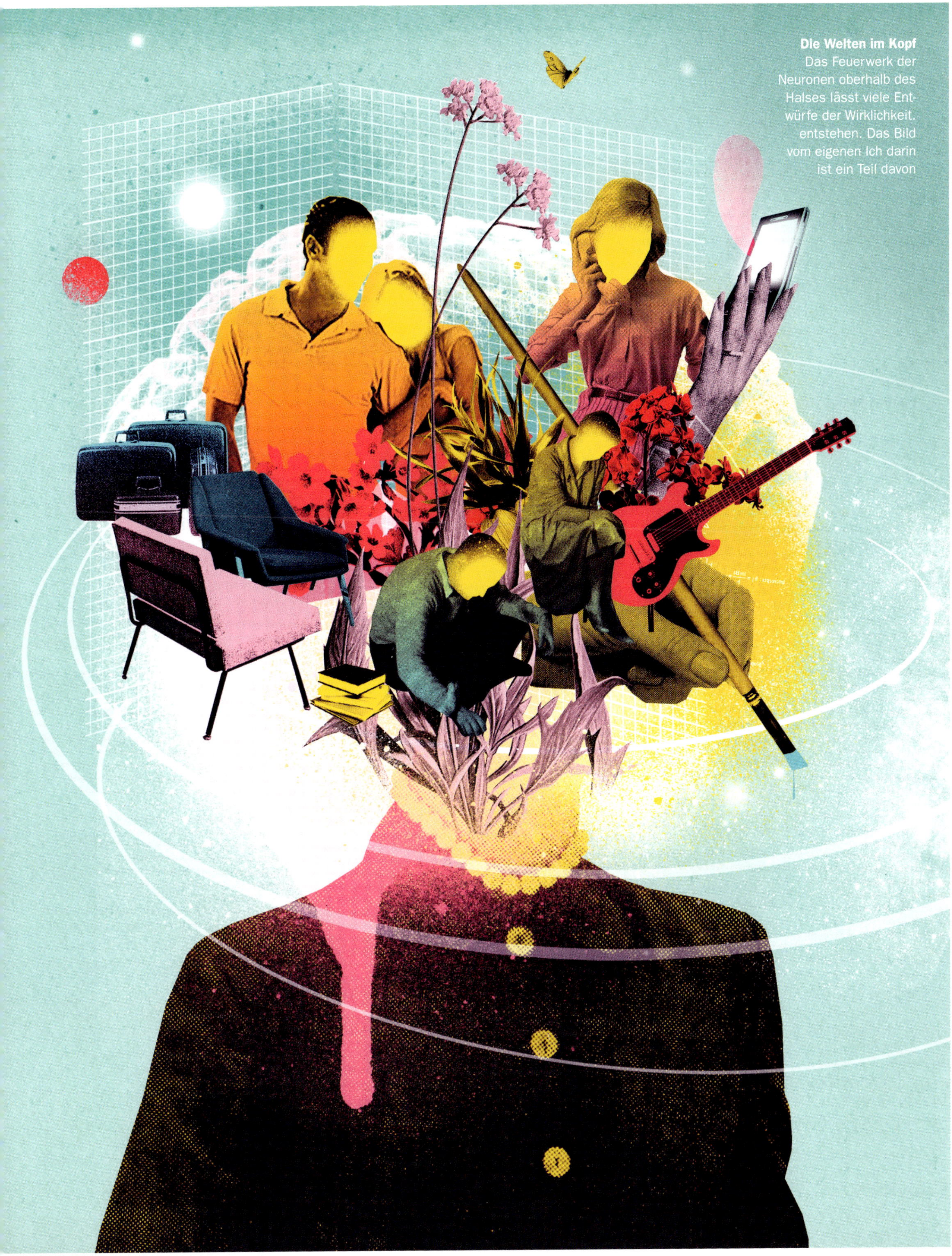

Die Welten im Kopf Das Feuerwerk der Neuronen oberhalb des Halses lässt viele Entwürfe der Wirklichkeit. entstehen. Das Bild vom eigenen Ich darin ist ein Teil davon

gewünscht ist oder nicht. Ich-Konstrukte also sind so etwas wie ein siebter Sinn – oder Unsinn – des Menschen. Sie entstehen automatisch.

Wer denkt, das seien Spielereien von Wissenschaftlern, die nicht wissen, wohin mit ihren Forschungsgeldern, irrt. Störungen des Körperbildes sind in der Psychiatrie seit Längerem bekannt.

Vor gut 70 Jahren beschrieb der Neurologe Josef Gerstmann zwei Patienten, die felsenfest davon überzeugt waren, dass ihr linker Arm und ihre linke Hand nicht zu ihnen gehörten, sondern zu einer anderen Person. Die Glieder waren zwar physikalisch am eigenen Körper angewachsen, gesund und beweglich – aber das Ich hatte sich in dieser Frage eben anders entschieden. Die Ursache war ein Gehirnschaden.

Auch eine gegenteilige Verzerrung des Körperbildes ist aus den Krankenhäusern überliefert: Manche Patienten gehen davon aus, dass die Hand eines anderen die eigene ist. Diese Überzeugung – von der sie sich übrigens unter keinen Umständen abbringen lassen – gewinnen sie aber nur dann, wenn der fremde Körperteil in einen bestimmten Bereich des eigenen Gesichtsfeldes eingedrungen ist. Ursache ist auch bei diesem Personenkreis eine Veränderung im Gehirn.

Die Körperwahrnehmung ist also nur ein vom Denkorgan errechnetes Modell, das manchmal nicht ganz mit der Realität übereinstimmt – oder sagen wir: mit dem übereinstimmt, was andere denken. Das kann blutige Folgen haben. „Kann denn endlich jemand sagen, wie ich ein Bein loswerde", beklagte sich ein sogenannter „Wannabe", ein „Möchtegern", in einem Internet-Forum. So nennen sich Menschen, denen das eine oder andere Glied lästig geworden ist. Sie haben den Wunsch, es zu entfernen, weil sie überzeugt sind, erst ohne das Stück komplett zu sein und mithin glücklicher.

Andere beklagen sich, dass ein Arm, der in Wirklichkeit längst amputiert ist, beim Schlafen drückt. Oder sie erfreuen sich an den Erektionen eines chirurgisch längst entfernten Penis, was zwar irre ist, aber den Genuss offenbar kaum schmälert. „So real war seine Erfahrung, dass der Betroffene noch nach 20 Jahren regelmäßig die Lage der Dinge prüfte, mit Hand und Auge", berichtete der verwunderte Arzt.

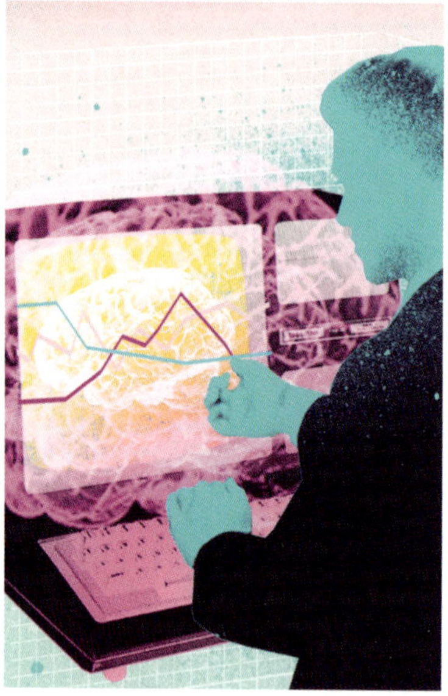

Menschen mit Prosopagnosie **können keine Gesichter erkennen.** Ihre Augen arbeiten einwandfrei, nur ihre Wahrnehmung ist teilweise gestört

Es ist eben weit mehr als bloßer Irrsinn, der Patienten in Kliniken zu ihrem skurrilen Verhalten treibt. Bei der Prosopagnosie zum Beispiel erkennen Menschen ihr Gesicht nicht mehr. Blicken sie in den Spiegel, stellen sie sich verwundert die Frage: Wer ist dieser Fremde? Dabei können die Betroffenen normal sehen und nehmen alles zutreffend wahr – nur eben Gesichter nicht. An ihrer Stelle befindet sich eine graue Fläche.

Wie Statistiken zeigen, liegt die Prävalenz, also die Häufigkeit der Erkrankung, in Deutschland bei mehr als einem Prozent. Ihre Mitmenschen erkennen die Betroffenen nur an der Kleidung, der Körperform oder der Stimme. Wenn jemand auf sie zukommt, verfallen viele in geübte Ablenkungsmanöver und Floskeln, bis sie herausfinden, wer vor ihnen steht. Ein Patient war ein besonderer Fan der US-Krimiserie „Columbo" – mit seinem immer gleichen beigen Trenchcoat machte ihm der Hauptdarsteller Peter Falk das Erkennen leicht.

Menschen, die am Capgras-Syndrom leiden, erkennen zwar Gesichter gut, nur sind sie überzeugt, dass sich eine andere Identität dahinter verbirgt. Benannt ist das Phänomen nach dem französischen Psychiater Joseph Capgras, der es erstmals 1923 beschrieb.

Der Arzt hatte in seiner Praxis Besuch der 53-jährigen Madame M. bekommen. Sie legte ihm dar, dass Kriminelle ihren Ehemann und ihre Kinder ersetzt hätten. 80 Stellvertreter würden abwechselnd seinen Platz einnehmen, für ihre Tochter gar 2000 Doppelgänger einspringen. Später gewann sie die Überzeugung, dass Polizisten, Hausmeisterinnen, Ärzte, Krankenschwestern und Nachbarn gedoubelt würden. Das Austauschsyndrom kann sich auch auf Dinge beziehen, etwa Gegenstände in einer Wohnung. Drei bis vier Prozent aller schizophrenen Patienten in Krankenhäusern leiden daran und zumindest zeitweise 30 Prozent der Alzheimer-Patienten.

Manche Schlaganfallpatienten sind halbseitig gelähmt und können kaum noch aufstehen – bestreiten jedoch mit tiefster Überzeugung, dass ihnen etwas fehlt. Andere verlieren die Kontrolle über ihre Hände, woraufhin diese gegeneinander arbeiten: Die eine macht die Tür auf, die andere schließt sie. Die eine füllt bei Durst ein Glas mit Wasser, die andere leert es wieder aus. Die eine Hand zieht die Hose hoch, die andere lässt sie wieder runter. Ein 27-jähriger Epilepsiepatient scheiterte so an der Aufgabe, ein Stück Brot zu toasten. Keine der Hände konnte sich gegen die andere durchsetzen. Die Frage stellt sich, wer in solchen Fällen – und auch sonst – eigentlich Herr im Oberstübchen ist.

Die Ich-Störungen führen den Medizinern vor, wie zerbrechlich unser Bewusstsein ist. Um jeden Preis will das Gehirn das Schauspiel eines autonomen, unversehrten Ichs spielen. Es ist demjenigen, der da aus seinem Zentrum herausschaut, nur schwer vorstellbar, dass er – egal, ob sein Name nun Geist, Seele, Ich oder Bewusstsein lautet – nichts weiter sein könnte als ein räumlich und zeitlich variables Erregungsmuster von Neuronen.

Illustration: Mario Wagner/2agenten/FOCUS-Magazin

Intuitiv neigt der Mensch René Descartes (1596–1650) zu. Der französische Philosoph beschrieb den Doppelcharakter des Daseins. Das Gehirn, meinte er, arbeitet nach biologisch-physikalischen Gesetzen, die Seele jedoch existiert ganz unabhängig von den materiellen Vorgängen darin. In der Medizin hat diese geradezu archaische Weigerung des Menschen, ein unteilbar physikalisches Wesen zu sein, nachteilige Folgen. Denn vor allem bei psychiatrischen Erkrankungen erliegt das Ich häufig den Illusionen des Gehirntheaters, das ihm vormacht, es wäre doch alles in Ordnung. Ärzte sprechen dann davon, dass ihren Patienten Einsicht in die Erkrankung fehlt. Dies erschwert die Heilung.

Doch selbst wenn ein Ich akzeptiert, dass etwas nicht stimmt, verweigert es nicht selten den Arztbesuch – vor lauter Scham und Furcht, dass andere es als verrückt ansehen und als autonomen Menschen nicht mehr akzeptieren. Das ist eine Besonderheit bei Erkrankungen des Gehirns. Denn nach einem Armbruch oder einer Entzündung des Nagelbetts käme niemand auf den Gedanken, Hilfe auszuschlagen. Dabei besteht zwischen einem Fehler im Gehirn und einem Fehler im Knochen grundsätzlich kein Unterschied.

Monisten – das sind diejenigen, die glauben, dass es nichts weiter gibt als ein naturgesetzliches Gehirn – leben mithin gesünder. Psychologen aus Köln kamen kürzlich in einer Studie zu einem ähnlichen Ergebnis. Sie ließen Probanden Texte lesen, die wechselweise den Monismus („Körper und Geist beruhen auf derselben physischen Substanz") oder den Dualismus nach Descartes („Körper und Geist stellen verschiedene Einheiten dar") vertraten.

Anschließend sollten die Versuchsteilnehmer Fragen zu gesundheitsbewusstem Verhalten beantworten. Dabei zeigte sich: Wer durch die vorhergehende Lektüre dualistisch geprägt worden war, gab anschließend seltener an, sich fettarm zu ernähren. Das geringere Gesundheitsbewusstsein der Dualisten zeigte sich auch ganz real bei einer Essenseinladung: Sie wählten fettreiche Gerichte. ■

WERNER SIEFER

Die Befreiung der Besessenen

Lange Zeit wurden psychisch Kranke weggesperrt oder gar bestraft. Erst in den letzten zwei Jahrhunderten **wurden aus Häftlingen Patienten,** die Hilfe benötigen

Psyche und Narren

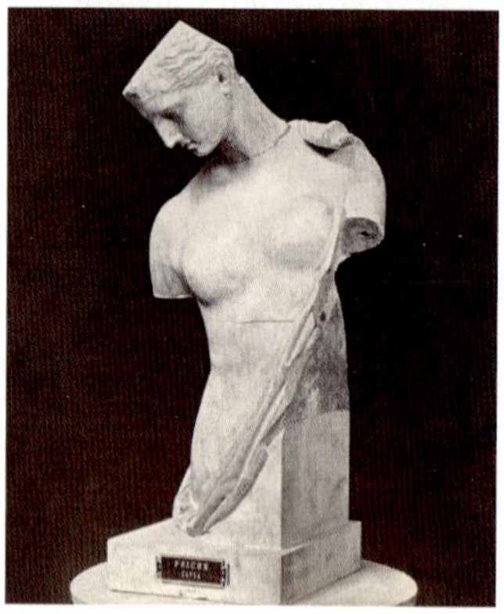

Verkörperung der Seele

Die alten Griechen verliehen der Seele in dem Mythos von Amor und Psyche (Bild) eine Gestalt.

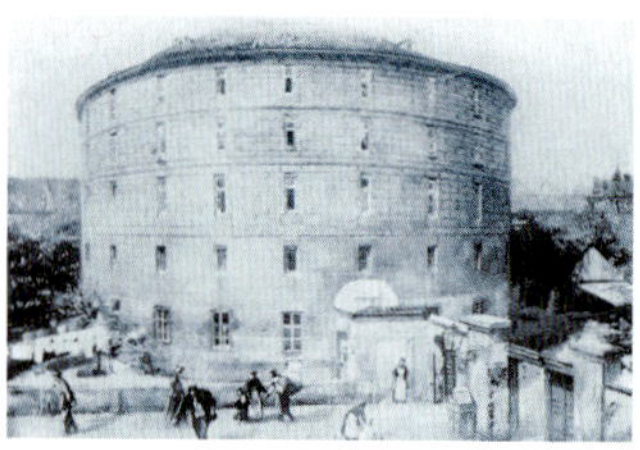

Wiener Narrenturm

Das 1784 errichtete Gebäude beherbergte einst 140 Patienten – in Einzelzellen.

Wer den Arm gebrochen hatte oder wer von Husten geplagt wurde, dem wussten Ärzte zu helfen. Doch was war mit geistig Verwirrten anzufangen, die nicht einmal Herr ihrer selbst waren?

Über lange Zeiten hinweg fiel Medizinern wenig anderes ein, als die Betroffenen einzusperren und sie zu dämonisieren. „Es ist ein seltsames Gefühl, wenn man aus dem Gewühle einer großen Stadt auf einmal in ihr Tollhaus tritt", notierte Johann Christian Reil (1759–1813) im Jahr 1803. Die Insassen von „Irrenhäusern" nannte er „Tyrannen, Sklaven, Frevler und wehrlose Dulder, Thoren, die ohne Grund lachen, und Thoren, die sich ohne Grund selbst quälen". Doch anders als in der Politik würden „die Irren" hier wenigstens keine Kriege entfesseln.

Reil, ein in Halle arbeitender Arzt, erfand im Jahr 1808 den Begriff „Psychiatrie", indem er die griechischen Wörter „Psyche" (Seele) und „Iatros" (Arzt) kombinierte. Bis dahin hatte sich die Medizin mit dem Körper befasst, die Seele war den Theologen vorbehalten gewesen. Kranke gab es dort nicht. Verhielt sich ein Mensch ungewöhnlich, so hatte der Teufel von der Seele Besitz ergriffen.

Die Idee der Besessenheit hatte vor allem für Patienten mit Wahnvorstellungen verheerende Folgen. Paracelsus (1493–1541) empfahl dem Angehörigen eines Tobsüchtigen: „Exorcismus, Beten und Fasten sind die einzigen Mittel. Dann wirf ihn in die äußerste Finsternis, damit er durch die Kraft seiner Viehgeister nicht die ganze Stadt, sein Haus, sein Land mitverführe." Grausame Exzesse dieses Denkens sind die Hexenverbrennungen. Wehrlose Mitglieder der Gesellschaft landeten auf den Scheiterhaufen: Frauen mit Halluzinationen, Geisteskranke und Verwirrte. Oft wurden sie angezeigt, weil sie ihren Dorfgemeinschaften lästig geworden waren.

Doch auch die Anwendungen der Neuzeit erinnern mehr an Strafen als an medizinische Therapien. Wärter sperrten Geisteskranke in Badewannen mit heißem Wasser, deren Deckel nur eine Öffnung für den Kopf ließ. In der Prozedur sollten sie ihre Krankheit ausschwitzen. Lehrbücher versprachen, dass die Körpersäfte so wieder ins Gleichgewicht zu bringen seien. Auch das Untertauchen in kaltes Wasser, um Kranke durch Schrecken zur Vernunft zu bringen, gehörte zum ärztlichen Repertoire.

Aus Häftlingen Patienten zu machen wurde zum Programm der Moderne. In Paris ließ Philippe Pinel (1745–1826) in der Frauenabteilung des Hôpital de la Salpêtrière die Insassen losbinden und beendete die dortigen gefängnisartigen Zustände. Als „Befreier der Irren von ihren Ketten" ging er in die Geschichte ein. Im Jahr 1839 wurde der Arzt John Conolly (1794–1866) zum Leiter des ersten britischen „Irrenhauses" ernannt. Das Asyl im Westen Londons wurde für die Unterbringung mittelloser Kranker gleichsam aus dem Boden gestampft. Die ersten Patienten übergab die Polizei in Ketten. „Sie werden sofort von allen Banden und Fesseln befreit", schrieb Conolly in seinem Buch „Die Behandlung der Irren ohne mechanischen Zwang".

Kurz vor der Wende zum 20. Jahrhundert versuchte der Münchner Emil ▶

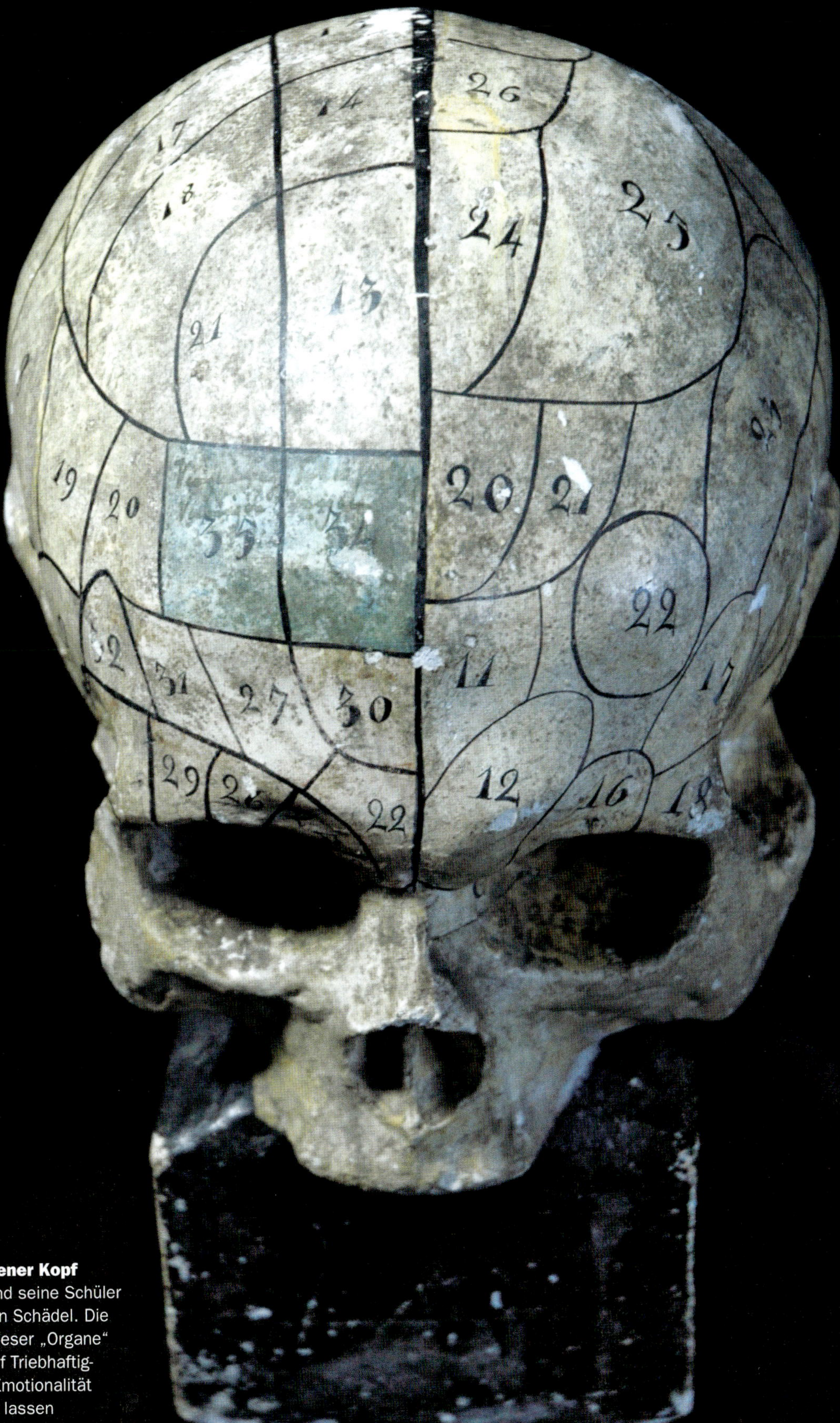

Vermessener Kopf
Gall (r.) und seine Schüler markierten Schädel. Die Formen dieser „Organe“ sollten auf Triebhaftigkeit und Emotionalität schließen lassen

Schädelforscher

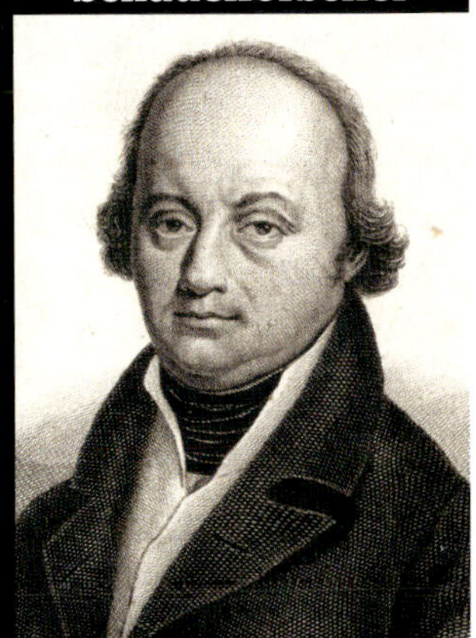

Franz Joseph Gall

Der Mediziner (1758–1828) war der Meinung, dass sich Charakter und Talente eines Menschen an dessen Schädel ablesen lassen. Die Theorie war populär, selbst Goethe hing ihr an.

Pionierzeit

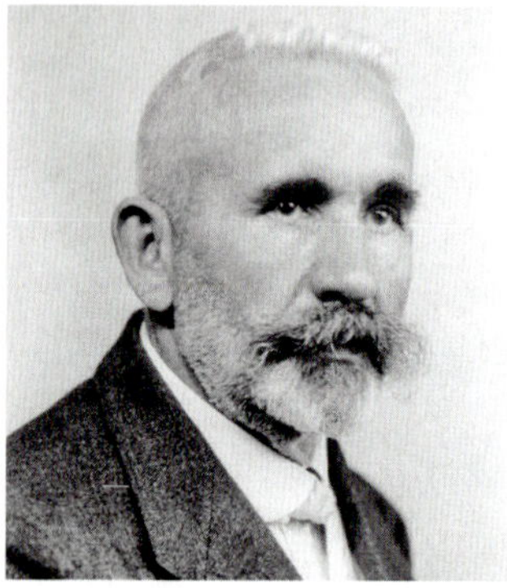

Vater der Psychiatrie

Der Münchner Arzt Emil Kraepelin (1856–1926) begründete die moderne Psychiatrie. Er nahm biologische Ursachen für seelische Erkrankungen an.

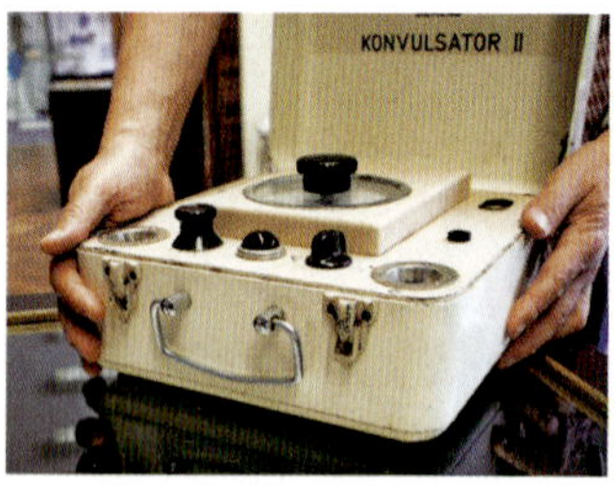

Schock-Gerät

Mit dem „Konvulsator" – der erste kam 1940 auf den Markt – verabreichten Ärzte Patienten Elektroschocks. Diese sollten gegen die Schizophrenie helfen.

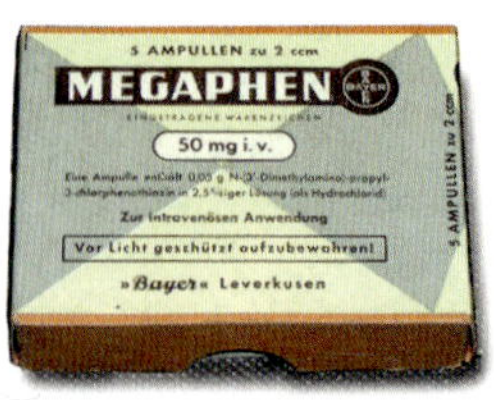

Seelen-Arznei

Mit dem Medikament (1953) senkte sich eine „Friedhofsruhe" über die Psychiatrie, so ein Beobachter.

Kraepelin (1856–1926) eine Systematisierung. Er beschrieb Krankheitsbilder, denen er in seinem Lehrbuch der Psychiatrie eigene Namen verlieh. So verbreiteten sich die Begriffe von Schizophrenie und Depression, deren Definitionen seit einem Jahrhundert nahezu unverändert blieben. Kraepelin erklärte die Periode der „religiös-abergläubischen Auffassungen von den Geistesstörungen" für beendet.

Die Tradition der Fehlbehandlungen setzte sich jedoch fort, und je geringer die Heilungsaussichten waren, desto einschneidender wurden die therapeutischen Maßnahmen. Einen Medizinnobelpreis bekam Julius Wagner-Jauregg (1857–1940) für die Idee, Patienten mit Neurosyphilis und Malaria zu infizieren. Die mittelalterlichen Kaltwassergüsse bei Patienten mit Halluzinationen fanden ihr modernes Gegenstück in den Schockbehandlungen von Schizophreniepatienten. Mit einer Überdosis Insulin wurden sie in ein Unterzuckerungskoma befördert, aus dem nicht alle Probanden wieder erwachten. 1940 kam die Firma Siemens mit einem Apparat auf den Markt, der mit Hilfe von Strom epileptische Anfälle auslöste. Die Schocktherapie mit Stromimpulsen von 40 bis 190 Volt sollte ebenfalls gegen Schizophrenie wirken.

Zu dieser Zeit begannen die Medizinverbrechen der Nationalsozialisten, welche die Psychiatrie besonders betrafen. 1934 trat ein Gesetz in Kraft, nach dem Personen zwangsweise sterilisiert wurden, die angeblich an erblichen Krankheiten litten. Dazu gehörten Schwachsinn, Alkoholismus, Chorea Huntington, Schizophrenie, manisch-depressives Irresein, aber auch Körperbehinderungen wie Hüftdysplasie und Klumpfuß. 400 000 vor allem psychisch kranke Menschen wurden bis 1945 von Gerichten aus Ärzten und Juristen zu Zwangssterilisationen verurteilt.

Kurz nach Kriegsbeginn erhielten die Leiter der psychiatrischen Kliniken des Deutschen Reiches Fragebögen. Sie sollten Diagnosen preisgeben und die Arbeitsfähigkeit ihrer Patienten schildern. Ein Gremium selektierte 70 000 Patienten, die aus ihren Kliniken in sechs zentrale Tötungsanstalten verlegt wurden. Für die Tötungsanstalt Brandenburg entwickelte der Arzt Imfried Eberl (1910–1948) Gaskammern, wenig später wurde der Mediziner zum Kommandanten des Vernichtungslagers Treblinka befördert. „Diese häufige Personalunion von ‚Euthanasie'- und Holocaust-Tätern darf man nicht übersehen", schrieb der New Yorker Historiker Henry Friedlan-

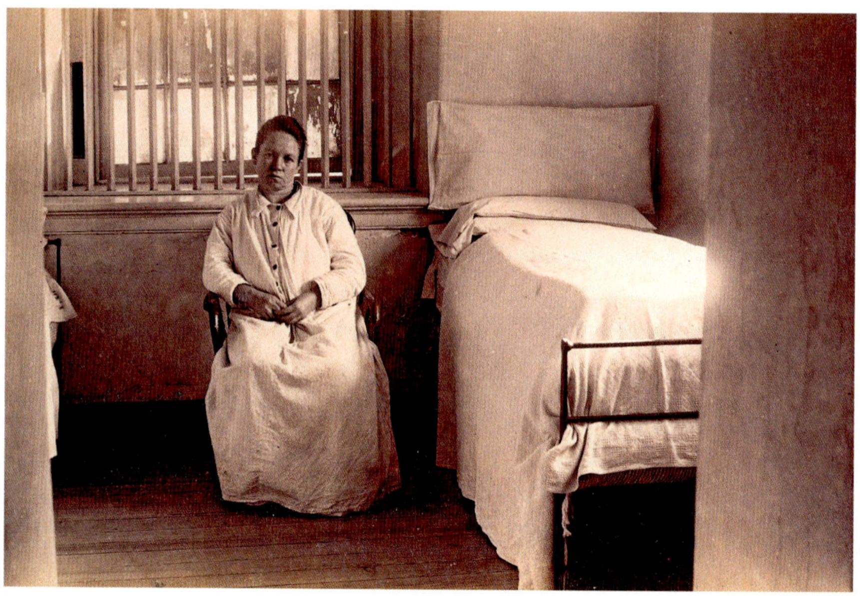

Krankenhaus, Verwahranstalt oder Gefängnis? Eine Patientin des Bellevue Hospital in New York dämmert hinter Gitterstäben vor sich hin (Aufnahme zwischen 1885 und 1898)

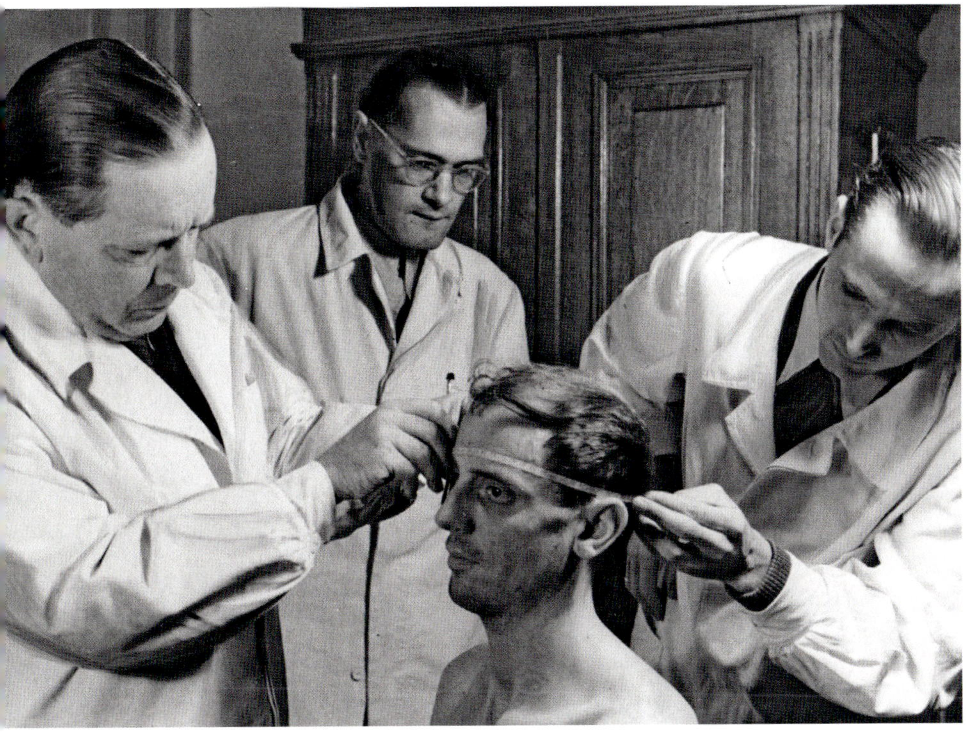

Falsche Spur Ernst Kretschmer (l.), Nazi-Sympathisant und bis 1959 in leitender Position an der Uni Tübingen, nimmt Maß. Er dachte, psychische Krankheiten ließen sich am Körperbau erkennen

der. Die Vernichtungsmaschinerie der Schoah wurde von Ärzten entwickelt und an Psychiatriepatienten erprobt.

Im Gegensatz zum Holocaust stieß der Krankenmord auf öffentlichen Widerstand. Im Sommer 1941 protestierte der Bischof des Bistums Münster in einem Gottesdienst gegen die Tötungen. Seine Predigt wurde in zahlreichen katholischen Kirchen des Reiches verlesen. Das Regime gab nach. Offiziell endete das als „Euthanasie" verharmloste Morden im Sommer 1941. Im Geheimen gingen die Gewaltverbrechen jedoch weiter. In den besetzten Gebieten des Baltikums und Weißrusslands wurden die Insassen psychiatrischer Kliniken nach Einmarsch der deutschen Truppen erschossen, Kinder in sogenannten Kinderfachabteilungen mit dem Schlafmittel Luminal ermordet. Viele wurden Opfer medizinischer Experimente. Mehr als 250 000 NS-Krankenmorde sind dokumentiert.

Die Erinnerung an die Verbrechen prägte das negative Ansehen der Psychiatrie in der Nachkriegszeit – und tatsächlich setzte das Fach unheilvolle Praktiken fort. Neben den Elektroschocks, die nun öfter mit Betäubung verabreicht wurden, geriet die Psychochirurgie in die Schlagzeilen. 1949 erhielt der portugiesische Neurologe Egas Moniz (1874–1955) den Medizinnobelpreis für eine menschenverachtende Operation zur Bekämpfung von Wahnvorstellungen. Ein Messerschnitt in das hinter der Stirn gelegene Präfrontalhirn sollte die Verarbeitung von Gefühlen unterbinden. Die für immer ihrer Persönlichkeit und ihres Intellekts beraubten Patienten wurden zu Opfern einer unmenschlichen Wissenschaft.

Erst 1971 rief die Bundesregierung die „Psychiatrie-Enquete" zusammen. Ihr Bericht deckte „gravierende Missstände" auf. Das Ende der Anstaltspsychiatrie mit lebenslanger Unterbringung schien besiegelt. Der nun folgende Aufbau psychosozialer Zentren, kommunaler Versorgungsstrukturen, patientennaher Beratungsstellen und einer immer besseren Ausbildung von Psychiatern, Therapeuten und Psychologen wird „Psychiatrie-Reform" genannt. Ein ehemals Theorien und Klassifikationsmustern verhaftetes Fach, das einst die Bewahrung der Gesellschaft vor den „Irren" als erste Pflicht angesehen hatte, wandte sich den Patienten, ihren Bedürfnissen und Nöten zu. ■

PHILIPP OSTEN

Nazi-Verbrechen

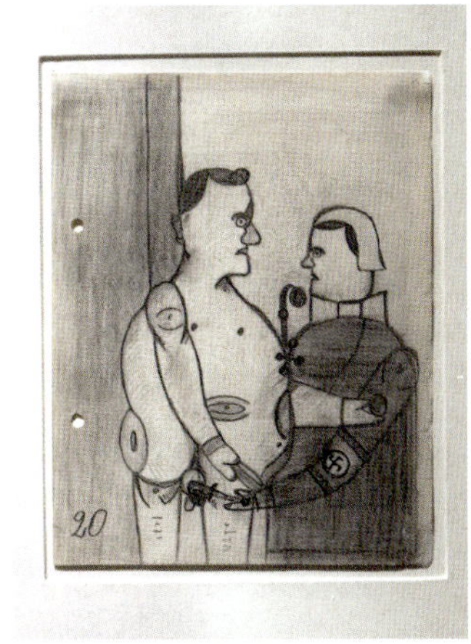

NS-Trauma

Der Künstler und Patient Wilhelm Werner (1898–1940) verarbeitete das Trauma seiner Zwangssterilisierung durch Nazi-Ärzte in Bleistiftzeichnungen. Die Bilder sind im Museum Sammlung Prinzhorn in Heidelberg zu sehen.

Mindestens **250 000** **psychisch, geistig und körperlich kranke Menschen** wurden im Rahmen der »Euthanasie«-Aktion ermordet.

Ergebnis einer historischen Untersuchungskommission zur Psychiatrie im Nationalsozialismus

Die erkrankte Psyche

+ Angststörung + Depression + Schizophrenie + Zwangsstörung + Essstörung +

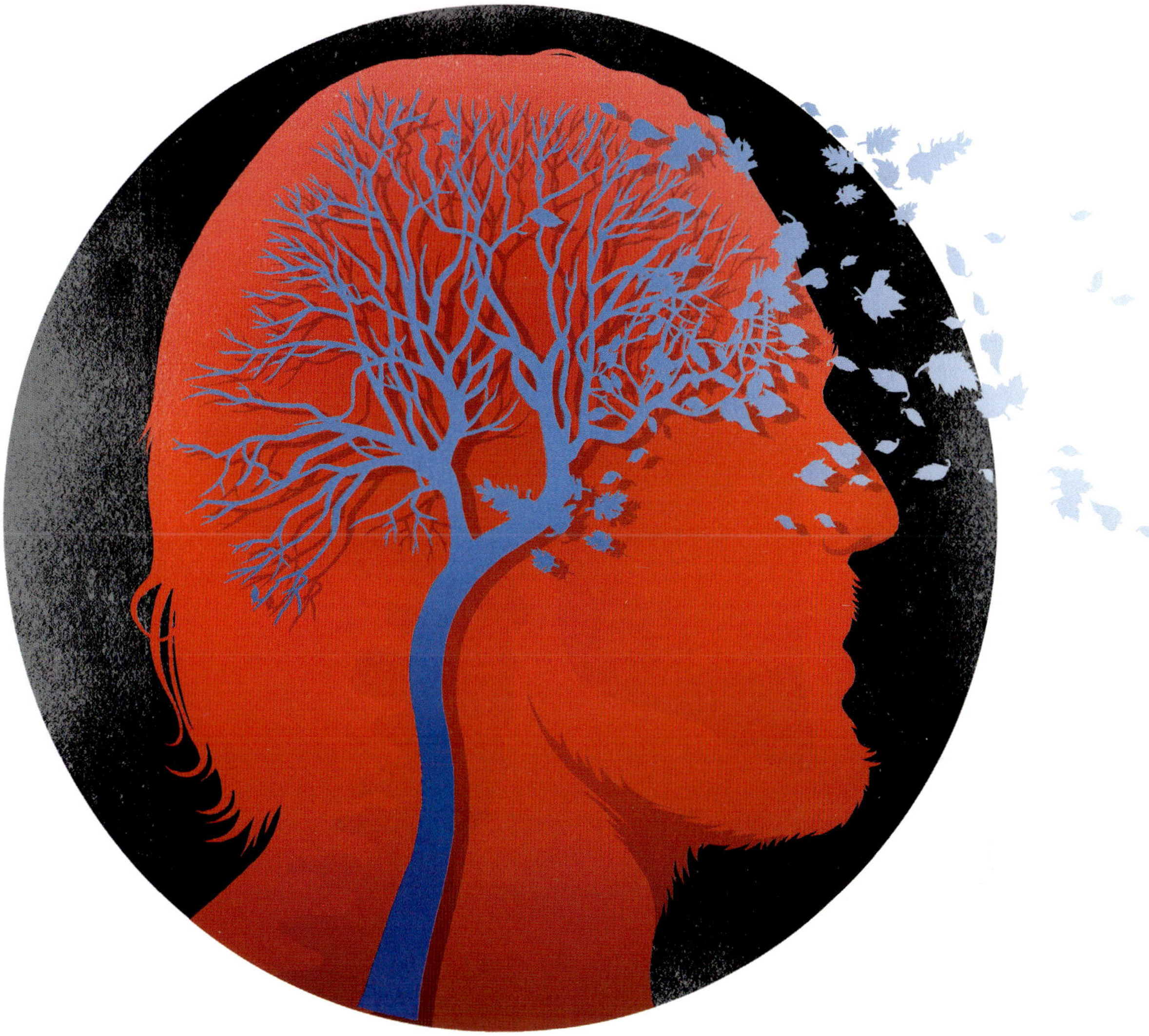

70 % der Personen, die an einer **Zwangsstörung leiden,** bekommen durch Medikamente und Psychotherapie ihre Zwänge unter Kontrolle. S. 70

»Angstpatienten fehlt die Erfahrung, dass Situationen, die sie meiden, nicht gefährlich sind«

Borwin Bandelow
Präsident der Gesellschaft für Angstforschung
S. 26

Geschätzte 100 000 Männer im Jahr versuchen bundesweit, sich als Folge einer Depression das Leben zu nehmen. Wissenschaftler bezweifeln inzwischen, dass Frauen häufiger von Depressionen betroffen sind, und vermuten eine hohe Dunkelziffer bei Männern. S. 47

Pro Jahr werden in Deutschland **fast 100 000 Menschen mit der Diagnose Schizophrenie** in eine Klinik eingewiesen. Weltweit liegt die Wahrscheinlichkeit, eine schizophrene Episode zu erleben, bei durchschnittlich einem Prozent. S. 60

Illustration: Jörn Kaspuhl/FOCUS-Magazin

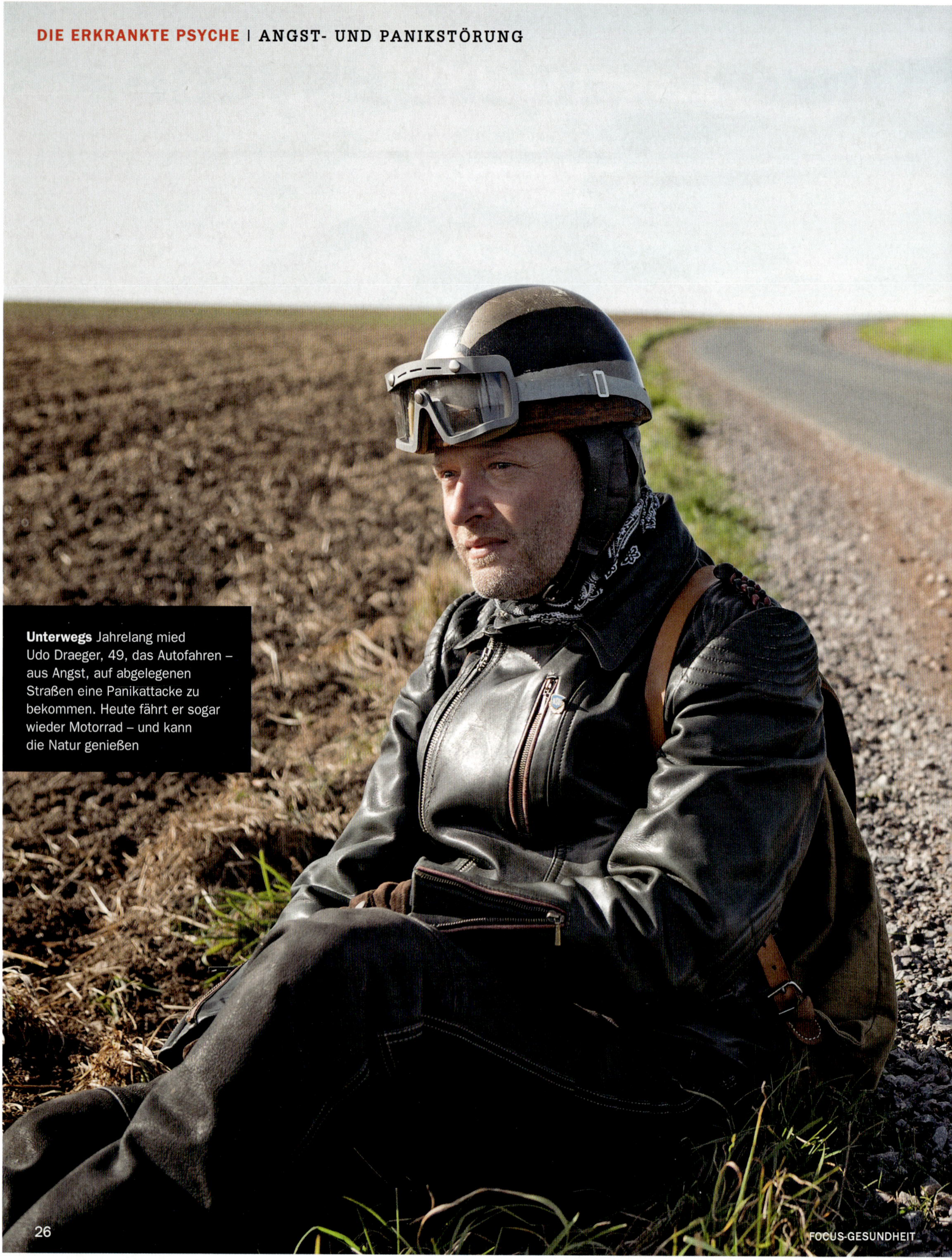

Unterwegs Jahrelang mied Udo Draeger, 49, das Autofahren – aus Angst, auf abgelegenen Straßen eine Panikattacke zu bekommen. Heute fährt er sogar wieder Motorrad – und kann die Natur genießen

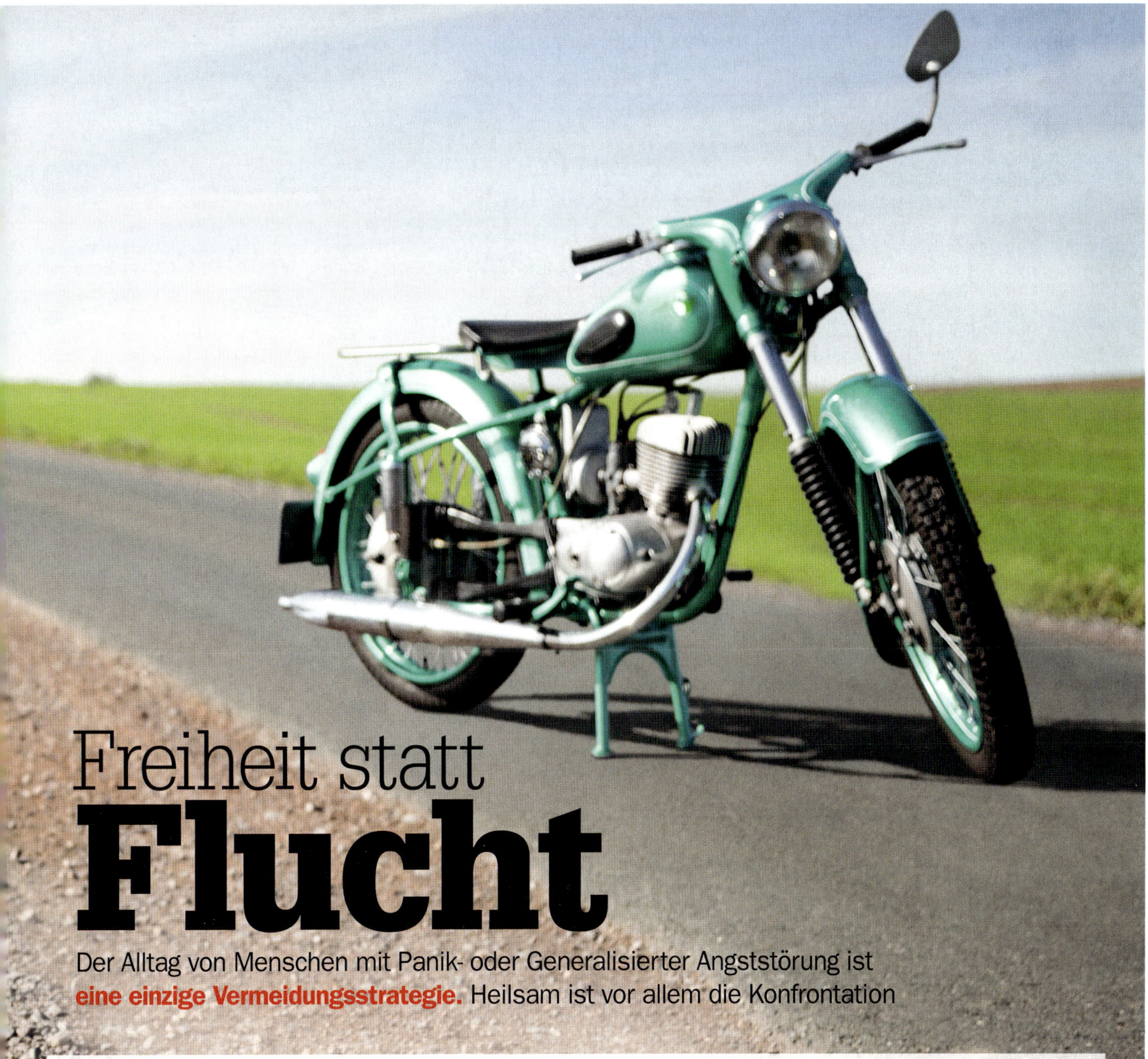

Freiheit statt Flucht

Der Alltag von Menschen mit Panik- oder Generalisierter Angststörung ist eine einzige Vermeidungsstrategie. Heilsam ist vor allem die Konfrontation

Kurz vor der „Kreuzung der Angst" geht Udo Draeger vom Gas und lässt seinen Smart Roadster ausrollen. Die Dämmerung eines Herbstabends liegt über der Stadt, das rote Ampellicht reflektiert auf dem nassen Asphalt. Der 49-Jährige lenkt den Sportwagen in Richtung Linksabbieger, an der Haltelinie steht bereits ein anderes Fahrzeug. Vor seiner Therapie hat Udo Draeger genau hier den Lenker herumgerissen, nach rechts, nur weg von der Spur, die für ihn wie eine Falle wirkte. Er ist dann geradeaus gefahren, weil die Panik kam. Panik, dass er eingeschlossen werden würde zwischen Autos vor und hinter, rechts und links von ihm. Hier würde er nicht entkommen können, hier würde er sterben, so raste es dann durch seinen Kopf. Doch heute Abend atmet Draeger tief durch, setzt den Blinker, wartet. Dann schaltet die Ampel auf Grün. Er biegt ab.

Rund vier Prozent der Bevölkerung, also 3,2 Millionen Deutsche, entwickeln im Laufe ihres Lebens eine Panikstörung, so wie Udo Draeger. „Noch viel mehr Menschen, etwa zehn bis 15 Prozent, erleiden in ihrem Leben ohne nachvollziehbaren Grund einzelne Panikattacken", sagt Katja Beesdo-Baum, Professorin am Institut für Klinische Psychologie und Psychotherapie der TU Dresden. „Eine Störung liegt allerdings nur dann vor, wenn die Attacken wiederholt auftreten und die Furcht vor ihnen das alltägliche Leben stark beeinträchtigt."

Udo Draeger überkam die Angst zum ersten Mal am 27. Januar 2005. Der Mechatroniker aus Freiberg in Sachsen war damals Werkstattmeister in einem Unternehmen, das Spezialöfen baute. Es war kurz nach 13 Uhr, ein ruhiger Arbeitstag, doch Udo Draeger spürte plötzlich sein Herz jagen. Was war das? Ein Herzinfarkt? Er begann zu schwitzen, sein Puls raste jetzt ▶

Foto: Sven Döring/FOCUS-Magazin

noch schneller. Plötzlich war er sich ganz sicher, gleich sterben zu müssen. Er rang nach Luft, stürmte nach draußen. „Ich muss einen Notarzt rufen", schoss es ihm durch den Kopf. Doch wie gelähmt blieb er vor dem Gebäude stehen, im T-Shirt bei Minusgraden. Nach einer Viertelstunde akuter Todesangst beruhigte er sich langsam wieder etwas, nach einer halben Stunde traute er sich wieder hinein.

„Jeder Mensch erlebt eine Panikattacke, wenn er beispielsweise mit einem Messer bedroht wird", sagt Borwin Bandelow, Präsident der Gesellschaft für Angstforschung. „Das Herz schlägt schneller, um mehr Blut in die Muskeln zu transportieren, die Atemfrequenz steigt, um die Sauerstoffversorgung zu verbessern, das ist eine ganz normale Kampf- oder Fluchtreaktion des Körpers", so der Direktor der Klinik für Psychiatrie und Psychotherapie der Universität Göttingen. „Aber bei Panikpatienten tritt sie auf, obwohl es gar keine Bedrohung gibt."

Charakteristisch ist dabei der Ablauf, der auch als „Teufelskreis der Angst"

»Der Körper verausgabt sich bei einer Panikattacke so sehr, dass die Angst in der Regel nach 30 Minuten von allein abebbt«

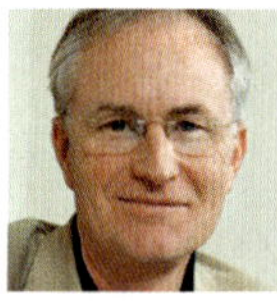

Borwin Bandelow, 61
Direktor der Klinik für Psychiatrie und Psychotherapie der Universität Göttingen

bezeichnet wird (siehe Grafik S. 31). „Die Patienten empfinden zum Beispiel ihren Puls als schnell, bewerten das als Gefahr – und bekommen dann panische Angst", erklärt die Dresdner Angstexpertin Beesdo-Baum. Sie atmen hektisch, hyperventilieren, dadurch wird ihnen schwindelig, und das Herz rast tatsächlich schneller. Dies vergrößert wiederum die Panik – bis zur Befürchtung, gleich sterben zu müssen. „Der Körper verausgabt sich in diesen Momenten so sehr, dass die Angstsymptome in der Regel nur 30 Minuten anhalten können", erklärt Psychiater Bandelow. „Danach ebbt die Attacke von selbst ab."

Dennoch setzen die Betroffenen alles daran, den Panikkreislauf zu vermeiden – denn sie empfinden ihn immer wieder aufs Neue als Kampf auf Leben und Tod. „Aus Angst vor der Angst umgehen die Patienten zunehmend Situationen, die die Attacken auslösen könnten", sagt Psychotherapeutin Beesdo-Baum. Sie fahren nicht mehr Auto, hören auf zu verreisen. Zwei Drittel aller Menschen mit Panikstörung leiden auch unter Agoraphobie, also der Angst vor bestimmten Orten – sie meiden enge Räume und Menschenmengen.

Kurzfristig schafft Vermeidungsverhalten Erleichterung. „Langfristig ziehen sich die Patienten aber immer weiter zurück", erklärt Angstexperte Bandelow. „Weil sie nicht die Erfahrung machen, dass die betreffenden Situationen doch nicht lebensgefährlich sind." Die Folge: Von einem normalen Alltagsleben bleibt oft nichts mehr übrig.

Udo Draeger konnte kaum noch Auto fahren, das Linksabbiegen wurde fast unmöglich. Wanderungen mit Freunden sagte er ab, aus Angst, dass ihm im Wald etwas zustoßen könnte. Das Skifahren gab er auf, weil er sich nicht mehr in eine Gondel traute. „Nachdem die Angst in mein Leben gekommen war, war nichts mehr wie zuvor", sagt Draeger.

Auch Sonja Schmidt* verlor ein großes Stück Normalität an die Angst. Die heute 25-jährige Medizinstudentin aus Dresden ging nicht mehr ins Kino, ließ das Auto stehen. In Vorlesungen setzte sie sich immer an den Rand der Stuhlreihen – aus Furcht, im Notfall nicht schnell genug nach draußen zu kommen. Schmidt erlebte ihre erste Panikattacke mit 24, während eines Praktikumstags in ▶

Ängste im Vergleich

	Panikstörung	Generalisierte Angststörung
Hauptsymptomatik	wiederkehrende, plötzliche Panikattacken, die innerhalb von 10 Minuten ihr Maximum erreichen, dann nachlassen	dauerndes Sorgen mehrere Stunden am Tag, über mindestens sechs Monate hinweg
Fokus der Angst	Angst bezieht sich v. a. auf die eigene Gesundheit, oft Todesangst oder Angst, den Verstand zu verlieren.	Sorgen beziehen sich nicht nur auf die eigene Person, sondern auch auf Familie und Umfeld.
Zeitpunkt des ersten Auftretens	größtes Risiko im Jugend- und jungen Erwachsenenalter (bis 35 Jahre), aber auch später noch möglich	In jedem Lebensalter möglich. Oft nach einschneidenden Erlebnissen, etwa nachdem die Kinder das Elternhaus verlassen haben
Alltagseinschränkungen	Vermeiden aller Situationen, die Panik auslösen könnten	u. a. Unruhe, Schlafstörungen und ständige Rückversicherungen, etwa Anrufe, ob es dem Partner wirklich gutgeht
Therapieerfolg	bei 80 Prozent der Patienten	bei 50 bis 60 Prozent der Patienten

*Name von der Redaktion geändert

Foto: Sven Döring/FOCUS-Magazin

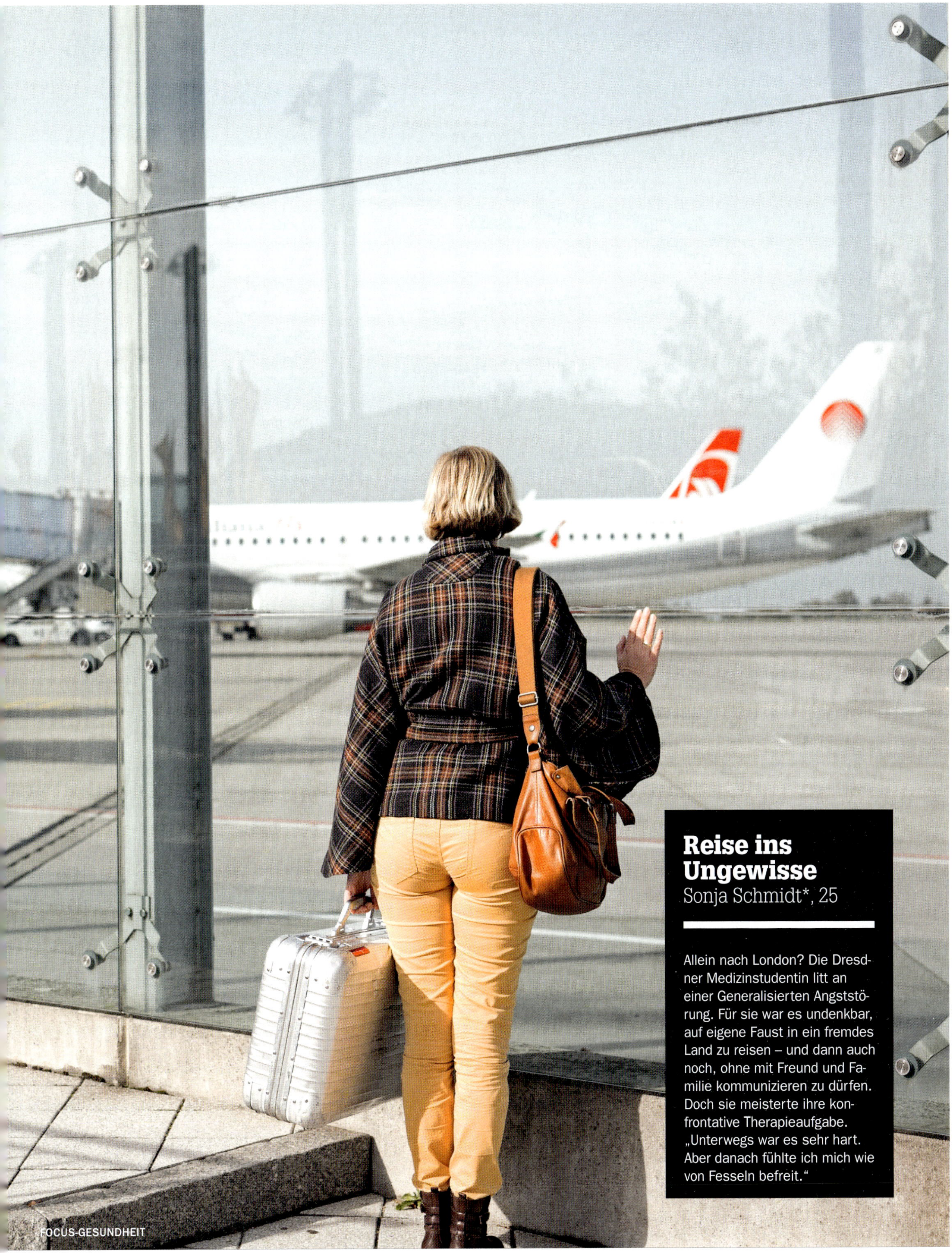

Reise ins Ungewisse

Sonja Schmidt*, 25

Allein nach London? Die Dresdner Medizinstudentin litt an einer Generalisierten Angststörung. Für sie war es undenkbar, auf eigene Faust in ein fremdes Land zu reisen – und dann auch noch, ohne mit Freund und Familie kommunizieren zu dürfen. Doch sie meisterte ihre konfrontative Therapieaufgabe. „Unterwegs war es sehr hart. Aber danach fühlte ich mich wie von Fesseln befreit."

der Dresdner Uniklinik. Es wurden gerade Patientenfälle besprochen, als sie ihr Herz heftig klopfen spürte. Ihr wurde abwechselnd heiß und kalt, sie rang nach Luft. „Meine Kommilitonen dachten, dass mein Kreislauf schwächelt", erzählt sie. „Ich aber wusste, das muss etwas anderes sein."

Ein Jahr später sitzt Schmidt an einem Tisch in einer alten Villa im Dresdner Süden, ihr gegenüber die Psychologin Ulrike Lüken. Hier in der Institutsambulanz des Fachbereichs Klinische Psychologie und Psychotherapie der TU Dresden hat sie acht Monate nach ihrer ersten Panikattacke eine Verhaltenstherapie begonnen. Die meisten Menschen brauchen Jahre, bis sie die richtige Behandlung finden, weil sie zunächst eine organische Ursache für ihre Beschwerden vermuten. Sie laufen von Arzt zu Arzt, bis endlich jemand psychische Gründe in Betracht zieht. Schmidt konnte sich nur durch das

»Patienten mit Generalisierter Angststörung sorgen sich permanent so stark, dass ihr Alltag massiv eingeschränkt ist«

Ulrike Lüken, 36, wissenschaftliche Mitarbeiterin am Institut für Klinische Psychologie und Psychotherapie der TU Dresden

Wissen aus ihrem Medizinstudium diese Umwege ersparen. „Ich habe schnell gemerkt: Die Panikattacken waren ein Hilfeschrei meines Körpers", sagt die Studentin heute. Mit ihren Händen türmt sie imaginäre Klötze vor sich auf, von der Tischplatte aufwärts, bis die Fäuste ihre braunen Augen verdecken. „Meine Sorgen hatten mir mein Leben verbaut."

In der Therapie zeigte sich schnell, dass die junge Frau zusätzlich zu der Panikstörung an einer Generalisierten Angststörung litt, auch „Sorgenkrankheit" genannt. „Diese Patienten sorgen sich permanent so stark, dass ihr Alltag massiv eingeschränkt ist", erklärt Schmidts Therapeutin Lüken. Psychologen schätzen, dass fünf Prozent der Deutschen im Laufe ihres Lebens eine Generalisierte Angststörung entwickeln. Frauen sind deutlich häufiger betroffen als Männer. „Die Patienten grübeln übermäßig stark über ihre Gesundheit und die ihrer Angehörigen, über ihre Finanzen, den Arbeitsplatz – und manchmal auch darüber, ob der gekaufte Pullover farblich wirklich zur Hose passt", erklärt die Dresdner Psychologieprofessorin Beesdo-Baum. „Die Sorgen unterscheiden sich inhaltlich nicht von denen, die wir alle haben – nur sind sie viel intensiver."

Mehr als sechs Stunden intensives Sorgen täglich – das ist charakteristisch für Patienten mit Generalisierter Angststörung. Tendenziell eher ängstliche, aber nicht erkrankte Menschen kommen nur auf eine Stunde. Die Betroffenen versuchen, ihre Dauersorgen mit eigenen Strategien zu lindern: Mütter, die Angst haben, dass ihren Kindern etwas zustoßen könnte, lassen diese nicht aus den Augen oder rufen sie ständig an. Männer, die sich grundlos Sorgen machen zu verarmen, planen pfenniggenau ihre Ausgaben und überprüfen mehrfach täglich ihren Kontostand. Studentin Schmidt plante ihren Tag stündlich durch, weil sie Unsicherheit nicht ertragen konnte. „Wenn morgens noch nicht klar war, ob ich meinen Freund am Abend sehen würde, war ich stinksauer auf ihn", erzählt sie. Obendrein bombardierte sie ihn täglich mit Anrufen, um zu erfragen, wo er gerade war, weil sie sich sonst Sorgen machte.

„Diese Rückversicherungen mindern vorübergehend die Angst", erklärt Psychologin Beesdo-Baum. Auf Dauer machen

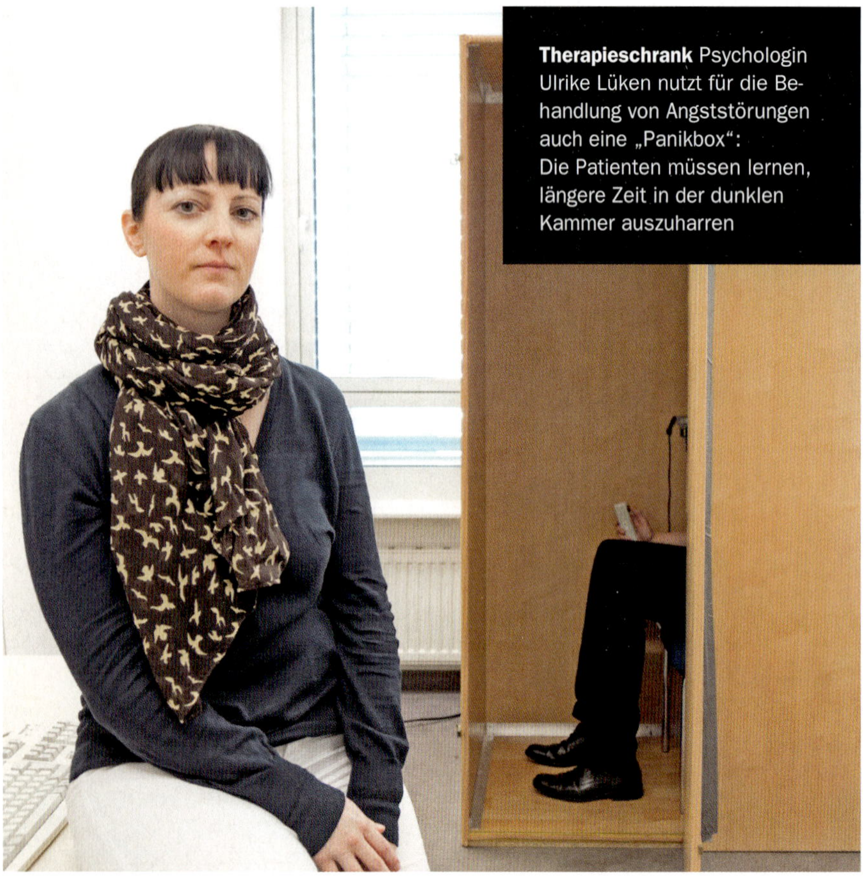

Therapieschrank Psychologin Ulrike Lüken nutzt für die Behandlung von Angststörungen auch eine „Panikbox": Die Patienten müssen lernen, längere Zeit in der dunklen Kammer auszuharren

Fotos: Sven Döring/FOCUS-Magazin, Getty Images

Teufelskreis der Angst

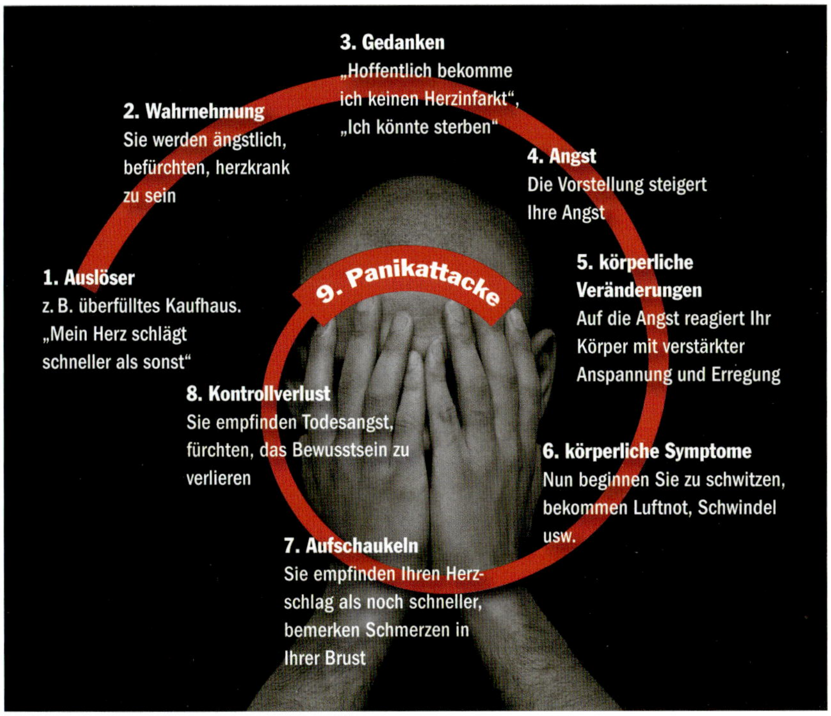

Quelle: modifiziert, nach Eckhard Roediger, „Wege aus der Angst“

Bei einer Panikattacke schaukeln sich körperliche Reaktionen und negative Gedanken rasant gegenseitig hoch

sie jedoch alles nur noch schlimmer. „Wer immer genau wissen will, wo der Partner gerade ist, macht eben nicht die Erfahrung, dass gar nichts passiert, wenn man es nicht weiß.“ Es sind diese Strategien, unangenehme Situationen um jeden Preis zu vermeiden, die aus normalen Ängsten eine Angststörung machen – das gilt sowohl bei der Panikstörung als auch bei der Generalisierten Angststörung.

„Konfrontation ist die einzig hilfreiche Psychotherapie, und das nicht in kleinen Schritten“, sagt Psychiater Bandelow. „Der Patient muss sich der kritischen Situation massiv aussetzen.“ Dieses Verfahren, auch „Flooding“ genannt, hat sich bewährt. 80 Prozent der Patienten mit Panikstörung profitieren davon, 60 Prozent der Patienten mit Generalisierter Angststörung. „Flooding ist Teil der kognitiven Verhaltenstherapie“, sagt die Dresdner Psychologin Beesdo-Baum. „Nach einer intensiven Vorbereitung stellen sich die Patienten den Angst auslösenden Reizen so lange, bis die negativen Gefühle von ganz allein nachlassen.“ Für die meisten Patienten reicht eine ambulante Kurzzeittherapie, wobei in der Konfrontationsphase mehrere mehrtägige Sitzungen pro Woche nötig sind. Jede Konfrontation wird in intensiven Gesprächen nachbereitet. „Die Erfolgsaussichten einer kognitiven Verhaltenstherapie steigen sogar noch, wenn der Patient gleichzeitig Antidepressiva einnimmt“, sagt der Göttinger Psychiater Bandelow. In den Behandlungsleitlinien für Angsterkrankungen werden selektive Serotonin-Wiederaufnahme-Hemmer (SSRI), Serotonin-Noradrenalin-Wiederaufnahmehemmer (SNRI) oder der Wirkstoff Pregabalin empfohlen. Diese Wirkstoffe sind nicht akut Angst lindernd, sondern wirken erst bei längerer Einnahme. „Akut Angst lösende Substanzen sollten Patienten auf keinen Fall einnehmen“, so Bandelow. „Die Patienten sollen lernen, dass die Konfrontation ihre Angst reduziert – nicht ein Medikament.“

Medizinstudentin Schmidt nimmt kein Antidepressivum, hat aber gerade die für sie größtmögliche therapeutische Herausforderung hinter sich. Vor einigen Wochen flog sie allein nach London. Niemand wusste, wohin sie reisen würde, niemandem durfte sie von unterwegs eine SMS schicken. „Es hat mich sehr große Überwindung gekostet, weder meinem Freund noch meiner Mutter zu schreiben“, erzählt Schmidt. „Solange die Flugzeugtüren noch offen waren, habe ich ernsthaft daran gedacht, aus dem Flugzeug zu rennen.“ Doch sie blieb sitzen, trotz der Schreckensszenarien in ihrem Kopf. Was würde passieren, wenn sie während des Fluges zusammenbrechen würde? Was, wenn sie den Bus vom Flughafen zum Hotel verpassen, die Unterkunft nicht finden würde?

80 %

der Panikstörungen sind durch Konfrontationstherapie heilbar

Es war regnerisch, dunkel und kalt, als Sonja Schmidt in London landete. Sie erwischte den Bus, fand das Hotel. „Es war alles halb so schlimm“, erzählt sie anschließend ihrer Therapeutin. Die lächelt sie an: „Herzlichen Glückwunsch, das war eine sehr schwere Übung, die Sie da geschafft haben. Wie fühlen Sie sich jetzt?“ „Freier“, sagt Sonja Schmidt. „Als hätte ich mich von meinen Fesseln befreit.“

Auch Panikpatient Draeger ist für die Konfrontationstherapie im Nachhinein dankbar, „selbst wenn sie mir physisch und psychisch alles abverlangt hat“. Er steht auf einer Anhöhe über dem sächsischen Freiberg, blickt ins Tal auf die Dächer der Stadt. „Ich bin diesen Sommer zweimal über die Großglockner-Hochalpenstraße gefahren“, erzählt er. „Vor Kurzem wäre das noch undenkbar gewesen.“ Inzwischen hat Draeger mehrere solcher Mutproben hinter sich – inklusive Fahrten im engen Aufzug auf den Berliner Fernsehturm. „Eine Zeit lang war für mich jede Autofahrt, jeder Arbeitstag, jeder Einkauf eine Prüfung. Heute habe ich dabei ein Angstlevel, mit dem ich leben kann.“

Mittlerweile kann der Mechatroniker der Angst sogar etwas Positives abgewinnen: Sie hat ihn gelehrt, mehr auf sich zu achten, öfter mal innezuhalten. Tief atmet er die feuchte Herbstluft ein. „Früher war ich oft auf Montage, bin hektisch von Termin zu Termin gehetzt, für die Natur hatte ich keinen Blick. Heute sehe ich diese geniale Laubfärbung und freue mich einfach daran.“ ■

FREDERIK JÖTTEN

Selbsttest

Leide ich an einer **Angst- oder Panikstörung?** Wenige Fragen helfen bei der Antwort

Generalisierte Angststörung

Diese Fragen von Professor Borwin Bandelow verraten, ob möglicherweise eine generalisierte Angststörung vorliegt. Kreuzen Sie alle Symptome an, die schon häufiger aufgetreten sind. Der Test hilft dabei, Ihren Zustand einzuschätzen, eine professionelle Untersuchung ersetzt er nicht.

Leiden Sie unter mindestens VIER der folgenden Symptome, wobei diese nicht gleichzeitig in Form von heftigen Panikanfällen auftreten (siehe unten), sondern mehr oder weniger über den Tag verteilt?

- ☐ Herzrasen oder unregelmäßiger Herzschlag
- ☐ Schwitzen
- ☐ Zittern oder innerliches Beben
- ☐ Mundtrockenheit
- ☐ Luftnot
- ☐ Engegefühl oder Kloß im Hals
- ☐ Schmerzen, Druck oder Enge in der Brust
- ☐ Übelkeit oder Magenbeschwerden
- ☐ Schwindel, Unsicherheit, Benommenheit oder Angst, in Ohnmacht zu fallen
- ☐ Gefühl, nicht da zu sein oder neben sich zu stehen
- ☐ Angst, die Kontrolle zu verlieren oder verrückt zu werden
- ☐ Angst zu sterben
- ☐ Hitzewallungen oder Kälteschauern
- ☐ Taubheits- oder Kribbelgefühle in den Gliedmaßen oder im Gesicht

Leiden Sie zusätzlich unter mehr als einem der folgenden Probleme?

- ☐ Unruhe oder Nervosität
- ☐ Konzentrationsschwierigkeiten
- ☐ Reizbarkeit
- ☐ Einschlafstörungen
- ☐ Übertriebene Reaktionen auf kleine Schrecksituationen

Haben Sie häufig Sorgen oder Befürchtungen, z. B. dass Ihnen oder einem Familienmitglied ein Unglück passieren könnte?

- ☐ ja

Trifft mindestens eine der folgenden Aussagen auf Sie zu?

- ☐ Ich denke mindestens 50 Prozent des Tages über meine Ängste nach.
- ☐ Wegen meiner Ängste habe ich mein Leben völlig umgestellt, sodass ich viele Dinge nicht tun kann, die ich gern machen würde.
- ☐ Wegen meiner Ängste trinke ich häufig zu viel Alkohol oder nehme zu viele Beruhigungstabletten ein.
- ☐ Wegen meiner Ängste hatte ich schon einmal Selbstmordgedanken.
- ☐ Wegen meiner Ängste habe ich Probleme in Partnerschaft/Beruf.

Auswertung:

Wie viele der vier fettgedruckten Fragen konnten Sie mit Ja beantworten?

3 oder mehr Fragen
Es besteht der Verdacht, dass bei Ihnen eine Generalisierte Angststörung vorliegt. Wenden Sie sich für eine genauere Untersuchung an Ihren Hausarzt.

Quelle: www.net-step.de; Modellprojekt des St. Alexius-/ St. Josef-Krankenhauses

Panikstörung

Angstattacken ohne erkennbaren Grund? Mit wenigen Fragen können Sie hier herausfinden, ob Sie an einer Panikstörung leiden könnten. **Kreuzen Sie bitte spontan, ohne langes Überlegen jede der folgenden Aussagen an, die auf Sie zutrifft.** Der Test stellt aber keine ärztliche Diagnose dar, sondern nur eine erste Einschätzung.

- ☐ Ich leide seit einem Monat wiederholt unter plötzlichen Angstanfällen.
- ☐ Die Angstattacken traten ohne einen erkennbaren Zusammenhang mit Ereignissen oder Situationen auf.
- ☐ Die Angstgefühle erreichten innerhalb weniger Minuten einen Höhepunkt.
- ☐ Während eines/des Angstanfalls traten **mehrere Beschwerden** auf wie Herzrasen, Herzstolpern, ein deutliches Zittern, Schweißausbrüche, Kurzatmigkeit oder Erstickungsgefühle, Schmerzen oder ein Engegefühl in der Brust oder Schwindelgefühle.
- ☐ Während eines/des Angstanfalls befürchtete ich zum Beispiel, ohnmächtig zu werden, die Kontrolle zu verlieren, verrückt zu werden oder gar zu sterben.
- ☐ Wenn die Angstgefühle auftreten, mache ich mir oft Sorgen, eine Herzerkrankung oder eine andere schwere körperliche Erkrankung zu haben.
- ☐ Ich mache mir Sorgen, wieder einen Angstanfall zu bekommen.
- ☐ Ich vermeide bestimmte Orte oder Aktivitäten, die ich vorher mochte, aus Sorge vor einem erneuten Anfall.
- ☐ Wenn ich mich in öffentlichen Räumen aufhalte, achte ich darauf, nahe am Ausgang zu sein.

Auswertung:

Weniger als 5 zutreffende Aussagen
Ihr Ergebnis deutet nicht auf eine behandlungsbedürftige Panikstörung hin. Sollten Sie sich dennoch unsicher fühlen, wenden Sie sich bitte an Ihren Hausarzt.

5 oder mehr zutreffende Aussagen
Sie leiden möglicherweise an einer Panikstörung. Suchen Sie unbedingt das Gespräch mit Ihrem Hausarzt, und holen Sie eine genaue Diagnose ein.

Quelle: Prof. Dr. Borwin Bandelow: http://www.psychiatrie-uni-goettingen.de

Die Methodik

FOCUS präsentiert die **Top-Spezialisten** für Sucht, Schizophrenie, Essstörungen, Depressionen, Angst- und Zwangserkrankungen sowie **die besten Fachkliniken** für Depression, Zwang und Angst

Arzt- und Patienten-Empfehlungen

Bundesweit haben Mediziner Kollegen aus ihrem Fachbereich empfohlen. Zusätzlich wurden ausgewiesene Experten ausführlich interviewt, Einschätzungen von Selbsthilfegruppen eingeholt sowie die wichtigsten Arztbewertungsportale hinzugezogen. Nur Ärzte mit besonders vielen Empfehlungen sind aufgeführt.

Publikationen

FOCUS ermittelte in Medizindatenbanken und Fachzeitschriften, wie viele wissenschaftliche Beiträge ein Arzt in den vergangenen fünf Jahren veröffentlicht hat.

Studien

Über klinische Studien können Patienten Zugang zu neuesten Therapien erhalten. Ärzte gaben an, wie viele ihrer Patienten pro Jahr an diesen Studien beteiligt sind.

Experten für Angststörungen

Arzt/Klinik/Internet-Adresse	Ort/Tel.-Nr.	Fachrichtung	von Kollegen empfohlen	von Patienten empfohlen	Publikationen	Studien	Wartezeit	therapeut. Leistungen	medikamentöse Therapie	Expositionstherapie	zusätzliche Spezialisierung
Dr. Bernhard Osen Schön Klinik, Psychosomatik www.schoen-kliniken.de	**Bad Bramstedt** 04192/504509	P, PM	●●	◆◆		★★	◷	V, KV	✔	✔	*Zwangs-, Ess- und posttraumatische Belastungsstörungen*
Prof. Dr. Rolf Meermann Psychosomatische Klinik www.ahg.de/pyrmont	**Bad Pyrmont** 0800/7006190	P, N, PM, PS	●●●	◆◆		★	◷◷	V, KV	✔	✔	*posttraumatische Belastungsstörungen, Depressionen, Essstörungen*
Dr. Jochen Sturm Nexus-Klinik www.nexusklinik.de	**Baden-Baden** 07221/301960	k. A.	●	◆◆		k. A.	k. A.	k. A.	k. A.	k. A.	*Arzt wurde angeschrieben, beteiligte sich aber nicht an der FOCUS-Befragung.*
Prof. Dr. Lydia Fehm Humboldt-Universität www.zphu.de	**Berlin** 030/209399100	PS	●	◆	■	★	◷◷	V, KV		✔	*Expositionsbehandlung bei Angststörungen und Zwangsstörungen*

Wichtiger Hinweis:

Die Auswahl der Spezialisten erfolgte anhand der genannten Kriterien und sorgfältiger Recherche. Die Qualifikation der vielen Ärzte, die wir in den FOCUS-Listen nicht nennen, wird selbstverständlich nicht angezweifelt.

Leistungen / Service / Spezialisierungen

Die Informationen beruhen auf Eigenangaben des Arztes in einem Fragenkatalog. Beantwortete ein Mediziner die FOCUS-Fragen nicht, ist dies hier vermerkt. Innerhalb ihres Behandlungsfelds gaben die Experten zusätzliche Spezialisierungen an, FOCUS nahm eine Auswahl vor.

Quelle/Recherche: Munich Inquire Media GmbH

Foto: Wolf Heider-Sawall/FOCUS-Magazin

Der FOCUS-Klinikscore

In diesem Wert sind die Einzelwertungen Reputation, medizinische und pflegerische Qualität, Hygienestandard und Management nach einem Gewichtungsschema (s. u.) zusammengefasst. Die Klinikliste ist nach diesem auf volle Punkte gerundeten Wert sortiert. Maximal sind jeweils 100 Punkte erreichbar.

Reputation

Maßeinheit für die Häufigkeit, mit der die Ärzte Kliniken empfehlen: von „empfohlen" (ein Quadrat) bis „überdurchschnittlich häufig empfohlen" (drei Quadrate).

Medizinische Qualität

Hierzu zählen z. B. Erfahrung bei Behandlungen (Fallzahlen), ärztliche Qualifikation und das Versorgungsangebot. Maximal 100 Punkte.

Top-Fachkliniken für Angst

	Abteilung/Krankenhaus	Ort/Tel.-Nr.	FOCUS-Klinikscore[1]	Reputation	medizinische Qualität[1]	Pflegequalität[1]	Patientenzufriedenheit[1]	Besonderheiten
	SPITZENGRUPPE DEUTSCHLAND I nach FOCUS-Klinikscore gerankt		Bewertung					
1	**Klinik für Psychiatrie und Psychotherapie** Universitätsklinikum Münster	**Münster** 0251/8356601	83	■■■	44	89	76	*spezifische Psychopharmakotherapie, Labor für virtuelle Realität*
2	**Klinik für Psychiatrie und Psychotherapie (CCM)** Charité Universitätsmedizin Berlin	**Berlin** 030/450517095	80	■■■	54	80	74	*Angstgruppe (Psychoedukation), Bewegungstherapie*
3	**Klinik für Psychiatrie und Psychotherapie** Universitätsmedizin Göttingen	**Göttingen** 0551/396610	79	■■■	52	87	75	*Spezialambulanz für Angst- und Zwangsstörungen*
4	**Klinik f. Psychiatrie, Psychotherapie u. Präventivmedizin** LWL-Universitätsklinikum Bochum d. Ruhr-Univ. Bochum	**Bochum** 0234/507770	77	■■■	62	66		*Spezialsprechstunden Stress am Arbeitsplatz (Burn-out, Mobbing)*
5	**Psychosomatische Medizin und Psychotherapie** Psychosomatische Klinik Windach	**Windach** 08193/720	76	■■■	56	79		*Körper-, Kunst- und Soziotherapie, intensive Expositionstherapie*

Pflegequalität

Hier zählt z. B. die Qualifikation der Pflege- und Fachpflegekräfte sowie ein umfassendes medizinisch-pflegerisches Angebot. Maximal sind 100 Punkte erreichbar.

Patientenzufriedenheit

Durchschnittliche Zufriedenheit der Patienten mit der Behandlung in Prozent. Rein informatorischer Wert, der nicht zum Klinikscore zählt.

Gewichtung der Kriterien der FOCUS-Kliniklisten

in Prozent

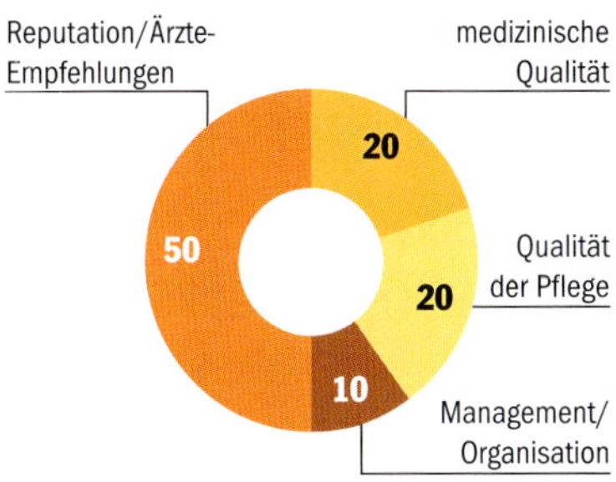

So entstand die Liste der besten Fachkliniken

FOCUS nutzte drei Recherchewege: eine Umfrage unter Ärzten zu ihren Empfehlungen, die Auswertung von Qualitätsberichten sowie einen umfangreichen Fragebogen. Das größte Gewicht liegt im Ranking mit 50 Prozent auf der erreichten Reputation der stationären Einrichtungen durch Arzt-Empfehlungen. Die beschriebenen Methoden waren die einzigen Kriterien. Eine Nichtnennung in der Liste ist keine Aussage über die Qualifikation einer Klinik.

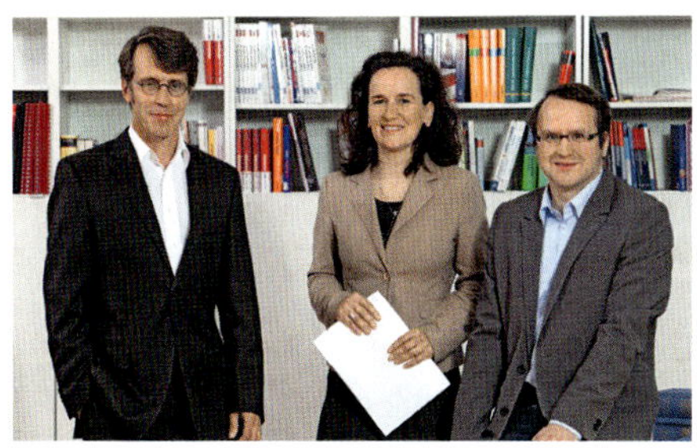

Qualitätssucher Richard Eberle, Gudula Pollmann, Marc Langner; Munich Inquire Media

Angst

TOP MEDIZINER 2012 PSYCHIATRIE FOCUS DEUTSCHLANDS GRÖSSTE ÄRZTE-BEWERTUNG

TOP NATIONALES KRANKENHAUS 2012 ANGST FOCUS DEUTSCHLANDS GRÖSSTER KRANKENHAUS-VERGLEICH

Wiederkehrende Panikattacken beeinträchtigen das alltägliche Leben massiv. Hilfe verspricht eine Verhaltenstherapie beim **Spezialisten oder in einer Fachklinik für Angststörungen**

Die FOCUS-Listen nennen nach unabhängigen Kriterien ausgewählte **Mediziner und Kliniken für Angsterkrankungen.** Sie sind qualifiziert, diese Siegel zu tragen.

Experten für Angststörungen

Arzt/Klinik/Internet-Adresse	Ort/Tel.-Nr.	Fachrichtung	von Kollegen empfohlen	von Patienten empfohlen	Publikationen	Studien	Wartezeit	therapeut. Leistungen	medikamentöse Therapie	Expositionstherapie	zusätzliche Spezialisierung
Dr. Bernhard Osen Schön Klinik, Psychosomatik www.schoen-kliniken.de	**Bad Bramstedt** 04192/504509	P, PM	●●	◆◆		★★	◴	V, KV	✔	✔	*Zwangs-, Ess- und posttraumatische Belastungsstörungen*
Prof. Dr. Rolf Meermann Psychosomatische Klinik www.ahg.de/pyrmont	**Bad Pyrmont** 0800/7006190	P, N, PM, PS	●●●	◆◆		★	◴◴	V, KV	✔	✔	*posttraumatische Belastungsstörungen, Depressionen, Essstörungen*
Dr. Jochen Sturm Nexus-Klinik www.nexusklinik.de	**Baden-Baden** 07221/301960	k. A.	●	◆◆		k. A.	k. A.	k. A.	k. A.	k. A.	*Arzt wurde angeschrieben, beteiligte sich aber nicht an der FOCUS-Befragung.*
Prof. Dr. Lydia Fehm Humboldt-Universität www.zphu.de	**Berlin** 030/209399100	PS	●	◆	■	★	◴◴	V, KV		✔	*Expositionsbehandlung bei Angststörungen und Zwangsstörungen*
Prof. Dr. Thomas Fydrich Humboldt-Universität www.psychologie.hu-berlin.de	**Berlin** 030/20934843	k. A.	●●	◆	■	k. A.	k. A.	k. A.	k. A.	k. A.	*Arzt wurde angeschrieben, beteiligte sich aber nicht an der FOCUS-Befragung.*
Prof. Dr. Andreas Ströhle Uniklinikum Charité, CCM www.angstambulanz-charite.de	**Berlin** 030/450517062	P	●●●	◆◆	■	★★	◴◴	V, KV, IP	✔	✔	*Panikstörung und Agoraphobie, spezifische Phobie*
Prof. Dr. Jürgen Margraf Uniklinikum, www.ruhr-uni-bochum.de/klipsychologie	**Bochum** 0234/3226363	PS	●●●	◆	■	★★★	◴◴◴	V, KV		✔	*pathologisches Spielen, Intensivtherapie*

N = Neurologie und Psychiatrie/Nervenarzt
P = Psychiatrie und Psychotherapie
PM = Psychosomatische Medizin und Psychotherapie
PS = Psychologie/Psych. Psychotherapie

● = von Kollegen empfohlen
●● = häufig von Kollegen empfohlen
●●● = überdurchschnittlich häufig von Kollegen empfohlen
◆ = von Patienten empfohlen
◆◆ = häufig von Patienten empfohlen

■ = viel publiziert
■■ = überdurchschnittlich viel publiziert
★ = macht Studien
★★ = macht viele Studien
★★★ = macht überdurchschnittlich viele Studien

◴ = bis 2 Wochen
◴◴ = 3 Wochen bis 2 Monate
◴◴◴ = länger als 2 Monate

V = Verhaltenstherapie
KV = kognitive Verhaltenstherapie
IP = interpersonelle Psychotherapie
AL = analytische Therapie
T = tiefenpsychologisch fundierte Therapie

✔ = ja
k. A. = keine Angaben
B = Betreuung
S = Seminare/Schulungen

Experten für Angststörungen

Arzt/Klinik/Internet-Adresse	Ort/Tel.-Nr.	Fachrichtung	von Kollegen empfohlen	von Patienten empfohlen	Publikationen	Studien	Wartezeit	therapeut. Leistungen	medikamentöse Therapie	Expositionstherapie	zusätzliche Spezialisierung
Prof. Dr. Jürgen Hoyer Uniklinikum www.psychologie.tu-dresden.de	**Dresden** 0351/46336957	PS	●●	◆	■	★★	◷	V, KV		✔	*generalisierte Angststörung, soziale Phobie, verhaltenstherapeutische Intensivbehandlungen*
Prof. Dr. Peter Joraschky Uniklinikum www.psychosomatik-ukd.de	**Dresden** 0351/4582070	P, N, PM	●●	◆	■	★★	◷◷	V, KV, IP, AL, T	✔	✔	*multimodale Einzel- und Gruppenpsychotherapie, Paar- und Familientherapie*
Prof. Dr. Hans-Ulrich Wittchen Uniklinikum www.psychologie.tu-dresden.de	**Dresden** 0351/46336957	PS	●●●	◆	■■	★	◷◷	V, KV		✔	*Panikstörung, Agoraphobie, soziale Phobie, generalisierte Angst, Depressionen, Sucht, Essstörungen*
Prof. Dr. Ulrich Stangier Goethe-Universität www.vta.uni-frankfurt.de	**Frankfurt am Main** 069/79825102	PS	●●	◆	■	★	◷	V, KV		✔	*soziale Phobien, Depressionen*
Dr. Regina Steil Uniklinikum www.vta.uni-frankfurt.de	**Frankfurt am Main** 069/79825102	PS	●	◆	■	★	◷	V, KV		✔	*soziale Phobie, posttraumatische Belastungsstörung, körperdysmorphe Störung, Hypochondrie*
Dr. Jörg Angenendt Uniklinikum www.uniklinik-freiburg.de/psych	**Freiburg** 0761/27065500	PS	●●	◆◆		★	◷	V, KV		✔	*Akuttraumatisierung*
Prof. Dr. Georg Wiedemann Klinikum www.klinikum-fulda.de	**Fulda** 0661/845734	P, N, PM	●	◆	■	★	k. A.	V, KV, IP	✔	✔	*Depression, Psychose, Gerontopsychiatrie*
Prof. Dr. Borwin Bandelow Uniklinikum www.psychiatrie-uni-goettingen.de	**Göttingen** 0551/396601	N, PS	●●●	◆	■	★	◷◷	V, KV	✔	✔	*Panikstörung, Agoraphobie, generalisierte Angststörung, soziale Phobie, spezifische Phobien*
Prof. Dr. Iver Hand Verhaltenstherapie Falkenried www.vt-falkenried.de	**Hamburg** 040/429336913	P, PM	●●●	◆	■		◷	V, KV	✔		*Zwangserkrankungen, Depressionen, psychosomatische Störungen, Glücksspielsucht*
Prof. Dr. Michael Kellner Uniklinikum www.uke.de/kliniken/psychiatrie	**Hamburg** 040/741054494	P	●●	◆	■	★	◷◷	V, KV, T	✔	✔	*Panikstörung, Agoraphobie, posttraumatische Belastungsstörung, Zwangsstörung, soziale Phobie*
Prof. Dr. Bernhard Strauß Uniklinikum www.mpsy.uniklinikum-jena.de	**Jena** 03641/936700	k. A.	●●	◆	■	k. A.	k. A.	k. A.	k. A.	k. A.	*Arzt wurde angeschrieben, beteiligte sich aber nicht an der FOCUS-Befragung.*
Prof. Dr. Fritz Hohagen Uniklinikum www.psychiatrie-luebeck.uk-sh.de	**Lübeck** 0451/5002910	P, N, PM	●●	◆◆	■		k. A.	V, KV, IP	✔	✔	*Zwangsstörungen, Depression*
Prof. Dr. Ulrich Schweiger Uniklinikum www.psychiatrie-luebeck.uk-sh.de	**Lübeck** 0451/5002450	P, PM	●●	◆◆	■	★★	◷◷	V	✔	✔	*Essstörungen, chronische Depression, metakognitive Therapie und moderne Verhaltenstherapie*
Prof. Dr. Manfred E. Beutel Uniklinikum, www.unimedizin-mainz.de/psychosomatik	**Mainz** 06131/172841	PM, PS	●●	◆	■■	★	k. A.	V, KV, AL, T	✔		*Depressionen, Verhaltenssüchte (z. B. Computerspiel), Psychoonkologie, -kardiologie, -traumatologie*
Prof. Dr. Winfried Rief Uniklinikum, www.uni-marburg.de/fb04/ag-klin/pam	**Marburg** 06421/2823657	PS	●●	◆	■■	★	◷	V, KV		✔	*Interaktion von psychischen Erkrankungen und somatischen Symptomen*
Prof. Dr. Willi Butollo Institut für Traumatherapie www.butollo.de	**München** 089/36109070	PS	●●	◆		★	◷	V, KV, T, IP		✔	*posttraumatische Belastungsstörungen, Depressionen, Paartherapie*
Dr. Angelika Erhardt-Lehmann Max-Planck-Institut für Psychiatrie www.mpipsykl.mpg.de	**München** 089/30622324	P	●	◆	■		◷	V, KV	✔	✔	*Panikstörungen, spezifische, soziale und Agoraphobie, Gruppentherapie bei sozialer Phobie*

▷

N = Neurologie und Psychiatrie/Nervenarzt
P = Psychiatrie und Psychotherapie
PM = Psychosomatische Medizin und Psychotherapie
PS = Psychologie/Psych. Psychotherapie

● = von Kollegen empfohlen
●● = häufig von Kollegen empfohlen
●●● = überdurchschnittlich häufig von Kollegen empfohlen
◆ = von Patienten empfohlen
◆◆ = häufig von Patienten empfohlen

■ = viel publiziert
■■ = überdurchschnittlich viel publiziert
★ = macht Studien
★★ = macht viele Studien
★★★ = macht überdurchschnittlich viele Studien

◷ = bis 2 Wochen
◷◷ = 3 Wochen bis 2 Monate
◷◷◷ = länger als 2 Monate

V = Verhaltenstherapie
KV = kognitive Verhaltenstherapie
IP = interpersonelle Psychotherapie
AL = analytische Therapie
T = tiefenpsychologisch fundierte Therapie

✔ = ja
k. A. = keine Angaben
B = Betreuung
S = Seminare/Schulungen

Experten für Angststörungen

Arzt/Klinik/Internet-Adresse	Ort/Tel.-Nr.	Fachrichtung	von Kollegen empfohlen	von Patienten empfohlen	Publikationen	Studien	Wartezeit	therapeut. Leistungen	medikamentöse Therapie	Expositionstherapie	zusätzliche Spezialisierung
Dr. Sabine Zaudig Praxis für Verhaltenstherapie www.vt-zaudig-muenchen.de	**München** 089/52389272	PS	●●	◆			◷	V, KV		✔	*Expositionstherapie in vivo, Hometraining, Zwangsstörungen, ADHS, Essstörungen, Gruppentherapie*
Dr. Fabian Andor Christoph-Dornier-Stiftung, www.christoph-dornier-stiftung.de	**Münster** 0251/4183440	PS	●	◆◆		★★★	◷◷◷	V, KV		✔	*hochfrequente kognitive Verhaltenstherapie (z. B. Einzeltherapie mehrere Tage hintereinander)*
Prof. Dr. Volker Arolt Uniklinikum www.klinikum.uni-muenster.de	**Münster** 0251/8356601	P, PM	●●	◆◆	■■	★★	◷	V, KV, IP, T	✔	✔	*Depressionserkrankungen, bipolare Erkrankungen*
Prof. Dr. Peter Zwanzger Uniklinikum www.klinikum.uni-muenster.de	**Münster** 0251/8356681	P	●●	◆	■	★	◷◷	V, KV, T	✔	✔	*therapieresistente Erkrankungen, differenzierte Pharmakotherapie, Alterspsychiatrie, Depressionen*
Priv.-Doz. Dr. Ulrich Frommberger MediClin Klinik an der Lindenhöhe www.mediclin.de	**Offenburg** 0781/9192258	P, N, PM, PS	●●	◆		★	k. A.	V, KV, IP, T	✔	✔	*posttraumatische Belastungsstörungen (Traumafolgestörungen), Depressionen*
Prof. Dr. Edgar Geissner Schön Klinik Roseneck, www. schoen-kliniken.de/ptp/kkh/ros/	**Prien am Chiemsee** 08051/680	PS	●	◆	■	★	◷◷	V, KV		✔	*Zwang, psychologische Aspekte von chronischen Schmerzen, komplexe Trauerreaktionen*
Dr. Reinhard J. Boerner Christliches Krankenhaus www.ckq.gmbh.de	**Quakenbrück** 05431/151743	P, N, PM, PS	●●	◆			◷	V, KV, IP, AL, T	✔	✔	*Temperamentsforschung, ADHS*
Prof. Dr. Rainer Rupprecht Klinik f. Psychiatrie/Psychotherapie www.medbo.de	**Regensburg** 0941/9411004	P	●●	◆◆	■■	★	◷◷	V, KV, IP	✔	✔	*Depressionen*
Prof. Dr. Tanja Michael Universität des Saarlandes www.uni-saarland.de	**Saarbrücken** 0681/30271000	PS	●	◆	■	★	◷◷	V, KV, IP		✔	*Traumatherapie, Angststörungen und Depressionen*
Fritjof Schneider Psychotherapeutische Praxis	**Saarbrücken** 0681/5847815	PS	●	◆	■		◷◷	V, KV		✔	*Störungen im Rahmen von Lebenskrisen, Persönlichkeitsstörungen, Paar- u. Sexualtherapie*
Dr. Werner Trabert Kohlwald-Klinik www.kohlwald-klinik.de	**St. Blasien** 07672/4830	N, PM, PS	●	◆◆		★	k. A.	V, KV, T	✔	✔	*Depressionen, Zwangsstörungen*
Prof. Dr. Harald Freyberger Hanse-Klinikum, www.medizin. uni-greifswald.de/psych	**Stralsund** 03831/452100	P	●●	◆	■■	★	◷◷	V, KV, T	✔	✔	*Traumafolgestörungen, dissoziative Störungen, Borderline-Persönlichkeitsstörungen*
Prof. Dr. Andreas J. Fallgatter Uniklinikum, www.medizin. uni-tuebingen.de/ukpp/contray	**Tübingen** 07071/2982302	P, N	●	◆	■■	★	◷◷	V, KV, T	✔	✔	*Depressionen, bipolare Störungen, Demenzen, ADHS im Erwachsenenalter*
Prof. Dr. Michael Zaudig Psychosomatische Klinik www.klinik-windach.de	**Windach** 08193/72950	P, PM	●●	◆◆	■		k. A.	V, KV	✔		*Zwangsstörungen*
Prof. Dr. Jürgen Deckert Uniklinikum www.uk-wuerzburg.de	**Würzburg** 0931/20177800	P	●●	◆	■■	★	◷	V, KV, IP, T	✔	✔	*Depressionen*
Prof. Dr. Paul Pauli Ambulanz, www.hochschulambu- lanz.psychologie.uni-wuerzburg.de	**Würzburg** 0931/3182839	PS	●	◆	■■	★★★	◷◷	V, KV		✔	*Panikstörungen, Agoraphobie, soziale Phobie, spezifische Phobie*

N = Neurologie und Psychiatrie/Nervenarzt
P = Psychiatrie und Psychotherapie
PM = Psychosomatische Medizin und Psychotherapie
PS = Psychologie/Psych. Psychotherapie

● = von Kollegen empfohlen
●● = häufig von Kollegen empfohlen
●●● = überdurchschnittlich häufig von Kollegen empfohlen
◆ = von Patienten empfohlen
◆◆ = häufig von Patienten empfohlen

■ = viel publiziert
■■ = überdurchschnittlich viel publiziert
★ = macht Studien
★★ = macht viele Studien
★★★ = macht überdurchschnittlich viele Studien

◷ = bis 2 Wochen
◷◷ = 3 Wochen bis 2 Monate
◷◷◷ = länger als 2 Monate

V = Verhaltenstherapie
KV = kognitive Verhaltenstherapie
IP = interpersonelle Psychotherapie
AL = analytische Therapie
T = tiefenpsychologisch fundierte Therapie

✔ = ja
k. A. = keine Angaben
B = Betreuung
S = Seminare/Schulungen

Top-Fachkliniken für Angst

	Abteilung/Krankenhaus	Ort/Tel.-Nr.	FOCUS-Klinikscore[1]	Reputation	medizinische Qualität[1]	Pflegequalität[1]	Patientenzufriedenheit[1]	Besonderheiten
SPITZENGRUPPE DEUTSCHLAND ı nach FOCUS-Klinikscore gerankt								
1	**Klinik für Psychiatrie und Psychotherapie** Universitätsklinikum Münster	**Münster** 0251/8356601	83	■■■	44	89	76	*spezifische Psychopharmakotherapie, Labor für virtuelle Realität*
2	**Klinik für Psychiatrie und Psychotherapie (CCM)** Charité Universitätsmedizin Berlin	**Berlin** 030/450517095	80	■■■	54	80	74	*Angstgruppe (Psychoedukation), Bewegungstherapie*
3	**Klinik für Psychiatrie und Psychotherapie** Universitätsmedizin Göttingen	**Göttingen** 0551/396610	79	■■■	52	87	75	*Spezialambulanz für Angst- und Zwangsstörungen*
4	**Klinik f. Psychiatrie, Psychotherapie u. Präventivmedizin** LWL-Universitätsklinikum Bochum d. Ruhr-Univ. Bochum	**Bochum** 0234/50770	77	■■■	62	66		*Spezialsprechstunden Stress am Arbeitsplatz (Burn-out, Mobbing)*
5	**Psychosomatische Medizin und Psychotherapie** Psychosomatische Klinik Windach	**Windach** 08193/720	76	■■■	56	79		*Körper-, Kunst- und Soziotherapie, intensive Expositionstherapie*
6	**Universitätsklinik für Psychiatrie und Psychosomatik** Universitätsklinikum Freiburg	**Freiburg** 0761/27065010	74	■■■	53	81	78	*internetbasierte Schreibtherapie für Zwangserkrankungen*
7	**Psychosomatik/Psychotherapie** Schön Klinik Roseneck	**Prien am Chiemsee** 08051/680	74	■■■	64	69		*therapeutisches Klettern, weltweit größte Biofeedback-Abteilung*
8	**Klinik für Psychiatrie und Psychotherapie** Univ.-Med. der Johannes Gutenberg-Universität Mainz	**Mainz** 06131/172920	73	■■■	44	80	78	
9	**Klinik für Psychiatrie und Psychotherapie** Universitätsklinikum Schleswig-Holstein, Campus Lübeck	**Lübeck** 0451/5002441	72	■■■	36	81	77	*Gruppentherapie Soziales Kompetenztraining, Bezugspflege, Realitätserprobung*
10	**Psychosomatik/Psychotherapie** Schön Klinik Bad Bramstedt	**Bad Bramstedt** 04192/5040	69	■■■	43	53		*soziale Ängste und gesundheitsbezogene Befürchtungen („Hypochondrie")*
11	**Klinik für Psychiatrie, Psychosom. und Psychotherap.** Klinikum d. Johann Wolfgang Goethe-Universität FFM	**Frankfurt am Main** 069/63015079	68	■■■	64	81	74	*Zentrum für Bildgebung in den Neurowissenschaften*
12	**Universitätsklinik für Psychiatrie und Psychotherapie** Universitätsklinikum Tübingen	**Tübingen** 07071/2982311	66	■■	40	90	78	*transkranielle Magnetstimulation zusätzlich zur Psychotherapie*
13	**Klinik u. Polikl. f. Psychiatr., Psychosom., Psychotherap.** Universitätsklinikum Würzburg	**Würzburg** 0931/20176000	66	■■■	56	87	76	*neurogerontopsychiatrische Tagesklinik*
14	**Klinik u. Poliklinik für Psychiatrie und Psychotherapie** Bezirksklinikum Regensburg	**Regensburg** 0941/9411200	65	■■■	47	75		*Traumaschwerpunkt, experimentelle Angstforschung*
15	**Klinik u. Poliklinik für Psychiatrie und Psychotherapie** Universitätsklinikum Hamburg-Eppendorf	**Hamburg** 040/741053207	64	■■■	57	20	77	*Bezugspflegesystem, Akupunktur*

1 ı Höchstpunktzahl 100; Reputation: ■ = empfohlen; ■■ = häufig empfohlen; ■■■ = überdurchschnittl. häufig empfohlen

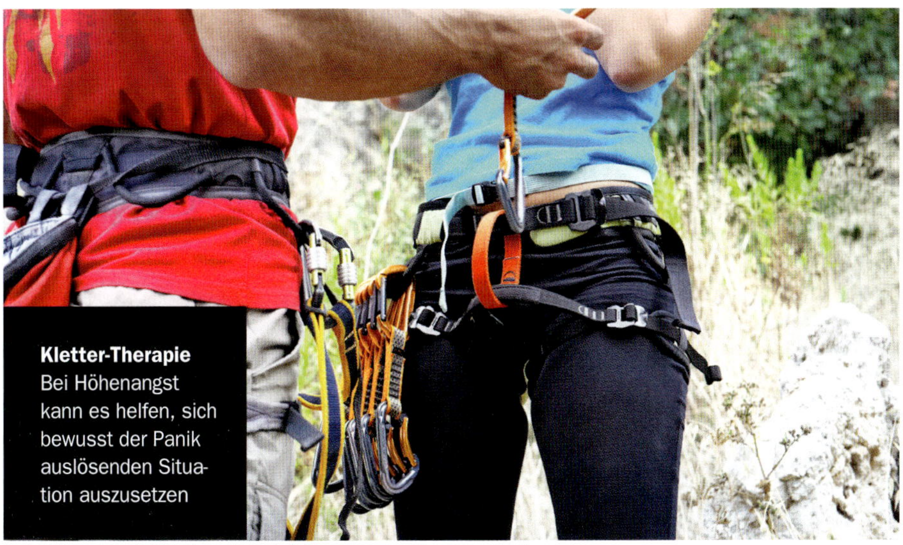

Kletter-Therapie
Bei Höhenangst kann es helfen, sich bewusst der Panik auslösenden Situation auszusetzen

Foto: plainpicture.com

5 %

der Deutschen entwickeln im Lauf ihres Lebens eine generalisierte Angststörung

Top-Fachkliniken für Angst

	Abteilung/Krankenhaus	Ort/Tel.-Nr.	FOCUS-Klinikscore[1]	Reputation	medizinische Qualität[1]	Pflegequalität[1]	Patientenzufriedenheit[1]	Besonderheiten
	WEITERE EMPFOHLENE KLINIKEN I alphabetisch nach Ort sortiert							
B	**Psychosomatik** Schön Klinik Bad Arolsen	**Bad Arolsen** 0 56 91/6 23 80	55	■■	70	23		*Konfrontation mit Angst auslösenden Situationen als Schwerpunkt*
B	**Allgemeine Psychiatrie** Schlosspark-Klinik	**Berlin** 0 30/3 26 41 3 52	61	■	61	91	71	*großes kreativtherapeutisches Angebot (z. B. Genusstraining, Kinotherapie)*
B	**Klinik für Psychiatrie und Psychotherapie CBF** Charité Universitätsmedizin Berlin	**Berlin** 0 30/84 45 83 51	45	■■	30	25	74	
B	**Klinik für Psychiatrie und Psychotherapie** Evangelisches Krankenhaus Bielefeld	**Bielefeld** 05 21/77 27 71 13	48	■	52	34	75	
B	**Klinik u. Polikl. f. Psychosom. Medizin u. Psychother.** Universitätsklinikum Bonn	**Bonn** 02 28/28 71 57 32	36	■■	16	19	75	
D	**Klinik u. Poliklinik f. Psychotherapie und Psychosomatik** Universitätsklinikum Carl Gustav Carus	**Dresden** 03 51/4 58 72 7 97	62	■■■	59	34	77	
E	**Psychosomatische und Psychotherapeutische Abt.** Universitätsklinikum Erlangen	**Erlangen** 0 91 31/8 53 48 99	49	■	25	76	78	
F	**Klinik für Psychiatrie und Psychotherapie** Klinikum Fulda	**Fulda** 06 61/84 57 21	33	■	44	67	77	
H	**Allgemeine Psychiatrie IV Spezial** Isar-Amper-Klinikum, Klinikum München-Ost	**Haar bei München** 0 89/45 62 32 03	56	■	49	83		
H	**Kl. u. Polikl. f. Psychiatrie, Psychoth. u. Psychosom.** Universitätsklinikum Halle (Saale)	**Halle (Saale)** 03 45/5 57 36 51	39	■	33	61	77	
H	**Zentrum f. Psychosoz. Med.: Klinik für Allg. Psychiatr.** Universitätsklinikum Heidelberg	**Heidelberg** 0 62 21/56 44 66	53	■	46	82	79	
I	**Zentrum für psychische Gesundheit** Klinikum Ingolstadt	**Ingolstadt** 08 41/8 80 22 01	57	■■	52	83	76	*sechswöchiges stationäres verhaltenstherapeutisches Modul für schwere Fälle*
J	**Klinik für Psychiatrie und Psychotherapie** Universitätsklinikum Jena	**Jena** 0 36 41/9 39 01 01	55	■	43	76	75	*Ermächtigungsambulanz für Angst- und Zwangsstörungen*
J	**Institut für Psychosoziale Medizin und Psychotherap.** Universitätsklinikum Jena	**Jena** 0 36 41/93 67 00	49	■■■	8	16	75	
M	**Klinik f. Psychiatr. u. Psychotherap.: Allg. Psychiatr.** Zentralinstitut für Seelische Gesundheit	**Mannheim** 06 21/1 70 30	55	■■	31	87		
M	**Klinik für Psychiatrie und Psychotherapie** Uniklinikum Gießen und Marburg, Standort Marburg	**Marburg** 0 64 21/5 86 52 00	63	■■■	40	82	75	
M	**Psychiatrie** Max-Planck-Institut für Psychiatrie	**München** 0 89/3 06 22 1	59	■■	41	89		
M	**Klinik für Psychiatrie und Psychotherapie** Klinikum der Ludwig-Maximilians-Universität München	**München** 0 89/51 60 55 11	46	■	46	33	78	*Vagusnervstimulation, transkranielle Magnetstimulation, „Life-Charting"*
O	**Psychosomatik/Psychotherapie** Adula Klinik – Kliniken für Psychosom. u. Psychotherap.	**Oberstdorf** 0 83 22/70 90	32	■	34	25		
O	**Klinik für Psychiatrie, Psychotherap. und Psychosom.** MediClin Klinik an der Lindenhöhe	**Offenburg** 07 81/9 19 20	55	■■	63	75		
Q	**Zentrum für Psychologische und Psychosoziale Medizin** Christliches Krankenhaus Quakenbrück	**Quakenbrück** 0 54 31/15 27 02	57	■■	49	72	76	
S	**Klinik für Psychiatrie und Psychotherapie** Helios Kliniken Schwerin	**Schwerin** 03 85/5 20 32 76	50	■	51	84	73	
S	**Psychiatrie und Psychotherapie** Hanse-Klinikum Stralsund	**Stralsund** 0 38 31/45 21 00	48	■■	52	15	76	*hoher Anteil tagesklinischer Behandlungen*
S	**Med. 2 – Psychosomatische Med. u. Psychotherapie** Klinikum Stuttgart	**Stuttgart** 07 11/27 82 27 01	46	■	65	33	77	
W	**Allgemeinpsychiatrie und Psychosomatik** Inn-Salzach-Klinikum	**Wasserburg am Inn** 0 80 71/7 10	48	■	25	75		*Kreativtherapien, Musiktherapie mit Klangliegen, Expositionstraining*

1 I Höchstpunktzahl 100; Reputation: ■ = empfohlen; ■■ = häufig empfohlen; ■■■ = überdurchschnittl. häufig empfohlen

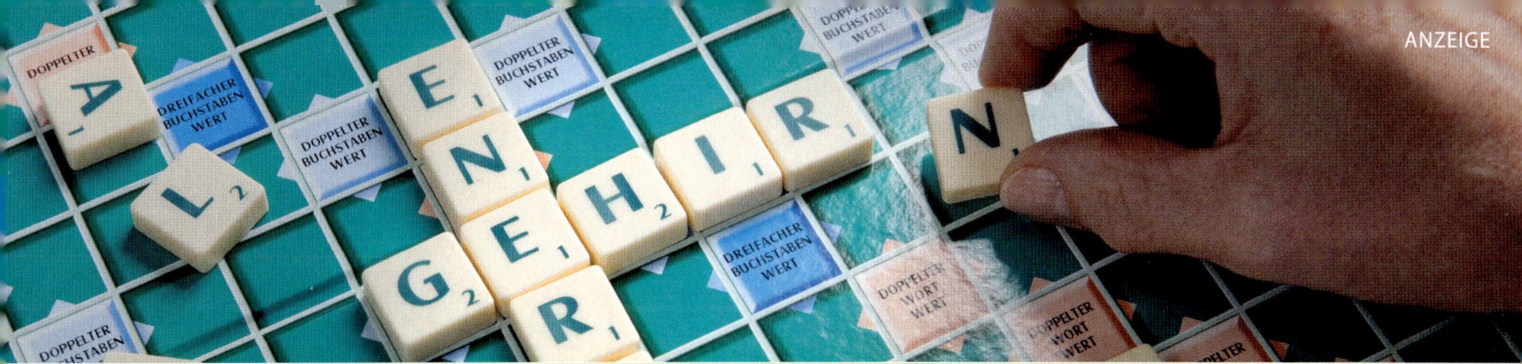

Experten-Sprechstunde: Tipps für Gehirn und Gedächtnis

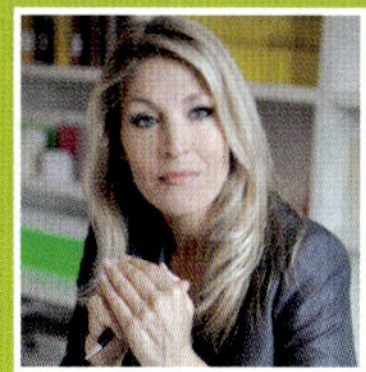

Dr. Stephanie Grabhorn

Die renommierte und durch zahlreiche TV- und Hörfunk-Auftritte bekannte Ernährungsmedizinerin beantwortet die wichtigsten Fragen zum Wunderwerk Gehirn.

Was kann man tun, um das Gehirn fit zu halten?

Damit das Gehirn fit bleibt, muss es trainiert werden – das ist genauso wie bei Muskeln. Ab und zu mal ins Fitness-Studio zu gehen reicht für einen Trainingserfolg nicht aus. Und so muss auch das Gehirn ständig in Bewegung bleiben, damit es nicht einrostet. Deshalb wurde z.B. „Gehirnjogging" entwickelt: Mit speziellen Übungen werden verschiedene geistige Fähigkeiten wie Konzentration und Erinnerungsvermögen gezielt trainiert. Die regelmäßige Anwendung solcher Übungen hat nachweislich einen günstigen Effekt auf die geistige Leistungsfähigkeit. Solche Übungen sind jedoch nicht jedermanns Sache. Was immer man tut, um das Gehirn fit zu halten, man sollte es gern tun. Sonst wird man nicht lange bei der Stange bleiben. „Öfter mal was Neues", lautet die Devise. Unsere grauen Zellen wollen gefordert werden.

Um nichts zu vergessen, habe ich inzwischen überall in der Wohnung Zettel verteilt. Muss ich mir schon Sorgen machen?

Die Zettel allein sind zunächst eine praktische Möglichkeit, nichts zu vergessen. Wenn Sie aber häufiger Konzentrationsprobleme haben oder vergesslicher werden, empfehle ich Ihnen, Ihrem Arzt davon zu berichten. Aber in der Regel ist eine leichte Vergesslichkeit im Alter als normal zu betrachten.

Wie kann ich, abgesehen vom konkreten Training, mein Gehirn noch unterstützen?

Ein gesundes Gehirn profitiert von einem gesunden Körper. Ein ganzheitliches Training ist daher sinnvoll. Frische Luft und Bewegung tragen dazu bei, die Durchblutung zu verbessern. Ausreichend Schlaf dient auch dem körperlichen Wohlbefinden. Als wichtige Unterstützung kommt eine gesunde und ausgewogene Ernährung hinzu.

In diesem Zusammenhang hört man häufig von „Brainfood". Was ist dran an diesem Konzept?

Durch die Gehirnforschung der letzten Jahre weiß man inzwischen sehr genau, welche Mikronährstoffe das Gehirn benötigt. Es spricht einiges dafür, dass man durch gezielte Ernährung dazu beitragen kann, das Gehirn auch im Alter aktiv zu unterstützen. Vor diesem Hintergrund wurde der Begriff „Brainfood" geprägt. Zu den wichtigen Mikronährstoffen gehören vor allem verschiedene B-Vitamine und Omega-3-Fettsäuren für die normale Funktion der Nervenzellen im Gehirn. Aber auch Spurenelemente wie Pantothensäure, Zink und Magnesium sind wichtige Bausteine für Gehirn, Konzentration und Gedächtnis.

Wie also sollte man sich ernähren?

Nicht nur für Herz und Gefäße, auch im Hinblick auf das Gehirn ist eine mediterrane Ernährung, wie sie in den Mittelmeerländern üblich ist, sehr empfehlenswert. Hauptlieferant für Omega-3-Fettsäuren ist Fisch, und zwar fette Fischsorten wie Lachs, Makrele und Hering. Außerdem werden in der mediterranen Küche hochwertige Öle verwendet, die ebenfalls reich an ungesättigten Fettsäuren sind. Da Omega-3-Fettsäuren auch für die Elastizität der Blutgefäße wichtig sind, wird durch eine omega-3-fettsäurereiche Ernährung die Durchblutung günstig beeinflusst. Durchblutungsstörungen sind eine häufige Ursache zum Beispiel für Vergesslichkeit. Reich an B-Vitaminen sind Milch- und Vollkornprodukte sowie grüne Gemüsesorten. Besonders empfehlenswert für die Nerven sind Avocado, Mango, Datteln, Haselnüsse und Dinkelprodukte. Zusätzlich gibt es speziell abgestimmte Mikronährstoffkombinationen in der Apotheke, z.B. Orthomol Mental®.

Wann sollte man im Hinblick auf das Gehirn mit der Altersvorsorge beginnen?

Das ist nicht anders als bei anderen Aspekten der Altersvorsorge: Man kann nicht früh genug damit beginnen. Andererseits: Für gesundheitsbewusstes Verhalten ist es nie zu spät. Offenheit für das Neue ist ein gutes Lebensmotto, das auch dem Gehirn zugute kommt. Das Gehirn ist bis ins Alter hinein in der Lage, neue Nervenverbindungen herzustellen. Um diese besondere Fähigkeit des Gehirns optimal zu nutzen, ist es wichtig, neugierig zu bleiben.

Ein Tabu nur noch bei **Männern?**

Die Depression wandelt sich **von der heimlichen zur offenkundigen Volkskrankheit.** Medikamente, Schlafentzug, Gesprächs- und Lichttherapie erzielen gute Erfolge. Doch Ärzte müssen jede Behandlung individuell an den Patienten anpassen

Seine Tochter kam zur Welt und schrie. Daran erinnert sich ihr Vater Gábor Simon sehr gut. Ganz gleich, ob sie gerade getrunken hatte, auf dem Arm der Eltern lag oder in ihrem Bettchen – die Kleine schrie. Manchmal stundenlang. „Für mich war das unerträglich."

An das erste Lebensjahr seiner Tochter denkt der Logistik-Fachmann nur ungern zurück. Die Schreiattacken seines Kindes wirbelten sein Leben durcheinander. Simon fiel in eine Depression.

„Mit jedem Abend voller Sorge und Unsicherheit, ob meine Tochter vielleicht hungrig oder gar schwer krank sein könnte, wurde ich dünnhäutiger", erzählt der 39-jährige Berliner. „Irgendwann war ich völlig abwesend." Von Tag zu Tag fühlte er weniger für seine einst so geliebte Familie. „Ich hatte überhaupt kein Interesse mehr daran, mit meiner Frau und den Kindern auszugehen, und vermisste sie auch nicht, wenn sie alle für ein paar Tage zu einer befreundeten Familie verschwanden. Gleichzeitig hielt ich die Ruhe zu Hause nicht aus. Ich lag nur noch auf dem Sofa, zappte sinnlos rum und stopfte Gummibärchen in mich hinein."

Gut ein halbes Jahr verbrachte der Familienvater in diesem Dämmerzustand. Eines Morgens wachte er auf und wusste: „So kann es nicht weitergehen." Er besuchte seine Hausärztin, und die organisierte innerhalb weniger Tage eine Therapie.

Versorgungsdefizite

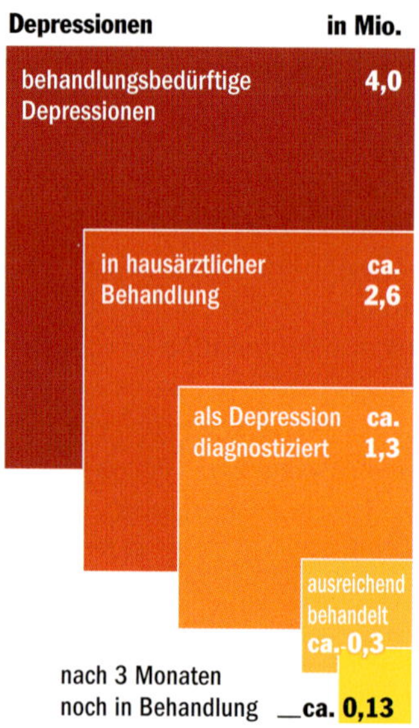

Geringe Reichweite Nur rund drei Prozent oder 130 000 der vier Millionen Erkrankten sind in Therapie und bleiben dabei

Quelle: RKI-Themenheft 51, 2010

Depression ist nach aktuellen, repräsentativen Daten des Robert Koch-Instituts die dritthäufigste psychische Störung – nach Angst- und Alkoholerkrankungen. 8,2 Prozent aller Menschen in Deutschland leiden im Laufe eines Jahres daran, das sind knapp 6,7 Millionen. Die Zahl der Betroffenen wird in Zukunft wohl weiter zunehmen: Ab dem Jahr 2030, so schätzt die Weltgesundheitsorganisation, wird die Depression das häufigste Leiden weltweit sein – noch vor Herz-Kreislauf-Erkrankungen, Diabetes oder Krebs. Allein seit dem Jahr 1994 sind die Diagnosezahlen um 120 Prozent angestiegen.

Macht uns etwa das moderne Leben krank, sodass immer mehr Menschen von chronischer Trübsal geplagt werden? Oder ist im Gegenteil die Erkrankung weniger tabuisiert und Patienten trauen sich eher, über ihre Depression zu sprechen? Darüber ist nicht nur unter den Medizinern, sondern auch auf Seiten der Kostenträger eine heftige Diskussion entbrannt.

Der Depressionsexperte Ulrich Hegerl von der Universität Leipzig geht davon aus, dass eher Letzteres der Fall ist: Die Zahl der Erkrankten hat sich seiner Meinung nach kaum geändert. Jedoch suchen Betroffene heute vermehrt professionelle Hilfe auf. „Depressionen werden heute Depressionen genannt und nicht hinter salonfähigeren Ausweichdiagnosen wie Rückenschmerz, Tinnitus oder Fibromyalgie versteckt", sagt Hegerl, Leiter der Psychiatrie in Leipzig. ▶

Foto: Steffen Jänicke/FOCUS-Magazin

Wachtherapie im Alltag

Katja Braun, 44

Die Mutter zweier Kinder macht nicht selten die Nacht zum Tag: Jeden Sonntag steht sie um halb zwei Uhr in der Früh auf, bügelt und erledigt die Hausarbeit. Die Wachtherapie mindert bei ihr das Morgentief, sie grübelt weniger, hat mehr Energie, fühlt sich wie ein normaler Mensch. „Das ist die beste Behandlung, die mir je empfohlen wurde“, sagt sie.

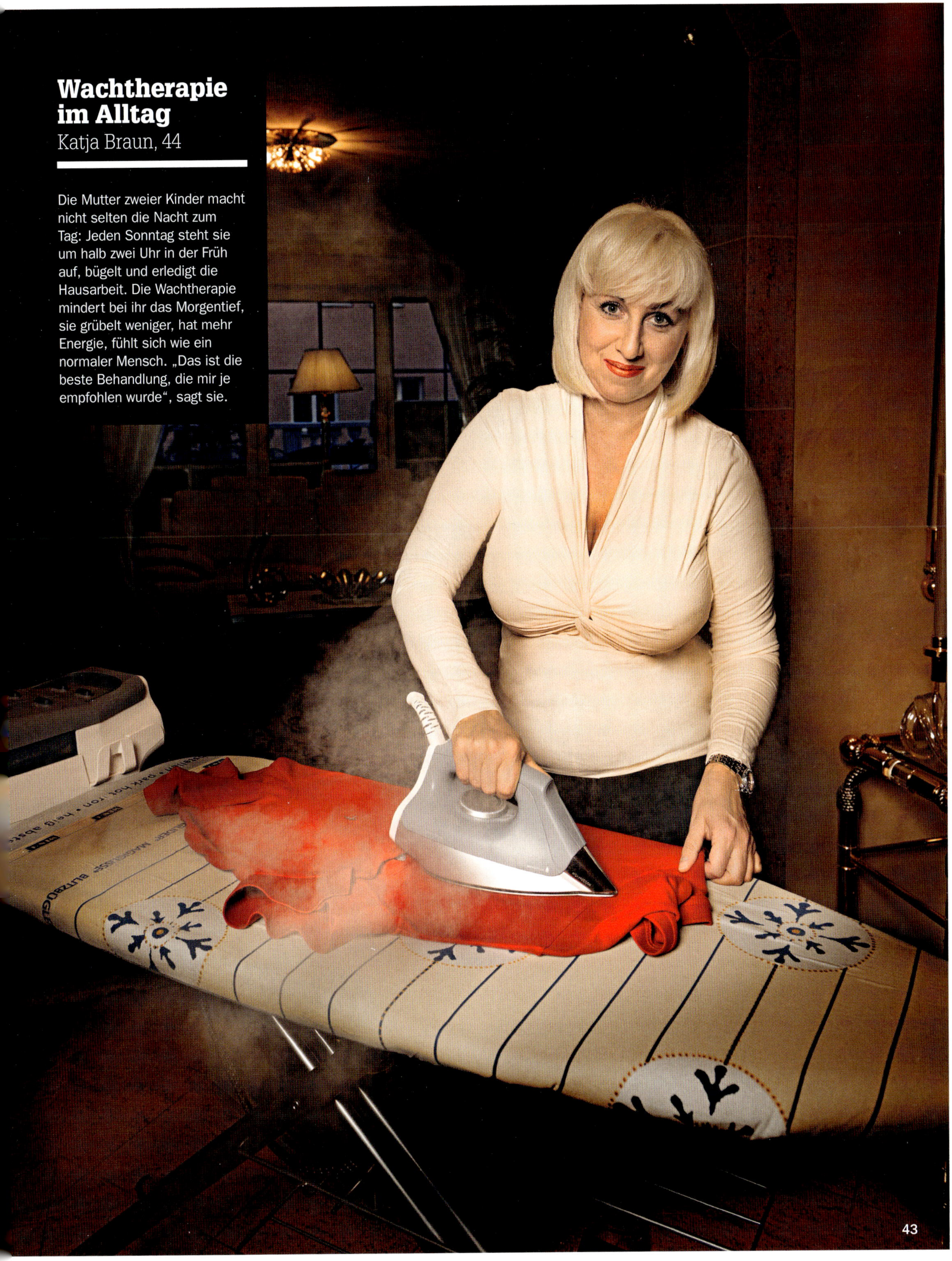

Mehr Diagnosen und steigende Fallzahlen gibt es vermutlich auch deshalb, weil Hausärzte eher für die Depression sensibilisiert sind. Ilse-Dorothee Kress, Chefärztin der Wiegmann Klinik der DRK-Kliniken in Berlin, weiß aus der Erfahrung der vergangenen Jahre, dass unter Medizinern heute mehr Wachsamkeit herrscht. „Gut ausgebildete Hausärzte fischen entsprechende Patienten heraus und vermitteln sie frühzeitig in eine professionelle psychotherapeutische Behandlung." Es mache sich bemerkbar, so Kress, dass die psychosomatische Grundausbildung seit einigen Jahren für angehende Allgemeinmediziner verpflichtend sei.

An einer Depression kann jeder erkranken. Sie macht weder vor einer sozialen Schicht noch vor der Jugend oder dem Geschlecht halt. Noch immer gilt die Trübnis als eine Erkrankung, die zumeist Frauen betrifft. Sie sollen, aktuellen wissenschaftlichen Erhebungen zufolge, zwei- bis dreimal häufiger an einer Depression leiden als Männer. Doch immer mehr Experten bezweifeln das. Ihr Anhaltspunkt ist die Häufigkeit der Suizide, die meist auf eine Depression zurückgehen. Die Suizidrate liegt bei Männern deutlich höher als bei Frauen (mehr dazu s. Kasten S. 47).

Auch die Untersuchung der biologischen Ursachen offenbart keine Unterschiede zwischen den Geschlechtern. Die möglichen Auslöser der Depression sind immer mehrere, und sie sind bei Männern wie Frauen gleich: Neben dem Hormonhaushalt ist entscheidend, ob ein Betroffener genetisch vorbelastet ist, ob und welche anderen Krankheiten er hat und in welchem sozialen Umfeld er lebt. Alle diese Faktoren tragen zum Ausbruch einer Erkrankung bei.

Bei dem Familienvater Gábor Simon war die ständige Sorge um die schreiende Tochter der endgültige Auslöser für seine seelische Krise. Nach zehn Wochen Wartezeit nahm ihn die Wiegmann Klinik im Berliner Westend stationär auf. Hier arbeiten Ärzte, Psychologen, Ergo- und Bewegungstherapeuten gemeinsam an der Heilung der Patienten. Das Herzstück der deutschlandweit ältesten psychosomatischen Fachklinik ist die Einzelpsychotherapie dreimal in der Woche. „In dieser Zeit kann der Patient ein vertrauensvolles Verhältnis zu seinem Arzt aufbauen", erklärt Klinikchefin Kress, „und seinen Lebensweg mit der Krankheit in Verbindung bringen."

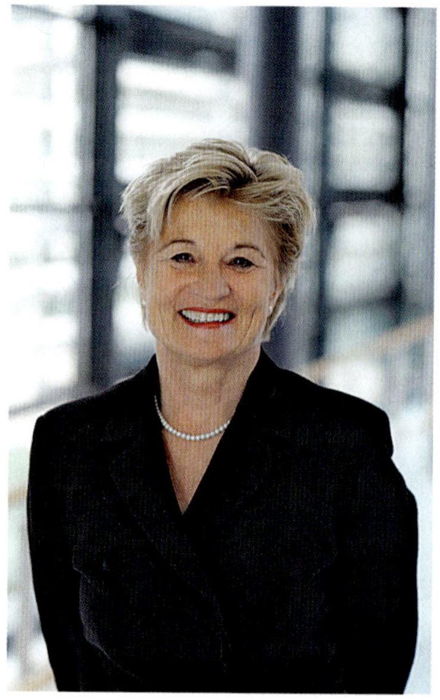

»Für den Behandlungserfolg müssen Therapeut und Methode zum Patienten passen«

Ilse-Dorothee Kress, 61
Chefärztin der Wiegmann Klinik in Berlin

11 %
der Patienten in Hausarztpraxen haben eine Depression. Die richtige Diagnose erhält aber nur die Hälfte von ihnen

Quelle: H.-U. Wittchen, F. Jacobi in: „Volkskrankheit Depression?", Springer

Selbst längst zurückliegende biografische Ereignisse beeinflussen die aktuelle Lebenssituation des Erkrankten erheblich. „Erkennt der Patient das, kann er einen neuen Weg finden, mit den Episoden seiner Biografie umzugehen", sagt die Chefärztin.

Patient Simon stieß auf einen Anknüpfungspunkt, um sein Leben neu zu ordnen. Nach zehn Wochen intensiver Einzel- und Gruppengespräche entdeckte er, was ihn schon seit Jahrzehnten unbewusst bedrückt haben musste: Er hatte nie erfahren, wer sein leiblicher Vater ist. Wie sehr ihn das fehlende Wissen um seine Wurzeln quälte, wurde ihm erst klar, als er selbst zum zweiten Mal Vater wurde. „Wie soll ich ein vollständiger Mensch sein, wenn ich die Hälfte von mir nicht kenne?"

Drei Anläufe brauchte der 39-Jährige, dann fand er den Mut, seine Mutter zu fragen. Zu Simons Überraschung schien sie „wie vorbereitet". Bereitwillig erzählte sie ihm von dem Verhältnis und den Geschehnissen, als er selbst noch klein war. Die Gespräche erwiesen sich für Simon als heilsam: Seine depressive Episode ist den behandelnden Ärzten zufolge überstanden. In wenigen Wochen wird er wieder arbeiten gehen.

Mit einer professionellen Therapie wie in der Wiegmann Klinik können Ärzte oft verhindern, dass aus einer depressiven Krise eine chronische Depression wird. Kein anderes Leid erleben Patienten als so hoffnungslos, keine andere Krankheit bringt so viele Suizidversuche mit sich. Typisch ist, dass Depressive sich gefühlsmäßig abgestorben fühlen. Sie klagen über das „Gefühl der Gefühllosigkeit", leiden häufig an Schuld- und Minderwertigkeitsgefühlen, fürchten, anderen zur Last zu fallen, den Beruf oder die Familie zu vernachlässigen.

Da kein Patient wie der andere reagiert, ist die Behandlung für Psychiater und Psychotherapeuten eine große Herausforderung. Die Leitlinie empfiehlt Psychotherapie entweder allein oder in Kombination mit einer Pharmakotherapie. Zur Auswahl stehen mehrere Klassen von Medikamenten, so zum Beispiel die tri- und tetrazyklischen Antidepressiva, die Monoaminoxidase-Inhibitoren ▶

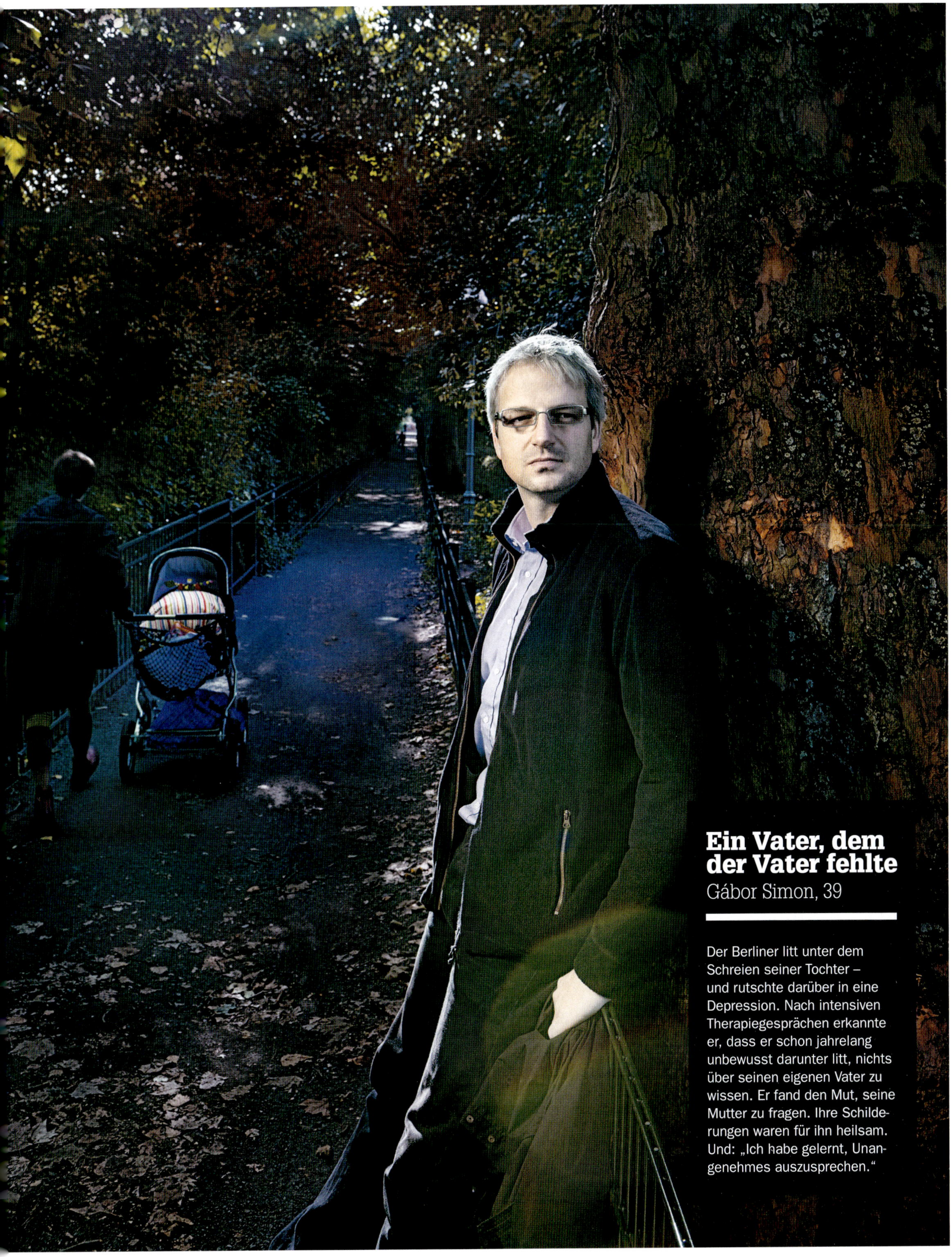

Ein Vater, dem der Vater fehlte

Gábor Simon, 39

Der Berliner litt unter dem Schreien seiner Tochter – und rutschte darüber in eine Depression. Nach intensiven Therapiegesprächen erkannte er, dass er schon jahrelang unbewusst darunter litt, nichts über seinen eigenen Vater zu wissen. Er fand den Mut, seine Mutter zu fragen. Ihre Schilderungen waren für ihn heilsam. Und: „Ich habe gelernt, Unangenehmes auszusprechen."

oder die selektiven Serotonin-Rückaufnahmehemmer. Problematisch ist, dass bis heute Unklarheit über die Wirkmechanismen herrscht. Ärzte können nicht vorhersagen, ob ein Patient auf ein Mittel anspricht. Zudem dauert es rund zwei Wochen, bis eine Wirkung eintritt. Viele Patienten, die ohnehin skeptisch sind, weil sie eine Abhängigkeit befürchten, haben die Tabletten dann längst wieder abgesetzt. Vor allem bei Patienten, die ihr gesamtes Leben von der Gemütsschwere begleitet werden, ohne dass ihnen eine Psychotherapie oder Medikamente helfen, müssen die Betreuer die Behandlung immer wieder neu ausrichten.

Auch Katja Braun half kein Medikament. Die blonde Frau aus Fürth leidet an Depressionen, seit sie 14 Jahre alt ist. „Ich fing am Frühstückstisch an zu weinen und konnte nicht mehr aufhören", erinnert sich die Hausfrau, heute 44. Ihr Vater ging mit ihr zum Nervenarzt. Aber nichts wirkte. Oft fühlte sie sich „einfach nur benebelt" von den Antidepressiva.

Sie suchte Trost in Bibelstunden. Doch die negativen Gedanken, die Angstgefühle und die Hoffnungslosigkeit ließen sie nicht los.

Mit 19 Jahren heiratete Braun, mit 22 kam der erste Sohn zur Welt. „Danach war alles Chaos", beschreibt sie die ersten Monate als Mutter. „Ich kam morgens nicht in Gang, lag tagsüber traurig auf dem Sofa. Ich musste einfach immer wieder weinen."

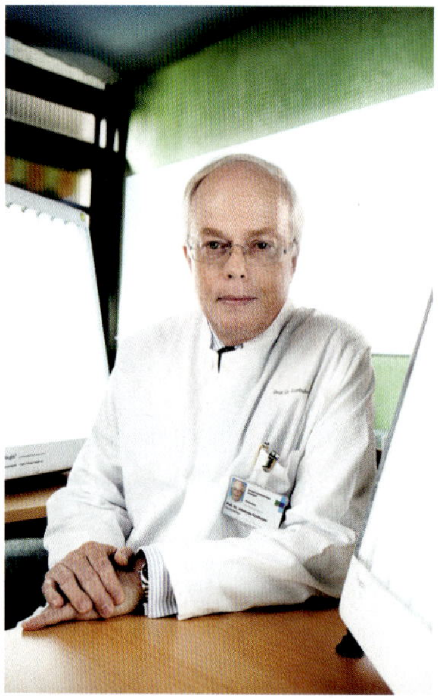

»Patienten befürchten Abhängigkeit von Medikamenten. Doch das ist unbegründet«

Johannes Kornhuber, 53
Psychiatrische und Psychotherapeutische Uniklinik Erlangen

Ihre Eltern kümmerten sich liebevoll um den Nachwuchs, ihr Mann packte mit an, wo er konnte. Doch für sie war es eine Qual. „Durch so eine Hölle wollte ich nie wieder gehen", erinnert sich Braun. „Es dauerte neun Jahre, bis ich mich traute, noch einmal ein Kind zu bekommen."

Mehrere Klinikaufenthalte hat Braun nunmehr hinter sich. Sie nahm Antidepressiva und versuchte es mit verschiedenen Therapien. Vor vier Jahren wendete sie sich an die Universität Erlangen zur Behandlung – und versuchte erstmals die Lichttherapie.

Dabei sitzt der Patient eine halbe Stunde bis zwei Stunden vor einem hellen Bildschirm. „Wenn wir so den Tag künstlich verlängern, beendet das die Produktion des Schlafhormons Melatonin, das vor allem in der zweiten Nachthälfte gebildet wird", erklärt Johannes Kornhuber, Direktor der Psychiatrischen und Psychotherapeutischen Klinik am Universitätsklinikum Erlangen und lange Jahre Brauns Arzt.

Bei der Patientin schlug der Versuch mit dem Kunstlicht leider nur vorübergehend an. Doch gemeinsam mit ihrem Arzt stieß sie auf eine Therapie, die ihre Beschwerden erstmals merklich linderte: Schlafentzug.

Dabei wecken Pfleger die Patienten mitten in der Nacht, oder die Erkrankten gehen erst gar nicht ins Bett. Die Wachtherapie verhindert vor allem die frühmorgendlichen Grübeleien. „Noch weiß niemand genau, wie das funktioniert", sagt Kornhuber. „Bei Frau Braun ist die Methode aber sehr wirksam." Ihr tut es gut, wenn sie sich regelmäßig die Nacht um die Ohren schlägt.

Einmal pro Woche bleibt sie neuerdings auch zu Hause teilweise wach. „Ich stehe um halb zwei auf, mache mir einen Kaffee. Bis die Kinder wach werden, habe ich mit Bügeln und anderen Hausarbeiten genug zu tun", erklärt sie. Für ihren Therapeuten Kornhuber ist Katja Braun ein gutes Beispiel, nichts unversucht zu lassen. „Jede Depression ist anders, und es lohnt sich, auch nach einer jahrelangen Behandlung immer wieder neue Therapien auszuprobieren." ■

BEATE WAGNER

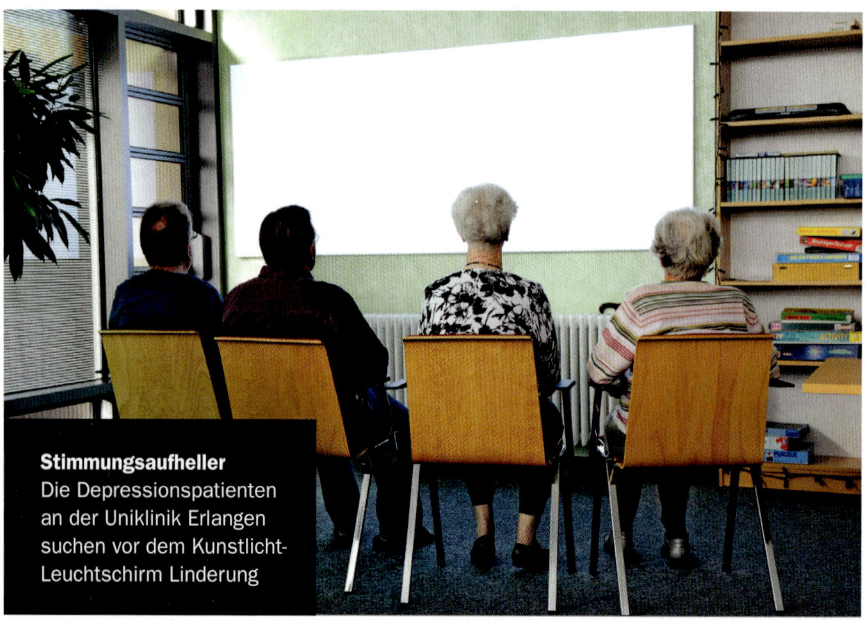

Stimmungsaufheller
Die Depressionspatienten an der Uniklinik Erlangen suchen vor dem Kunstlicht-Leuchtschirm Linderung

Depression bei Männern

Rasen statt Trübsal blasen

Große Jungs, die gern Poker spielen, Alkohol trinken, schnelle Autos fahren oder den ultimativen Kick beim Bungee-Jumping suchen, gelten landläufig als männlich und finden Bewunderung. Tatsächlich kann ein solches Risikoverhalten auf eine der häufigsten, nicht selten tödlichen Krankheiten des starken Geschlechts hinweisen: die Depression.

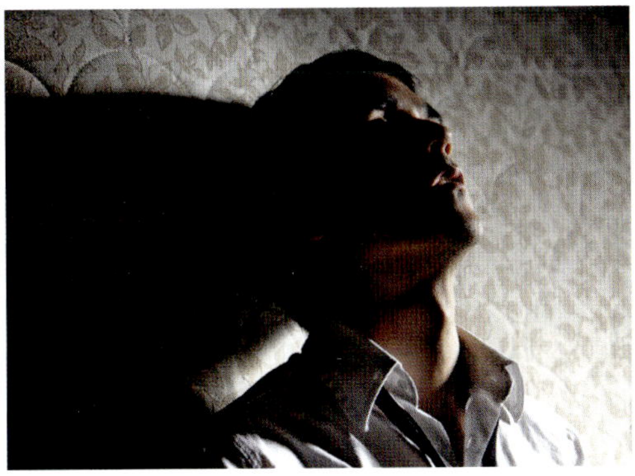

Hohe Dunkelziffer Erkranken Männer ebenso häufig an Depression wie Frauen?

Experten vermuten, dass drei bis vier Millionen Männer im Laufe ihres Lebens daran erkranken. Davon versuchen sich pro Jahr geschätzte 100 000 das Leben zu nehmen. Der Suizid des Fußballprofis Robert Enke im Jahr 2009 hat die Diskussion um Burn-out und Depression bei Sportlern deutschlandweit in Gang gebracht.

Schwaches starkes Geschlecht

Bisher galt die Depression als eine Krankheit, die hauptsächlich Frauen trifft. Den epidemiologischen Erhebungen zufolge sollen sie zwei- bis dreimal häufiger erkranken. Fachleute bezweifeln diese Statistik indes immer häufiger. Nur weil psychische Erkrankungen bei Männern andere Merkmale aufweisen als bei Frauen, müsse das nicht heißen, dass sie beim starken Geschlecht weniger häufig seien. Die Depression wird bei Männern immer noch oft übersehen. „Den bekannten Daten zufolge kommt auf zwei bis drei depressive Frauen nur ein erkrankter Mann", erklärt Professor Manfred Wolfersdorf, Ärztlicher Direktor des Bezirkskrankenhauses Bayreuth und Chefarzt der Klinik für Psychiatrie, Psychotherapie und Psychosomatik. „Beim Suizid ist das Verhältnis genau umgekehrt." Da die meisten Suizide durch eine Depression ausgelöst werden, offenbart sich hier ein deutliches Missverhältnis. Wolfersdorf zufolge liegen die Zahlen männlicher Betroffener in Wirklichkeit weitaus höher. „Wir vermuten, dass Männer zumindest im höheren Lebensalter genauso oft an einer Depression erkranken wie Frauen", sagt Wolfersdorf von der Universität Bayreuth.

Kaum Forschung bei Männern

Zukünftig, fordern Ärzte, sollte in Studien geprüft werden, ob eine gesteigerte Risikobereitschaft bei Männern tatsächlich Symptom einer Depression ist. Dies könnte als eine Grundlage für geschlechtsspezifische Fragebögen dienen. Ansätze dazu gibt es bereits in den USA und in Australien. Auch bei Untersuchungen zur Wirkung von Medikamenten besteht bei Männern Nachholbedarf. Eine erste Erkenntnis: Die Psychotherapie wirkt bei Männern genauso gut wie bei Frauen. Das ist insofern erstaunlich, da nicht wenige Männer die Gesprächstherapien ablehnen. *Beate Wagner*

Von der Autorin erschien kürzlich das Buch „Männer weinen nicht – Depression bei Männern" (zusammen mit C. Löffler und M. Wolfersdorf).

Fotos: Steffen Jänicke/FOCUS-Magazin (2), plainpicture.com

Gefühlswelt der Extreme

Himmelhochjauchzend, zu Tode betrübt: Der ewige Wechsel von **Manie und Depression** bestimmt das Leben bipolarer Menschen

Einer verprasst seine Ersparnisse für Häuser und Autos, ein anderer stürzt sich in Affären, ein Dritter verfällt dem Alkohol. Voller Energie und ohne Zeitgefühl, ohne Selbstzweifel und ohne Maß, manchmal bis der Körper nicht mehr mitmacht. Und darauf folgt die Depression. Alle Energie ist weg, und das Leben scheint auf einmal keinen Sinn mehr zu machen. Diese emotionale Achterbahnfahrt beschreibt das typische Krankheitsbild einer bipolaren affektiven Störung. Das heißt, die Stimmung der Menschen, die auch als manisch-depressiv bezeichnet werden, schwankt grundlos zwischen den zwei Polen Depression und Manie. Antriebslosigkeit, Schwermut und Schuldgefühle dominieren die depressiven Phasen, in den manischen überwiegen dagegen übermäßige Euphorie und Hemmungslosigkeit. Diese Episoden können mehrere Wochen andauern, bevor sich die Stimmung ohne Vorwarnung ins Gegenteil verkehrt. In der Zwischenzeit treten kaum Beschwerden auf, doch gerade in manischen Phasen sind die Betroffenen extrem risikobereit und bringen sich oft selbst in Gefahr. Weitere mögliche Folgen sind Probleme im sozialen Umfeld und am Arbeitsplatz, aber auch Drogenmissbrauch und Suizidversuche.

10% beträgt das Risiko einer **bipolaren Störung,** wenn ein Elternteil erkrankt ist.

Quelle: DGBS

Diagnose

Bei den bipolaren Störungen unterscheiden die Fachleute verschiedene Typen. Im Fall von Typ I ist die Manie stark ausgeprägt und dauert mindestens zwei Wochen. Bipolar-Typ-II-Patienten erleben dagegen eine etwas abgeschwächte Form, eine sogenannte Hypomanie. Eine dritte, seltenere Form wird als zyklothyme Störung bezeichnet. Hier wechseln die Stimmungsschwankungen deutlich schneller, dafür sind sie weniger extrem. Ändert sich die Stimmungslage vier- oder mehrmals im Jahr, sprechen Ärzte vom Typ „rapid cycling". Die Wahrscheinlichkeit, an einer bipolaren Störung zu erkranken, liegt bei bis zu fünf Prozent. Dass eine Manie ohne depressiven Gegenpart auftritt, ist im Prinzip möglich, aber sehr selten. Ihre erste Episode erleben die meisten zwischen dem 18. und dem 30. Lebensjahr. Gerade Manien werden jedoch oft nicht bemerkt, da sich die Betroffenen ausgesprochen gut fühlen. „Häufig bringen Verwandte oder die Polizei Menschen zu uns, die sich in einer manischen Phase massiv überschätzen und zum Beispiel mit 160 Stundenkilometern über die Bundesstraße rasen", berichtet Michael Bauer, Direktor der Klinik für Psychiatrie und Psychotherapie am Universitätsklinikum Dresden. „Sie selbst haben in diesem Zustand keinerlei Krankheitseinsicht." Er kann sich bei der Diagnose nur auf Verhaltensbeobachtungen und Gespräche stützen, verlässliche klinische Labortests gibt es nicht. Doch je früher die Krankheit erkannt wird, desto besser stehen die Chancen auf eine erfolgreiche Therapie.

Behandlung

Die Vorgehensweise bei einer bipolaren Störung gliedert sich in drei Stufen: In der Akuttherapie muss der depressive oder manische Patient auf ein normales Stimmungsniveau gebracht werden, gewöhnlich durch Einsatz von Psychopharmaka. Die Erhaltungstherapie soll emotional stabilisieren und beim Umgang mit der Krankheit helfen. Dazu verordnen Ärzte Medikamente wie Lithium und eine Verhaltenstherapie. Der letzte Schritt ist die Rückfallprävention. Neue Episoden vollständig zu verhindern gelingt aber nur bei knapp 20 Prozent, meist werden die Phasen schwächer und seltener. Arzneimittel helfen, die extremen Schwankungen zu beherrschen. Sie müssen lebenslang eingenommen werden. So können die Erkrankten mit Hilfe eines auf sie abgestimmten Medikamentencocktails und begleitender Psychotherapie gut leben, doch heilbar ist die Störung nicht.

Ursachen

Wie genau eine bipolare Störung entsteht, ist noch nicht bekannt. „Wir sprechen hier von einer multifaktoriellen Genese, also von vielen einzelnen Faktoren, die zusammenspielen: etwa 50 Prozent sind Genetik, die anderen 50 Prozent Umwelteinflüsse", erklärt Psychiatrie-Direktor Bauer. Wissenschaftler hoffen nun, mehr über die genetischen Grundlagen der Krankheit herauszufinden. So könnten Medikamente besser auf den Einzelnen abgestimmt werden und zielgerichteter in gestörte Abläufe in Gehirn und Nervensystem eingreifen. ■

EDITH LUSCHMANN

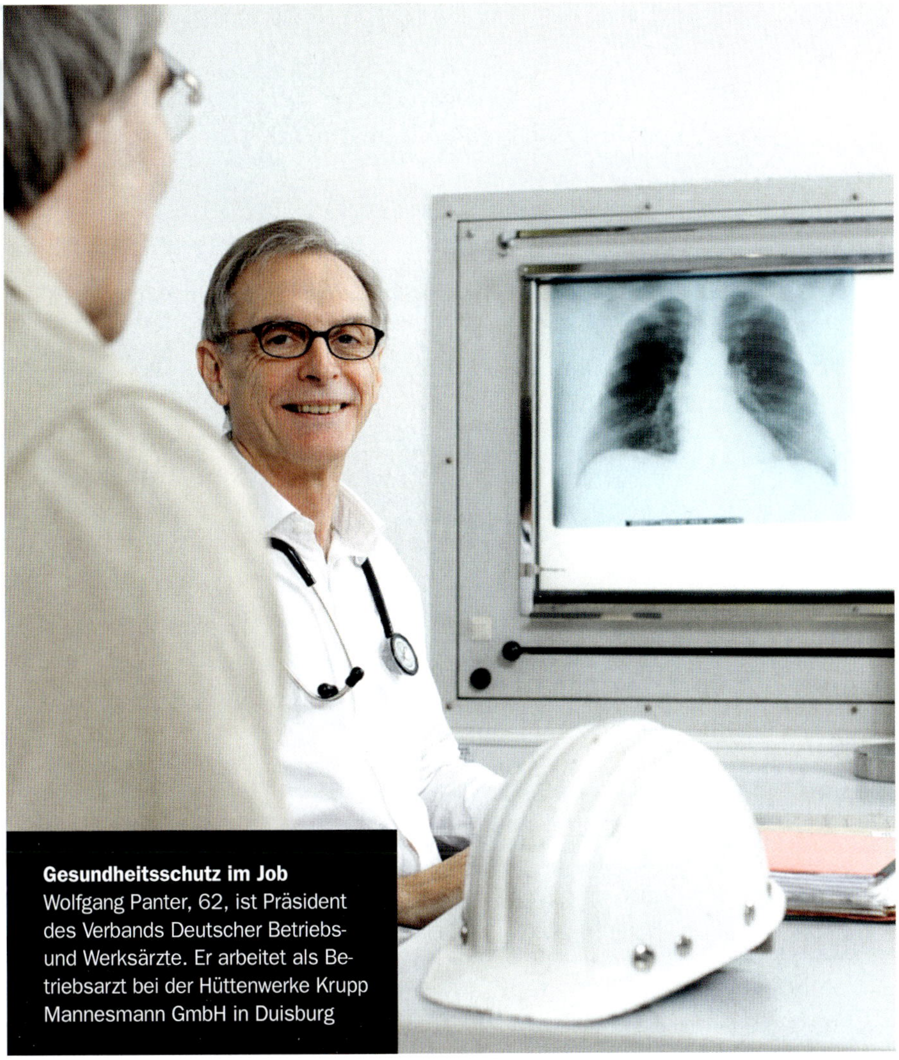

Gesundheitsschutz im Job
Wolfgang Panter, 62, ist Präsident des Verbands Deutscher Betriebs- und Werksärzte. Er arbeitet als Betriebsarzt bei der Hüttenwerke Krupp Mannesmann GmbH in Duisburg

Foto: Dominik Asbach/FOCUS-Magazin

»Sagen Sie einfach mal stopp!«

Betriebsarzt Wolfgang Panter rät, Arbeit und Privatleben bewusst zu trennen. Nur so lässt sich ein **Burn-out** vermeiden

Herr Panter, welche Eigenschaften des modernen Berufslebens machen uns krank?
Patienten mit Burn-out klagen oft über komplexe Arbeitsabläufe, fehlende Gestaltungsmöglichkeiten, mangelnde Erholung und die ständige Forderung nach Flexibilität und Erreichbarkeit. Oder sie erkranken, weil die Arbeit mit dem Privatleben verschmilzt. Wichtig ist, rechtzeitig stopp zu sagen, den Feierabend bewusst einzuhalten.

Ist Burn-out eine Trendkrankheit?
Das Erschöpfungssyndrom ist eine ernstzunehmende Störung und keine Modediagnose für alles rund um die Arbeit. Einerseits freue ich mich, dass es eine intensive öffentliche Diskussion gab. Andererseits warnen wir Betriebsärzte vor irreführenden Sichtweisen und dem unkritischen Gebrauch dieser Vokabel.

Was sind die ersten Warnzeichen?
Alarmierend ist ein extrem ambitionierter Einsatz für das Unternehmen oder freiwillige unbezahlte Arbeit. Typisch für den Beginn der Erkrankung ist, dass Betroffene bei eingespielten Tätigkeiten plötzlich Fehler machen. Oder sie sind auffällig oft müde, unkonzentriert, klagen über Schlafstörungen, sind vergesslich, desinteressiert oder hyperaktiv. Weitere Auswirkungen des Erschöpfungssyndroms sind der soziale Rückzug vom Team oder den Kunden.

Aktuellen Zahlen zufolge ist Burn-out einer der Hauptgründe für steigende Fehlzeiten im Job. Können Sie das aus der Praxis bestätigen?
Die Arbeitsunfähigkeitszeiten insgesamt gehen zurück, bei psychischen Erkrankungen jedoch steigen sie. Wir erleben die Mitarbeiter im Arbeitsalltag und wissen: Häufig steckt hinter der Diagnose Burn-out eine depressive Episode. Burn-out ist gesellschaftlich „anerkannt", für die Depression schämt sich hingegen immer noch der eine oder andere Patient.

Was unterscheidet Burn-out von Depression?
Das Erschöpfungssyndrom ist ein Prozess, der in die Depression münden kann, aber nicht muss. Wichtig ist, die Ursachen herauszufinden, danach richtet sich dann die Therapie. Manchmal liegen die Gründe in den Arbeitsstrukturen, im Sinne von Über- oder Unterqualifikation oder zu schnellen Abläufen. Es spielen aber auch persönliche Faktoren eine Rolle. Laut einer aktuellen Umfrage unseres Verbands geben 40 Prozent der Befragten an, dass ihre Arbeit Stress erzeugt, der es für sie schwierig macht, privaten oder familiären Verpflichtungen nachzukommen.

Wo liegen die Risiken für eine Erkrankung?
Vor allem in der Arbeitsbelastung. Je höher die Mitarbeiter sie einschätzen, desto größer ist die Gefahr. Zu hohe Erwartungen an Mitarbeiter, die wenig entscheiden dürfen, Umstrukturierungen, bürokratische Hürden und komplexe Hierarchien verursachen ebenso Stress.

Was kann jeder Einzelne tun, damit die Arbeit ihn nicht psychisch krank macht?
Tabu sollte sein, sich am Wochenende ins Firmennetzwerk einzuloggen oder Mails kurz vor dem Einschlafen zu lesen. Jeder muss lernen, wie er am besten mit dem Stress umgeht. Sicher gehören ausreichend Schlaf, regelmäßiger Sport und eine gesunde Ernährung dazu, dauerhaft im Beruf gesund zu bleiben. ■

INTERVIEW: BEATE WAGNER

Selbsttest

Wann wird aus Trübsinn eine **Depression?** Dieser Test hilft Ihnen bei der Einschätzung

Der New Yorker Psychiater und Psychopharmakologe Ivan K. Goldberg entwickelte einen der meistverbreiteten Tests zur Diagnose einer Depression. Die Punktwerte geben Hinweise auf die Wahrscheinlichkeit und den Schweregrad einer Erkrankung. Die folgenden 18 Aussagen beziehen sich darauf, wie es Ihnen in den letzten sieben Tagen ergangen ist. Geben Sie bitte an, wie sehr die jeweilige Aussage auf Ihr Befinden zutrifft.

überhaupt nicht	ein wenig	teilweise	größtenteils	in hohem Maße	in sehr hohem Maße
0	**1**	**2**	**3**	**4**	**5**

Punkte

Antrieb

Ich bin langsam im Verrichten von Dingen.

☐ 0 ☐ 1 ☐ 2 ☐ 3 ☐ 4 ☐ 5

Meine Zukunft scheint hoffnungslos.

☐ 0 ☐ 1 ☐ 2 ☐ 3 ☐ 4 ☐ 5

Ich kann mich nur sehr schwer beim Lesen konzentrieren.

☐ 0 ☐ 1 ☐ 2 ☐ 3 ☐ 4 ☐ 5

Ich habe die Freude und den Spaß am Leben verloren.

☐ 0 ☐ 1 ☐ 2 ☐ 3 ☐ 4 ☐ 5

Mir fällt es schwer, Entscheidungen zu treffen.

☐ 0 ☐ 1 ☐ 2 ☐ 3 ☐ 4 ☐ 5

Ich habe das Interesse an Dingen verloren, die mir früher etwas bedeutet haben.

☐ 0 ☐ 1 ☐ 2 ☐ 3 ☐ 4 ☐ 5

Stimmung

Ich bin traurig, niedergeschlagen und unglücklich.

☐ 0 ☐ 1 ☐ 2 ☐ 3 ☐ 4 ☐ 5

Ich bin innerlich ruhelos und kann mich nicht ruhig verhalten.

☐ 0 ☐ 1 ☐ 2 ☐ 3 ☐ 4 ☐ 5

Ich fühle mich unfrei und eingesperrt.

☐ 0 ☐ 1 ☐ 2 ☐ 3 ☐ 4 ☐ 5

Ich fühle mich niedergeschlagen, selbst wenn mir etwas Gutes passiert.

☐ 0 ☐ 1 ☐ 2 ☐ 3 ☐ 4 ☐ 5

Ich fühle mich schuldig und verdiene es, bestraft zu werden.

☐ 0 ☐ 1 ☐ 2 ☐ 3 ☐ 4 ☐ 5

Ich habe das Gefühl, ein Versager zu sein.

☐ 0 ☐ 1 ☐ 2 ☐ 3 ☐ 4 ☐ 5

Körperliche Verfassung

Ich fühle mich leer, mehr tot als lebendig.

☐ 0 ☐ 1 ☐ 2 ☐ 3 ☐ 4 ☐ 5

Ich habe Schlafschwierigkeiten: Ich schlafe zu wenig, zu viel oder kann nicht durchschlafen.

☐ 0 ☐ 1 ☐ 2 ☐ 3 ☐ 4 ☐ 5

Ich mache mir Gedanken darüber, WIE ich Selbstmord begehen kann.

☐ 0 ☐ 1 ☐ 2 ☐ 3 ☐ 4 ☐ 5

Ich fühle mich ständig müde.

☐ 0 ☐ 1 ☐ 2 ☐ 3 ☐ 4 ☐ 5

Selbst kleine Aufgaben sind sehr schwierig für mich.

☐ 0 ☐ 1 ☐ 2 ☐ 3 ☐ 4 ☐ 5

Ich habe ohne Absicht und ohne Diät zu- oder abgenommen.

☐ 0 ☐ 1 ☐ 2 ☐ 3 ☐ 4 ☐ 5

Auswertung

Anhand der Depressionsskala können Sie herausfinden, ob bei Ihnen Anzeichen einer Depression vorliegen. Bitte beachten Sie: Dieser Test liefert KEINE endgültige Diagnose und kann nur eine Tendenz und grobe Einordnung bieten! Sollten Sie angegeben haben, dass sie sich über Suizid Gedanken machen (egal wie häufig), benötigen Sie schnellstmöglich ärztliche Hilfe, unabhängig von dem Gesamtergebnis des Goldberg-Tests.

0–9 Punkte
Ihren Antworten nach zu urteilen leiden Sie vermutlich nicht an einer Depression. Sie erleben die normalen Höhen und Tiefen des Lebens. Das kann belastend sein, bedarf aber keiner Behandlung.

10–17 Punkte
Ihre Punktezahl könnte möglicherweise auf eine leichte Depression hindeuten. Eine ärztliche Behandlung ist wahrscheinlich nicht notwendig. Beobachten Sie aber, ob sich Ihr Befinden verschlechtert.

18–21 Punkte
Sie könnten an einer leichten Depression leiden. Eine Therapie ist in diesen Fällen nicht immer nötig, ein endgültiges Urteil erhalten Sie aber bei Ihrem Hausarzt.

21–35 Punkte
Sie zeigen leichte bis mittlere depressive Symptome, was häufig bei einer Depression oder einer bipolaren Störung vorkommt. Für eine genaue Diagnose wenden Sie sich bitte an Ihren Hausarzt.

36–53 Punkte
Ihr Ergebnis weist auf mittlere bis schwere Depressionen hin, die bei Ihnen für große Probleme beim Bewältigen Ihres Alltags sorgen. Ein Gespräch mit Ihrem Hausarzt ist dringend zu empfehlen.

54 und mehr Punkte
Ihre Antworten lassen eine schwere Depression vermuten, die Ihnen ernsthafte Probleme im Alltag bereitet. Bitte suchen Sie unbedingt Ihren Hausarzt auf, um eine genaue Diagnose zu erhalten.

Quelle: Ivan K. Goldberg; 1993

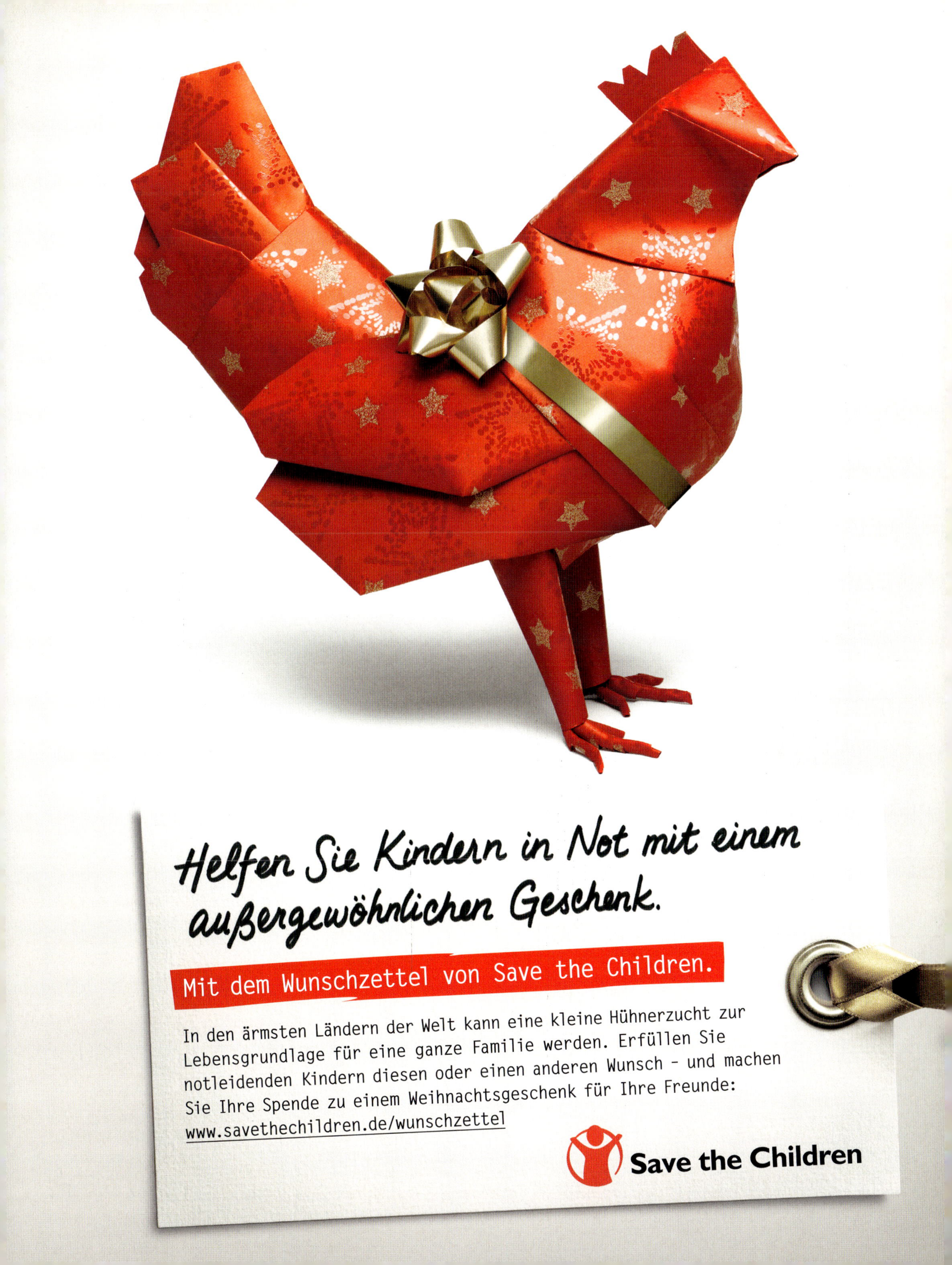
Helfen Sie Kindern in Not mit einem außergewöhnlichen Geschenk.
Mit dem Wunschzettel von Save the Children.
In den ärmsten Ländern der Welt kann eine kleine Hühnerzucht zur Lebensgrundlage für eine ganze Familie werden. Erfüllen Sie notleidenden Kindern diesen oder einen anderen Wunsch - und machen Sie Ihre Spende zu einem Weihnachtsgeschenk für Ihre Freunde:
www.savethechildren.de/wunschzettel
Save the Children

Depressionen

TOP MEDIZINER 2012 PSYCHIATRIE FOCUS DEUTSCHLANDS GRÖSSTE ÄRZTE-BEWERTUNG

TOP NATIONALES KRANKENHAUS 2012 DEPRESSIONEN FOCUS DEUTSCHLANDS GRÖSSTER KRANKENHAUS-VERGLEICH

Eine professionelle Therapie beim **Spezialisten oder in einer Fachklinik für Depressionen** kann verhindern, dass aus einer depressiven Krise eine chronische Depression wird

Die FOCUS-Listen nennen nach unabhängigen Kriterien ausgewählte **Mediziner und Fachkliniken für Depressionen.** Sie sind qualifiziert, diese Siegel zu tragen.

Experten für Depressionen und bipolare Störungen

Arzt/Klinik/Internet-Adresse	Ort/Tel.-Nr.	Fachrichtung	von Kollegen empfohlen	von Patienten empfohlen	Publikationen	Studien	Wartezeit	therapeut. Leistungen	medikamentöse Therapie	Service für Angehörige	zusätzliche Spezialisierung
Prof. Dr. Frank Schneider Uniklinikum www.psychiatrie.ukaachen.de	**Aachen** 0241/8089633	P, PS	●●	◆	■■	★	◷	V, KV, IP, T	✔	B,S	*Demenz, Psychosen*
Dr. Christa Roth-Sackenheim Praxis	**Andernach** 02632/96400	P, N, PM	●	◆◆			◷◷	V, KV, AL, T	✔	B	*Borderline-Störungen, Psychotraumatologie*
Prof. Dr. Max Schmauß Klinik, www.bezirkskrankenhaus-augsburg.de	**Augsburg** 0821/48031001	P, N	●●●	◆	■		k. A.	V, KV, T	✔	S	*Angsterkrankungen*
Priv.-Doz. Dr. Niels Bergemann Schön Klinik www.schoen-kliniken.de/bar	**Bad Arolsen** 05691/62383333	P, PS	●●	◆	■	★★	◷◷	V, KV	✔		*Burn-out, affektive Erkrankungen in Schwangerschaft u. Stillzeit, posttraumatische Belastungsstörung*
Hans-Jochen Weidhaas Praxis für Psychotherapie	**Bad Dürkheim** 06322/8172	PS	●	◆◆			◷◷	V, KV			*somatoforme Störungen, Zwangsstörungen*
Priv.-Doz. Dr. Michael Franz Vitos Klinikum Kurhessen www.vitos-kurhessen.de	**Bad Emstal** 05624/6010211	P	●●●	◆	■		k. A.	V, KV, IP, AL, T	✔	B	*Demenz, Sucht- und Alterserkrankungen, Borderline-Erkrankungen*
Prof. Dr. Heinz Rüddel St. Franziska-Stift www.franziska-stift.de	**Bad Kreuznach** 0671/8820200	k. A.	●	◆	■	k. A.	k. A.	k. A.	k. A.	k. A.	*Reha-Prozess- und Wirkforschung, autonome Dysregulation*

N = Neurologie und Psychiatrie/Nervenarzt
P = Psychiatrie und Psychotherapie
PM = Psychosomatische Medizin und Psychotherapie
PS = Psychologie/Psych. Psychotherapie

● = von Kollegen empfohlen
●● = häufig von Kollegen empfohlen
●●● = überdurchschnittlich häufig von Kollegen empfohlen
◆ = von Patienten empfohlen
◆◆ = häufig von Patienten empfohlen

■ = viel publiziert
■■ = überdurchschnittlich viel publiziert
★ = macht Studien
★★ = macht viele Studien
★★★ = macht überdurchschnittlich viele Studien

◷ = bis 2 Wochen
◷◷ = 3 Wochen bis 2 Monate
◷◷◷ = länger als 2 Monate

V = Verhaltenstherapie
KV = kognitive Verhaltenstherapie
IP = interpersonelle Psychotherapie
AL = analytische Therapie
T = tiefenpsychologisch fundierte Therapie

✔ = ja
k. A. = keine Angaben
B = Betreuung
S = Seminare/Schulungen

Experten für Depressionen und bipolare Störungen

Arzt/Klinik/Internet-Adresse	Ort/Tel.-Nr.	Fachrichtung	von Kollegen empfohlen	von Patienten empfohlen	Publikationen	Studien	Wartezeit	therapeut. Leistungen	medikamentöse Therapie	Service für Angehörige	zusätzliche Spezialisierung
Prof. Dr. Göran Hajak Klinikum am Michelsberg www.sozialstiftung-bamberg.de	**Bamberg** 0951/50321001	N	●●	◆	■■	★	◷	V, KV, IP, T	✔	B,S	*Emotions- und Schlafstörungen, somatoforme Störungen, traumatische u. gerontopsychiatrische Erkr.*
Prof. Dr. Manfred Wolfersdorf Bezirkskrankenhaus, www.bezirkskliniken-oberfranken.de	**Bayreuth** 0921/2833001	P, PM	●●●	◆	■		◷	V, KV, IP, T	✔	S	*Sucht und Psychosomatik*
Priv.-Doz. Dr. Mazda Adli Uniklinikum Charité, CCM psy-ccm.charite.de	**Berlin** 030/450517095	P	●●	◆◆	■	★	◷	V, KV, IP, T	✔	S	*therapieresistente Depression, Stressfolgeerkrankungen*
Prof. Dr. Peter Bräunig Vivantes Humboldt-Klinikum www.depressionszentrum-berlin.de	**Berlin** 030/130122100	P	●●	◆	■	★	◷	V, KV, IP	✔	B,S	*unipolare Depression, Depressionen in Begleitung körperlicher Erkrankungen*
Priv.-Doz. Dr. Tom Bschor Schlosspark-Klinik www.schlosspark-klinik.de	**Berlin** 030/32641352	P	●●●	◆	■	★	◷	V, KV, IP, T	✔	S	*therapieresistente Depression, Lithiumtherapie, Komorbidität Depression und Sucht*
Prof. Dr. Markus Gastpar Fliedner Klinik Berlin fliednerklinikberlin.de	**Berlin** 030/2045970	P	●●	◆◆	■	★	k. A.	V, T	✔		*Sucht*
Prof. Dr. Isabella Heuser Uniklinikum Charité, CBF psychiatrie.charite.de	**Berlin** 030/84458702	P, PS	●	◆	■■	★	k. A.	V, KV, IP	✔	S	*stressbezogene Störungen, körperliche Folgen von Depressionen, Medizin des Alterns*
Prof. Dr. Stephanie Krüger Vivantes Humboldt-Klinikum www.frauen-depression.de	**Berlin** 030/130122402	P	●	◆	■	★★	◷◷	V, KV, IP	✔	S	*seelische Erkrankungen im weiblichen Lebenszyklus, Psychoonkologie*
Prof. Dr. Gerhard Juckel Uniklinikum www.psychiatrie-bochum.de	**Bochum** 0234/50771110	P	●●●	◆	■■	★	k. A.	V, KV, IP, AL, T	✔	B,S	*Frühverläufe schizophrener u. affektiver Erkrankungen, Zwang, psychodynamische Therapie*
Prof. Dr. Wolfgang Maier Uniklinikum www.psychiatrie-bonn.de	**Bonn** 0228/28715723	P, N, PS	●	◆	■■	★	◷◷	V, KV, IP, AL, T	✔	B,S	*Magnetstimulation, Magnetkrampftherapie, kreative Therapien*
Dr. Dieter Schoepf Uniklinikum www.psychiatrie-bonn.de	**Bonn** 0228/28715794	P	●	◆		★	◷◷	V, KV, IP	✔		*Pharmakotherapie, psychodynamische Therapie, störungsorientierte Psychotherapie*
Dr. David Althaus Praxis am Gröbenbach www.verhaltenstherapie-dachau.de	**Dachau** 08131/733581	PS	●●	◆			◷	V, KV			*Behandlung von Menschen nach extremen Verlusterfahrungen, Zwangsstörungen, Angststörungen*
Dr. Toni Forster Praxis für Psychotherapie	**Dachau** 08131/735158	PS	●●	◆			◷	V, KV			*Hypnotherapie, Angststörungen*
Prof. Dr. Michael Bauer Uniklinikum psychiatrie.uniklinikum-dresden.de	**Dresden** 0351/4582797	P	●●●	◆	■■	★	◷◷		✔	S	*medikamentöse Therapie von bipolaren Störungen und Depressionen*
Dr. Emanuel Severus Uniklinikum psychiatrie.uniklinikum-dresden.de	**Dresden** 0351/4582797	k. A.	●●	◆	■	k. A.	k. A.	k. A.	k. A.	k. A.	*Arzt wurde angeschrieben, beteiligte sich aber nicht an der FOCUS-Befragung.*
Prof. Dr. Mathias Berger Uniklinikum www.uniklinik-freiburg.de/psych	**Freiburg** 0761/27065500	P, N, PM	●●●	◆◆	■	★	k. A.	V, KV, IP, T	✔	B,S	*posttraumatische Belastungsstörungen, chronische Schlafstörungen*
Dr. Petra Dykierek Uniklinikum www.uniklinik-freiburg.de/psych	**Freiburg** 0761/27065500	PS	●●	◆◆	■	★	k. A.	V, KV			*Alterspsychotherapie, neuropsychologische Diagnostik von Gedächtnisstörungen*

N	= Neurologie und Psychiatrie/Nervenarzt
P	= Psychiatrie und Psychotherapie
PM	= Psychosomatische Medizin und Psychotherapie
PS	= Psychologie/Psych. Psychotherapie
●	= von Kollegen empfohlen
●●	= häufig von Kollegen empfohlen
●●●	= überdurchschnittlich häufig von Kollegen empfohlen
◆	= von Patienten empfohlen
◆◆	= häufig von Patienten empfohlen
■	= viel publiziert
■■	= überdurchschnittlich viel publiziert
★	= macht Studien
★★	= macht viele Studien
★★★	= macht überdurchschnittlich viele Studien
◷	= bis 2 Wochen
◷◷	= 3 Wochen bis 2 Monate
◷◷◷	= länger als 2 Monate
V	= Verhaltenstherapie
KV	= kognitive Verhaltenstherapie
IP	= interpersonelle Psychotherapie
AL	= analytische Therapie
T	= tiefenpsychologisch fundierte Therapie
✔	= ja
k. A.	= keine Angaben
B	= Betreuung
S	= Seminare/Schulungen

▷

Experten für Depressionen und bipolare Störungen

Arzt/Klinik/Internet-Adresse	Ort/Tel.-Nr.	Fachrichtung	von Kollegen empfohlen	von Patienten empfohlen	Publikationen	Studien	Wartezeit	therapeut. Leistungen	medikamentöse Therapie	Service für Angehörige	zusätzliche Spezialisierung
Prof. Dr. Elisabeth Schramm Uniklinikum www.uniklinik-freiburg.de/psych	**Freiburg** 0761/27069410	PS	●●●	◆◆	■	★★★	◷	V, KV, IP	✔		*störungsorientierte Ansätze zur Depressionsbehandlung*
Prof. Dr. Dietrich van Calker Uniklinikum www.uniklinik-freiburg.de/psych	**Freiburg** 0761/27065500	P	●●	◆◆	■	★	◷◷	V, KV, IP, T	✔	B	*psychische Erkrankungen bei Patienten mit körperl. Erkrankungen in stationärer Behandlung*
Prof. Dr. Johannes Kruse Uniklinikum, www.ukgm.de/ugm_2/deu/ugi_pso/index.html	**Gießen** 0641/9945631	PM	●	◆	■	★	◷◷	KV, AL, T	✔	B	*Angststörungen und Depression bei chronischen körperl. Erkrankungen, Traumafolgeerkrankungen*
Priv.-Doz. Dr. Jens M. Langosch Ev. Krankenhaus Bethanien www.odebrecht-stiftung.de	**Greifswald** 03834/543451	P	●●	◆◆	■	★	◷◷	V, KV, IP, AL, T	✔	B,S	*affektive Störungen, bipolare Störungen, Gerontopsychiatrie*
Prof. Dr. Josef Aldenhoff Praxis www.josefaldenhoff.de	**Hamburg** 040/36802850	P	●●●	◆	■	★	◷	V, KV, IP	✔	B,S	*Kombination von Psychotherapie mit medikamentöser Behandlung, Traumatherapie*
Prof. Dr. Martin Härter Uniklinikum, www.uke.de/institute/medizinische-psychologie	**Hamburg** 040/741052978	PS	●●	◆	■■		◷◷			B,S	*Psychoonkologie, psych. Störungen bei chronischen körperl. Erkr., chronischer Schmerz*
Prof. Dr. Dieter Naber Uniklinikum www.uke.de/kliniken/psychiatrie	**Hamburg** 040/741052201	P	●●	◆	■■	★	◷	V, KV, T	✔	B,S	*Schizophrenie*
Dr. Hans-Peter Unger Asklepios Klinik Harburg www.asklepios.com/harburg	**Hamburg** 040/181886 3254	P	●	◆◆		★	◷◷	V, KV, IP, T	✔	S	*Burn-out, integrierte Depressionsbehandlung*
Prof. Dr. Sabine Herpertz Uniklinikum www.klinikum.uni-heidelberg.de	**Heidelberg** 06221/562751	P, N, PM	●●	◆	■	★	◷◷	V, KV, IP, T	✔	S	*Persönlichkeitsstörungen, affektive Erkrankungen, stationäre Psychotherapie*
Prof. Dr. Corinna Reck Uniklinikum www.kliniken.uni-heidelberg.de	**Heidelberg** 06221/5634416	PS	●	◆	■	★★	◷◷	V, KV, IP, T			*Mutter-Kind-Therapie, Schwangerschaftsdepression, Angststörung nach Entbindung*
Prof. Dr. Henning Schauenburg Uniklinikum www.klinikum.uni-heidelberg.de	**Heidelberg** 06221/565888	k. A.	●	◆	■	k. A.	k. A.	k. A.	k. A.	k. A.	*Traumafolgestörungen, Essstörungen, Angststörungen, psychosomatische Erkrankungen*
Prof. Dr. Ulrich Trenckmann Hans-Prinzhorn-Klinik www.hans-prinzhorn-klinik.de	**Hemer** 02372/861109	P, PM	●	◆		★	k. A.	V, KV, IP	✔		*therapierefraktäre Depression*
Prof. Dr. Detlef E. Dietrich Ameos Klinikum www.ameos.eu/1833.html	**Hildesheim** 05121/103250	P	●	◆	■	★	◷	V, KV, IP, T	✔	S	*Differentialdiagnostik, affektive Störungen*
Prof. Dr. Thomas Pollmächer Klinikum www.klinikum-ingolstadt.de	**Ingolstadt** 0841/8802200	P	●●	◆	■	★	◷◷	V, KV, IP	✔	S	*Depression bei körperlichen Erkrankungen, Angststörungen, Alterspsychiatrie, Schlafstörungen*
Prof. Dr. Heinrich Sauer Uniklinikum www.psychiatrie.uk-jena.de	**Jena** 03641/9390400	P, PS	●●	◆	■■	★	◷◷	V, KV, T	✔	B,S	*Depressionen, Schizophrenien, Angststörungen, Demenz*
Prof. Dr. Bernd Eikelmann Städtisches Klinikum www.klinikum-karlsruhe.de	**Karlsruhe** 0721/9743701	P	●●	◆			◷	V, KV, T	✔	S	*Pharmakotherapie*
Prof. Dr. Peter Brieger Bezirkskrankenhaus Kempten www.bkh-kempten.de	**Kempten** 0831/54026212	P	●●	◆◆	■		◷	V, KV	✔	B,S	*bipolar affektive Störungen*

N	Neurologie und Psychiatrie/Nervenarzt
P	Psychiatrie und Psychotherapie
PM	Psychosomatische Medizin und Psychotherapie
PS	Psychologie/Psych. Psychotherapie
●	von Kollegen empfohlen
●●	häufig von Kollegen empfohlen
●●●	überdurchschnittlich häufig von Kollegen empfohlen
◆	von Patienten empfohlen
◆◆	häufig von Patienten empfohlen
■	viel publiziert
■■	überdurchschnittlich viel publiziert
★	macht Studien
★★	macht viele Studien
★★★	macht überdurchschnittlich viele Studien
◷	bis 2 Wochen
◷◷	3 Wochen bis 2 Monate
◷◷◷	länger als 2 Monate
V	Verhaltenstherapie
KV	kognitive Verhaltenstherapie
IP	interpersonelle Psychotherapie
AL	analytische Therapie
T	tiefenpsychologisch fundierte Therapie
✔	ja
k. A.	keine Angaben
B	Betreuung
S	Seminare/Schulungen

Experten für Depressionen und bipolare Störungen

Arzt/Klinik/Internet-Adresse	Ort/Tel.-Nr.	Fachrichtung	von Kollegen empfohlen	von Patienten empfohlen	Publikationen	Studien	Wartezeit	therapeut. Leistungen	medikamentöse Therapie	Service für Angehörige	zusätzliche Spezialisierung
Prof. Dr. Ulrich Hegerl Uniklinikum www.psy.uniklinikum-leipzig.de	**Leipzig** 0341/9724400	P	●●●	◆	■■	★	k. A.	KV	✔	S	*EEG-Diagnostik bei Manie, Suizidprävention*
Prof. Dr. Fritz Hohagen Uniklinikum www.psychiatrie-luebeck.uk-sh.de	**Lübeck** 0451/5002910	P, N, PM	●●	◆◆	■		k. A.	V, KV, IP	✔	B,S	*Zwangsstörungen, Angststörungen*
Prof. Dr. Klaus Lieb Uniklinikum, www.unimedizin-mainz.de/psychiatrie	**Mainz** 06131/172920	k. A.	●●	◆	■■	k. A.	k. A.	k. A.	k. A.	k. A.	*Borderline-Persönlichkeitsstörung, Demenz*
Prof. Dr. Michael Deuschle Zentralinst. f. Seelische Gesundheit www.zi-mannheim.de	**Mannheim** 0621/17032302	P	●●	◆	■	★	◷◷	V, KV, IP	✔		*Angsterkrankungen, Schlafmedizin*
Prof. Dr. Winfried Rief Hochschulambulanz, www.uni-marburg.de/fb04/ag-klin/pam	**Marburg** 06421/2823657	PS	●●	◆	■■	★	◷	V, KV		B,S	*Interaktion von psychischen Erkrankungen und somatischen Symptomen*
Prof. Dr. Thomas Bronisch Max-Planck-Institut f. Psychiatrie www.mpipsykl.mpg.de	**München** 089/30622239	P, PM	●●	◆	■	★★	◷	V, KV	✔	B,S	*Suizidalität*
Prof. Dr. Peter Falkai Uniklinikum www.klinikum.uni-muenchen.de	**München** 089/51605511	P	●●	◆	■■	★	◷	V, KV, IP, T	✔	B,S	*therapieresistente psychotische Störungen (u. a. schwere Depression, Schizophrenien)*
Prof. Dr. Peter Henningsen Uniklinikum rechts der Isar www.mri.tum.de	**München** 089/41404313	P, PM	●●	◆	■	★	◷◷	KV, IP, T	✔		*somatoforme und funktionelle Störungen, neurolog. Störungen, chronisches Erschöpfungssyndrom*
Prof. Dr. Florian Holsboer Max-Planck-Institut f. Psychiatrie www.mpipsykl.mpg.de	**München** 089/306220	N	●●	◆	■■	★	k. A.	V	✔		*stressbedingte Erkrankungen, Schlaf- u. posttraumat. Belastungsstörungen, Panikerkrankungen*
Prof. Dr. Ingeborg Meller Praxis	**München** 089/28890822	k. A.	●	◆		k. A.	k. A.	k. A.	k. A.	k. A.	*Ärztin wurde angeschrieben, beteiligte sich aber nicht an der FOCUS-Befragung.*
Dr. Nico Niedermeier Praxis www.psycho-muenchen.de	**München** 089/54508432	PM	●●	◆		★	◷◷	V, KV	✔	B,S	*Zwangsstörungen, Konfrontationsverfahren im häuslichen und zwangsspezifischen Setting*
Priv.-Doz. Dr. Frank Padberg Uniklinikum www.klinikum.uni-muenchen.de	**München** 089/51603358	P, N	●●	◆◆	■	★	◷◷	V, T	✔		*komplexe affektive Erkrankungen, Borderline-Störung, posttraumatische Störungen, Psychosomatik*
Dr. Annette Schaub Uniklinikum www.klinikum.uni-muenchen.de	**München** 089/51602779	PS	●	◆			k. A.	V, KV, IP			*kognitiv-psychoedukative Gruppentherapie sowie Einzeltherapie und Angehörigenarbeit*
Dr. Annette Sonntag Max-Planck-Institut für Psychiatrie www.mpipsykl.mpg.de	**München** 089/30622568	k. A.	●●	◆	■	k. A.	k. A.	k. A.	k. A.	k. A.	*therapieresistente Depressionen*
Prof. Dr. Volker Arolt Uniklinikum www.klinkum.uni-muenster.de	**Münster** 0251/8356601	P, PM	●●	◆◆	■■	★★	◷	V, KV, IP, T	✔	B,S	*Angsterkrankungen*
Prof. Dr. Gereon Heuft Uniklinikum www.klinikum.uni-muenster.de	**Münster** 0251/8392905	P, N, PM	●●	◆	■	★	◷	V, KV, AL, T	✔		*Somatisierungsstörungen, Essstörungen, Traumafolgestörungen, dissoziative Störungen*
Dr. Martin Köhne St. Alexius/St. Josef-Krankenhaus www.psychiatrie-neuss.de	**Neuss** 02131/5292	P, N	●	◆◆		★	◷◷	V, KV, T	✔		*Depressionen im Alter, Burn-out, Angststörungen*

N = Neurologie und Psychiatrie/Nervenarzt
P = Psychiatrie und Psychotherapie
PM = Psychosomatische Medizin und Psychotherapie
PS = Psychologie/Psych. Psychotherapie

● = von Kollegen empfohlen
●● = häufig von Kollegen empfohlen
●●● = überdurchschnittlich häufig von Kollegen empfohlen
◆ = von Patienten empfohlen
◆◆ = häufig von Patienten empfohlen

■ = viel publiziert
■■ = überdurchschnittlich viel publiziert
★ = macht Studien
★★ = macht viele Studien
★★★ = macht überdurchschnittlich viele Studien

◷ = bis 2 Wochen
◷◷ = 3 Wochen bis 2 Monate
◷◷◷ = länger als 2 Monate

V = Verhaltenstherapie
KV = kognitive Verhaltenstherapie
IP = interpersonelle Psychotherapie
AL = analytische Therapie
T = tiefenpsychologisch fundierte Therapie

✔ = ja
k. A. = keine Angaben
B = Betreuung
S = Seminare/Schulungen

Experten für Depressionen und bipolare Störungen

Arzt/Klinik/Internetadresse	Ort/Tel.-Nr.	Fachrichtung	von Kollegen empfohlen	von Patienten empfohlen	Publikationen	Studien	Wartezeit	therapeut. Leistungen	medikamentöse Therapie	Service für Angehörige	zusätzliche Spezialisierung
Dr. Günter Niklewski Klinikum www.klinikum-nuernberg.de	**Nürnberg** 0911/3982829	P, N	●●	◆		★	◷	V, KV, AL, T	✔	B, S	*Angststörungen, kognitive Störungen*
Priv.-Doz. Dr. Thomas Messer Danuvius Klinik www.danuviusklinik.de	**Pfaffenhofen** 08441/40590	P	●●	◆	■	★	◷	V, KV, IP, AL, T	✔	B, S	*differenzierte Psychopharmakotherapie*
Prof. Dr. Andreas Hillert Schön Klinik Roseneck, www.schoen-kliniken.de/ptp/kkh/ros/	**Prien am Chiemsee** 08051/680	P, PM	●●	◆◆	■	★	◷	V, KV	✔		*Interaktion von beruflichen Belastungen u. Psychosomatik, Lehrergesundheit*
Prof. Dr. Ulrich Voderholzer Schön Klinik Roseneck, www.schoen-kliniken.de/ptp/kkh/ros/	**Prien am Chiemsee** 08051/680	P	●●●	◆◆	■	★	◷◷	V, KV, IP, T	✔	S	*Zwangsstörungen, Essstörungen, Schlafstörungen*
Prof. Dr. Wolfgang Kaschka Uniklinikum Ulm www.uniklinik-ulm.de/psychiatrie1	**Ravensburg** 0751/76012222	P	●	◆		★	◷◷	KV, T	✔		*affektive Erkrankungen, therapieresistente Depressionen*
Prof. Dr. Matthias Backenstraß Krankenhaus Bad Cannstatt www.klinikum-stuttgart.de	**Stuttgart** 0711/27822901	PS	●	◆	■	★	k. A.	V, KV			*Burn-out, Zwangsstörungen*
Prof. Dr. Michael Linden Reha-Zentrum Seehof www.reha-klinik-seehof.de	**Teltow** 03328/345678	P, PM, PS	●●●	◆◆	■	★	◷◷	V, KV	✔		*reaktive und posttraumatische Störungen, Angststörungen, psychosomatische Störungen*
Prof. Dr. Anil Batra Uniklinikum, www.medizin.uni-tuebingen.de/ukpp/contray/	**Tübingen** 07071/2982313	P	●●	◆	■	★	◷◷	V, KV	✔	B	*kognitive Verhaltenstherapie, Suchttherapie*
Prof. Dr. Martin Hautzinger Eberhard Karls Universität www.pi.uni-tuebingen.de	**Tübingen** 07071/2977301	PS	●●●	◆	■	★	◷◷◷	V, KV		S	*Zwangs-, Angst-, Persönlichkeitsstörungen, ADHS, Störungen im Kindes- und Jugendalter*
Prof. Dr. Gerd Laux kbo-Inn-Salzach-Klinikum www.inn-salzach-klinikum.de	**Wasserburg** 08071/71215	P, N, PS	●●	◆	■	★	◷◷	V, KV, IP	✔	S	*Drug-Monitoring, Fahrtauglichkeitsuntersuchungen*
Dr. Götz Berberich Psychosomatische Klinik www.klinik-windach.de	**Windach** 08193/72803	PM	●	◆			◷◷	V, KV, AL, T	✔		*Burn-out und Stress, Angststörungen, Persönlichkeitsstörungen, internistische Psychosomatik*

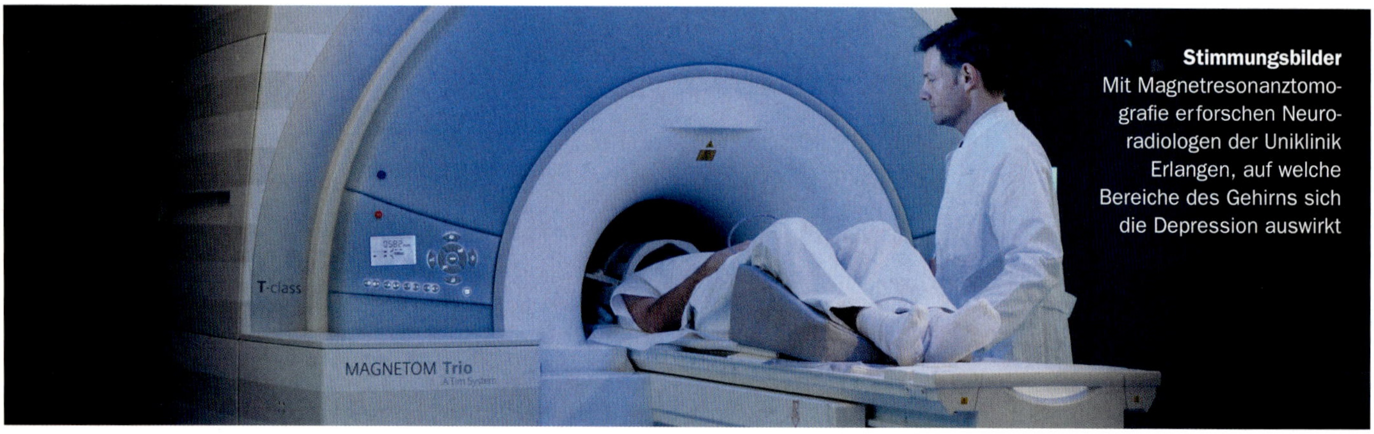

Stimmungsbilder
Mit Magnetresonanztomografie erforschen Neuroradiologen der Uniklinik Erlangen, auf welche Bereiche des Gehirns sich die Depression auswirkt

Foto: Steffen Jänicke/FOCUS-Magazin

N	= Neurologie und Psychiatrie/Nervenarzt
P	= Psychiatrie und Psychotherapie
PM	= Psychosomatische Medizin und Psychotherapie
PS	= Psychologie/Psych. Psychotherapie
●	= von Kollegen empfohlen
●●	= häufig von Kollegen empfohlen
●●●	= überdurchschnittlich häufig von Kollegen empfohlen
◆	= von Patienten empfohlen
◆◆	= häufig von Patienten empfohlen
■	= viel publiziert
■■	= überdurchschnittlich viel publiziert
★	= macht Studien
★★	= macht viele Studien
★★★	= macht überdurchschnittlich viele Studien
◷	= bis 2 Wochen
◷◷	= 3 Wochen bis 2 Monate
◷◷◷	= länger als 2 Monate
V	= Verhaltenstherapie
KV	= kognitive Verhaltenstherapie
IP	= interpersonelle Psychotherapie
AL	= analytische Therapie
T	= tiefenpsychologisch fundierte Therapie
✔	= ja
k. A.	= keine Angaben
B	= Betreuung
S	= Seminare/Schulungen

Top-Fachkliniken für Depressionen

	Abteilung/Krankenhaus	Ort/Tel.-Nr.	FOCUS-Klinikscore[1]	Reputation	medizinische Qualität[1]	Pflegequalität[1]	Patientenzufriedenheit[1]	Besonderheiten
	SPITZENGRUPPE DEUTSCHLAND I nach FOCUS-Klinikscore gerankt							
1	**Universitätsklinik für Psychiatrie und Psychosomatik** Universitätsklinikum Freiburg	**Freiburg** 0761/27065010	84	■■■	51	80	78	*Programme für therapieresistente und chronische Depressionen*
2	**Allgemeine Psychiatrie** Schlosspark-Klinik	**Berlin** 030/32641352	81	■■■	57	92	71	*interdisziplinäres Therapiezentrum (Physio-, Ergo-, Kreativtherapie)*
3	**Psychosomatik/Psychotherapie** Schön Klinik Roseneck	**Prien am Chiemsee** 08051/680	80	■■■	59	56		*großer Forschungsbereich*
4	**Klinik f. Psychiatrie, Psychother. u. Präventivmedizin** LWL-Universitätsklinikum Bochum d. Ruhr-Univ. Bochum	**Bochum** 0234/50770	74	■■■	60	60		*spezialisierte Station und ambulante Sprechstunde*
5	**Klinik u. Poliklinik f. Psychiatrie und Psychotherapie** Universitätsklinikum Carl Gustav Carus	**Dresden** 0351/4582797	74	■■■	38	88	77	*Früherkennungszentrum für psychische Störungen*
6	**Zentr. f. Psychosoz. Med.: Klinik f. Allg. Psychiatrie** Universitätsklinikum Heidelberg	**Heidelberg** 06221/5634553	74	■■■	44	75	79	*Mutter-Kind-Einheit für depressive Mütter mit Kindern bis drei Jahren*
7	**Klinik für Psychiatrie, Psychotherap. u. Psychosom.** Bezirkskrankenhaus Bayreuth	**Bayreuth** 0921/2833001	73	■■■	66	83		
8	**Klinik für Psychiatrie und Psychotherapie** Universitätsklinikum Münster	**Münster** 0251/8356601	72	■■■	39	90	76	*Klinik verfügt über einen überdurch-schnittlichen Fachpflegeanteil.*
9	**Allgemeine Psychiatrie und Psychotherapie** Vitos Kurhessen	**Bad Emstal** 05624/600	70	■■	66	77		*Therapeutische Verfahren werden multiprofessionell geschult.*
10	**Klinik für Psychiatrie und Psychotherapie** Universitätsmedizin Göttingen	**Göttingen** 0551/396610	70	■■■	48	86	75	*spezielle Mutter-Kind-Einheit bei depressiven schwangeren Patientinnen*
11	**Klinik für Psychiatrie und Psychotherapie (CCM)** Charité Universitätsmedizin Berlin	**Berlin** 030/450517095	70	■■■	53	80	74	*Psychoedukation, Spezialsprechstunde affektive Störungen*
12	**Universitätsklinik für Psychiatrie und Psychotherapie** Universitätsklinikum Tübingen	**Tübingen** 07071/2982311	69	■■■	37	90	78	*Spezialstation für therapieresistente Depressionen*
13	**Klinik für Psychiatrie und Psychotherapie** Klinikum der Ludwig-Maximilians-Universität München	**München** 089/51605511	68	■■■	41	34	78	*Psychotherapiestation für chronische Depressionen*
14	**Klinik für Psychiatrie und Psychotherapie** Univ.-Med. der Johannes Gutenberg-Universität Mainz	**Mainz** 06131/172920	68	■■■	43	78	78	*Schwerpunktstation für Patienten mit Depressionen und bipolaren Störungen*
15	**Klinik für Psychiatrie, Psychosom. und Psychotherap.** Sozialstiftung Bamberg, Klinikum Bamberg	**Bamberg** 0951/5030	67	■■■	36	63	78	*Depressionsbehandlung für ältere Menschen mit geriatrischem Zentrum*
16	**Psychiatrie** Max-Planck-Institut für Psychiatrie	**München** 089/306221	67	■■■	39	89		
17	**Psychiatrie** Bezirks-KH Augsburg	**Augsburg** 0821/48030	67	■■■	41	73		
18	**Allgemeine Psychiatrie** Evangelisches Krankenhaus Bethanien Greifswald	**Greifswald** 03834/5430	66	■■	73	80		*hohe Quote an Fachpflege, ambulanter psychiatrischer Pflegedienst*
19	**Zentrum für psychische Gesundheit** Klinikum Ingolstadt	**Ingolstadt** 0841/8802201	66	■■■	47	80	76	*schlafmedizinisches Zentrum*
20	**Psychosomatische Medizin und Psychotherapie** Psychosomatische Klinik Windach	**Windach** 08193/720	65	■■	52	79		*intensive Psychotherapie in Kombination mit Psychopharmakotherapie*
21	**Klinik u. Polikl. für Psychiatrie und Psychotherapie** Universitätsklinikum Bonn	**Bonn** 0228/28715723	63	■■	30	76	75	*Spezialsprechstunde für therapie-resistente affektive Störungen*
22	**Psychosomatik** Schön Klinik Bad Arolsen	**Bad Arolsen** 05691/62380	63	■■■	71	23		*spezielles Therapieprogramm für Burn-out-Patienten*
23	**Klinik für Psychiatrie und Psychotherapie** Universitätsklinikum Schleswig-Holstein, Campus Lübeck	**Lübeck** 0451/5002441	62	■■■	31	80	77	*Jedem Patienten wird eine Bezugspflege-kraft zugeordnet, die ihn unterstützt.*
24	**Klinik für Psychiatrie, Psychotherap. und Psychosom.** St. Joseph-Krankenhaus Berlin-Weißensee	**Berlin** 030/927900	61	■■	58	83		*störungsspezifische Spezialstation, spezielle Tagesklinik*
25	**Psychiatrie** Danuvius Klinik	**Ingolstadt** 0841/93390	61	■■■	49	83		

1 I Höchstpunktzahl 100; Reputation: ■ = empfohlen; ■■ = häufig empfohlen; ■■■ = überdurchschnittl. häufig empfohlen

▷

Depressionen

WEITERE EMPFOHLENE KLINIKEN | alphabetisch nach Ort sortiert

	Abteilung/Krankenhaus	Ort/Tel.-Nr.	FOCUS-Klinikscore[1]	Reputation[1]	medizinische Qualität[1]	Pflegequalität[1]	Patientenzufriedenheit[1]	Besonderheiten
A	**Klinik für Psychiatrie, Psychotherap. und Psychosom.** Universitätsklinikum Aachen	**Aachen** 0241/8089633	57	■■	55	27	76	*Psychotherapie, differenzierte Psychopharmakotherapie*
B	**Psychosomatik/Psychotherapie** Schön Klinik Bad Bramstedt	**Bad Bramstedt** 04192/5040	46	■■	40	34		*Konzept für Depression als Folge eines Burn-out-Syndroms*
B	**Fachabt. f. psych. u. psychosom. Erkrankungen** Psychosomatische Klinik Bad Neustadt	**Bad Neustadt** 09771/6701	47	■	46	77		*enge Verknüpfung mit Neurologie, Intermediate Care Unit*
B	**Psychiatr., Psychoth., Psychosom. – Depress.-Zentr.** Vivantes Humboldt-Klinikum	**Berlin** 030/130122100	51	■■	50	77	72	
B	**Klinik für Psychiatrie und Psychotherapie** F. v. Bodelschwingh – Kl. für Psychiatr. u. Psychotherap.	**Berlin** 030/54727901	49	■	47	66		*viele spezialisierte Gruppentherapien (z. B. Skill- und Imaginationsgruppe)*
B	**Psychiatrie und Psychotherapie I und II** Kliniken im Theodor-Wenzel-Werk	**Berlin** 030/81091301	47	■■	44	64		
B	**Psychiatrie, Psychotherapie und Psychosomatik** Evangelisches KH Königin Elisabeth Herzberge	**Berlin** 030/54724801	46	■■	37	80	76	
B	**Psychiatrische Univ.-Kl. d. Charité im St. Hedwig-KH** St. Hedwig-Krankenhaus Berlin	**Berlin** 030/23112125	45	■	34	84	78	
B	**Klinik für Psychiatrie und Psychotherapie CBF** Charité Universitätsmedizin Berlin	**Berlin** 030/84458351	41	■■	27	26	74	*Behandlung von besonders schwer depressiv erkrankten Patienten*
B	**Klinik für Psychiatrie und Psychotherapie** Ev. Krankenhaus Bielefeld	**Bielefeld** 0521/77277113	46	■	48	35	75	
B	**Psychiatrie, Psychotherapie und Neurologie** LVR-Klinik Bonn	**Bonn** 0228/5511	47	■	64	79		
D	**Allgemeine Psychiatrie** LWL-Klinik Dortmund	**Dortmund** 0231/450301	49	■	51	76		
D	**Abteilungen für Allgemeine Psychiatrie 2** LVR-Klinikum Düsseldorf d. Heinr.-Heine-Univ. Düsseld.	**Düsseldorf** 0211/9222001	50	■	15	84		*Schwerpunktstation für Patienten mit Depressionen und bipolaren Störungen*
E	**Allgemeine Psychiatrie** Zentrum für Psychiatrie Emmendingen	**Emmendingen** 07641/4610	47	■	59	77		
E	**Psychiatrische und Psychotherapeutische Klinik** Universitätsklinikum Erlangen	**Erlangen** 09131/8534597	55	■	42	83	78	*Stimulationszentrum, Gruppentherapien, Stimulationstherapien*
F	**Klinik für Psychiatrie, Psychosom. und Psychotherap.** Klinik d. Joh. Wolfgang Goethe-Univ. Frankfurt am Main	**Frankfurt am Main** 069/63015079	48	■	60	76	74	
G	**Klinik für Psychiatrie und Psychotherapie** Universitätsklinik Gießen und Marburg, Standort Gießen	**Gießen** 0641/98545700	56	■■	40	91	76	*kognitiv-verhaltenstherapeutisch orientiertes Psychologenteam*
H	**Allgemeine Psychiatrie IV Spezial** Isar-Amper-Klinikum, Klinikum München-Ost	**Haar bei München** 089/45623203	55	■	48	80		*Spezialstation zur Behandlung depressiver Störungen*
H	**Allgemeine Psychiatrie III Süd-West** Isar-Amper-Klinikum, Klinikum München-Ost	**Haar bei München** 089/45623785	44	■	36	87		
H	**Klinik u. Polikl. f. Psychiatrie, Psychoth. u. Psychosom.** Universitätsklinikum Halle (Saale)	**Halle (Saale)** 0345/5573611	44	■■	31	52	77	
H	**Klinik u. Poliklinik für Psychiatrie und Psychotherapie** Universitätsklinikum Hamburg-Eppendorf	**Hamburg** 040/741053207	59	■■	56	21	77	*identische Teams für stationäre und tagesklinische Behandlung*
H	**Psychiatrie, Psychotherapie und Psychosomatik** Asklepios Klinik Harburg	**Hamburg** 040/181886 3254	53	■■	36	93	74	
H	**Psychiatrie und Psychotherapie** LWL-Klinik Hemer Hans-Prinzhorn-Klinik	**Hemer** 02372/8610	37	■	65	66		
H	**Abteilung Psychiatrie und Psychotherapie** Oberhavel Kliniken, Klinik Hennigsdorf	**Hennigsdorf** 03302/5450	40	■	37	67	75	

1 | Höchstpunktzahl 100; Reputation: ■ = empfohlen; ■■ = häufig empfohlen; ■■■ = überdurchschnittl. häufig empfohlen

Depressionen

WEITERE EMPFOHLENE KLINIKEN ı alphabetisch nach Ort sortiert

	Abteilung/Krankenhaus	Ort/Tel.-Nr.	FOCUS-Klinikscore[1]	Reputation	medizinische Qualität[1]	Pflegequalität[1]	Patientenzufriedenheit[1]	Besonderheiten
H	**Fachklinik für Psychiatrie und Psychotherapie** Ameos Klinikum Hildesheim	**Hildesheim** 05121/1031	43	■	42	76		*Weiterbehandlung in der Psychiatrischen Institutsambulanz ist möglich.*
J	**Institut für Psychosoziale Medizin und Psychotherap.** Universitätsklinikum Jena	**Jena** 03641/936700	52	■■■	67	17	75	
K	**Klinik f. Psychiatrie u. Psychotherapeutische Medizin** Städtisches Klinikum Karlsruhe	**Karlsruhe** 0721/9743701	43	■	32	92	76	*Konsildienst, suchtmedizinische Tagesklinik, Pflegemanagement*
K	**Fach-KH f. Psychiatrie, Psychotherapie, Psychosom.** Bezirkskrankenhaus Kempten	**Kempten** 0831/540260	61	■■	70	81		*Gruppenpsychoedukation*
K	**Klinik für Psychiatrie und Psychotherapie** Zentrum für Integrative Psychiatrie – ZIP	**Kiel** 0431/99002681	46	■■	43	23		
K	**Klinik u. Polikl. für Psychiatrie und Psychotherapie** Uniklinik Köln	**Köln** 0221/47887291	47	■■	37	32	76	*tiefe Hirnstimulation, Genussgruppe, Bezugspflege*
L	**Klinik u. Polikl. für Psychiatrie und Psychotherapie** Universitätsklinikum Leipzig	**Leipzig** 0341/9724530	57	■■■	25	19	76	*Depressionsstation, Spezialambulanz affektive Störungen*
M	**Klinik f. Psychiatrie u. Psychotherap.: Allg.-Psychiatrie** Zentralinstitut für Seelische Gesundheit	**Mannheim** 0621/17030	61	■■■	26	87		
M	**Klinik für Psychiatrie und Psychotherapie** Universitätskl. Gießen und Marburg, Standort Marburg	**Marburg** 06421/5865200	54	■■	33	78	75	
M	**Klinik u. Polikl. für Psychiatrie und Psychotherapie** Klinikum rechts der Isar der TU München	**München** 089/41400	58	■■■	18	92	79	
N	**Zentrum für seelische Gesundheit** St. Alexius-/St. Josef-KH, Fachklinik	**Neuss** 02131/529200	56	■	89	78		*Einbindung von Internet-Psychotherapie, Angebot für Depressionen im Alter*
N	**Klinik für Psychiatrie und Psychotherapie** Klinikum Nürnberg	**Nürnberg** 0911/3982829	47	■■	42	34	76	
O	**Klinik für Psychiatrie, Psychotherap. und Psychosom.** MediClin Klinik an der Lindenhöhe	**Offenburg** 0781/91920	46	■	56	67		
R	**Klinik u. Poliklinik für Psychiatrie und Psychotherapie** Bezirksklinikum Regensburg	**Regensburg** 0941/9411200	46	■	48	73		*schlafmedizinisches Zentrum, Bezugspflege*
R	**Allgemeine Psychiatrie** Zentrum für Psychiatrie Reichenau	**Reichenau** 07531/9770	48	■	54	80		
S	**Klinik für Psychiatrie und Psychotherapie** Helios Klinikum Schwerin	**Schwerin** 0385/5203276	44	■	49	77	73	
S	**Psychiatrie und Psychotherapie** Hanse-Klinikum Stralsund	**Stralsund** 03831/452100	41	■■	53	15	76	*hoher Anteil tagesklinischer Behandlungen*
S	**Spezielle Psychiatrie, Sozialpsychiatr., Psychotherap.** Klinikum Stuttgart	**Stuttgart** 0711/27822801	44	■	30	84	77	
T	**Klinik für Psychiatrie, Psychotherap. und Psychosom.** Asklepios Fachklinikum Teupitz	**Teupitz** 033766/66276	46	■	39	73		*spezialisierte Depressionsstation mit Mutter-Kind-Einheit*
U	**Klinik für Psychiatrie und Psychotherapie III** Universitätsklinikum Ulm	**Ulm** 0731/50061401	49	■■	37	86	78	
W	**Allgemeinpsychiatrie und Psychosomatik** Inn-Salzach-Klinikum	**Wasserburg am Inn** 08071/7110	60	■■	22	74		*Untersuchungen zur Alltagssicherheit und Fahrtauglichkeit*
W	**Klinik für Allgemeine Psychiatrie und Psychotherapie** Klinikum am Weissenhof, Zentrum für Psychiatrie	**Weinsberg** 07134/751020	40	■	40	90		
W	**Allgemeinpsychiatrie** KH f. Psychiatr., Psychoth., Psychosom. Schloss Werneck	**Werneck** 09722/2110	51	■■	45	81	81	
W	**Kl. u. Polikl. f. Psychiatrie, Psychosom. und Psychoth.** Universitätsklinikum Würzburg	**Würzburg** 0931/20176000	52	■■	53	87	76	

1 ı Höchstpunktzahl 100; Reputation: ■ = empfohlen; ■■ = häufig empfohlen; ■■■ = überdurchschnittl. häufig empfohlen

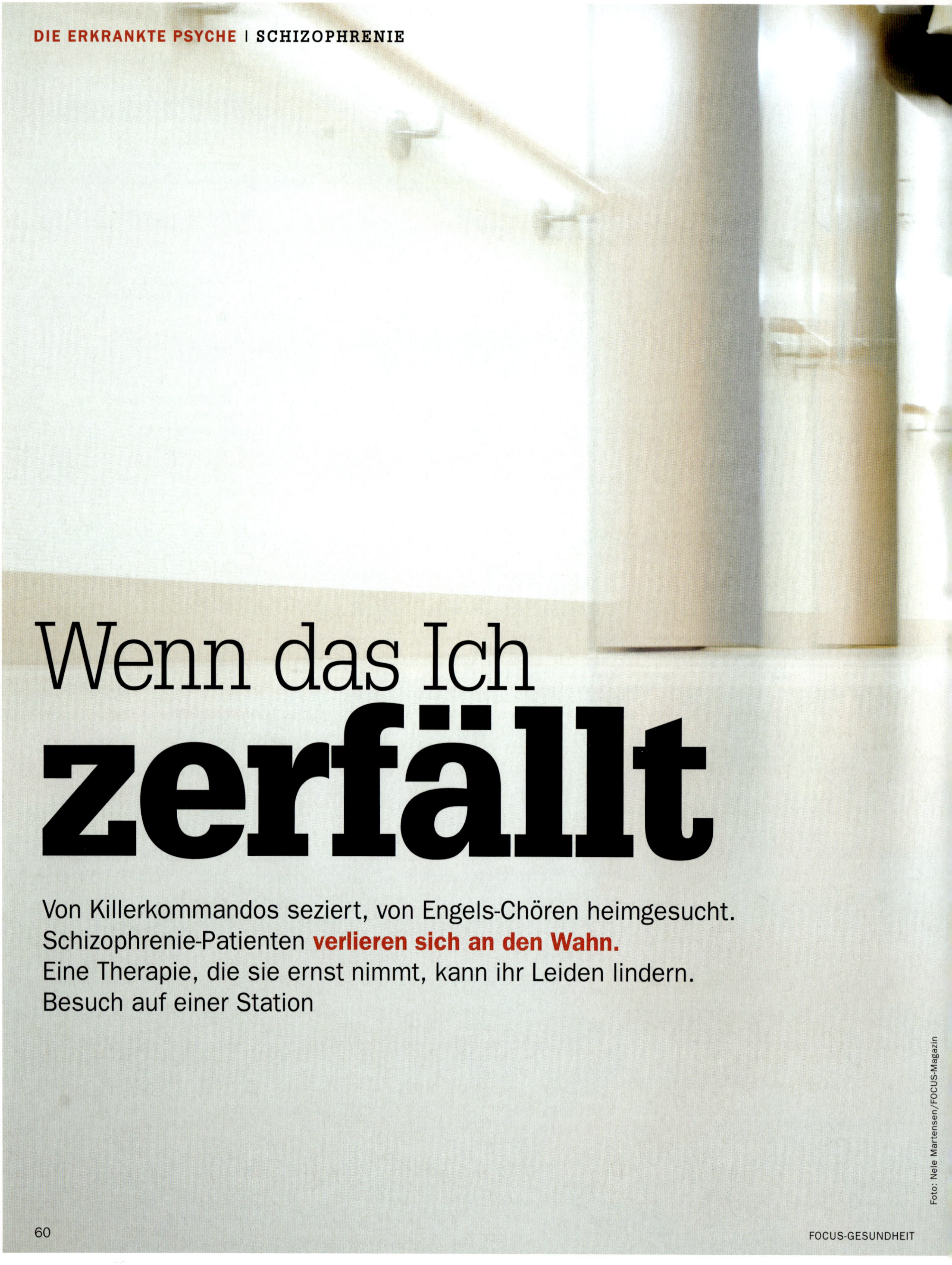

Wenn das Ich **zerfällt**

Von Killerkommandos seziert, von Engels-Chören heimgesucht. Schizophrenie-Patienten **verlieren sich an den Wahn.** Eine Therapie, die sie ernst nimmt, kann ihr Leiden lindern. Besuch auf einer Station

Foto: Nele Martensen/FOCUS-Magazin

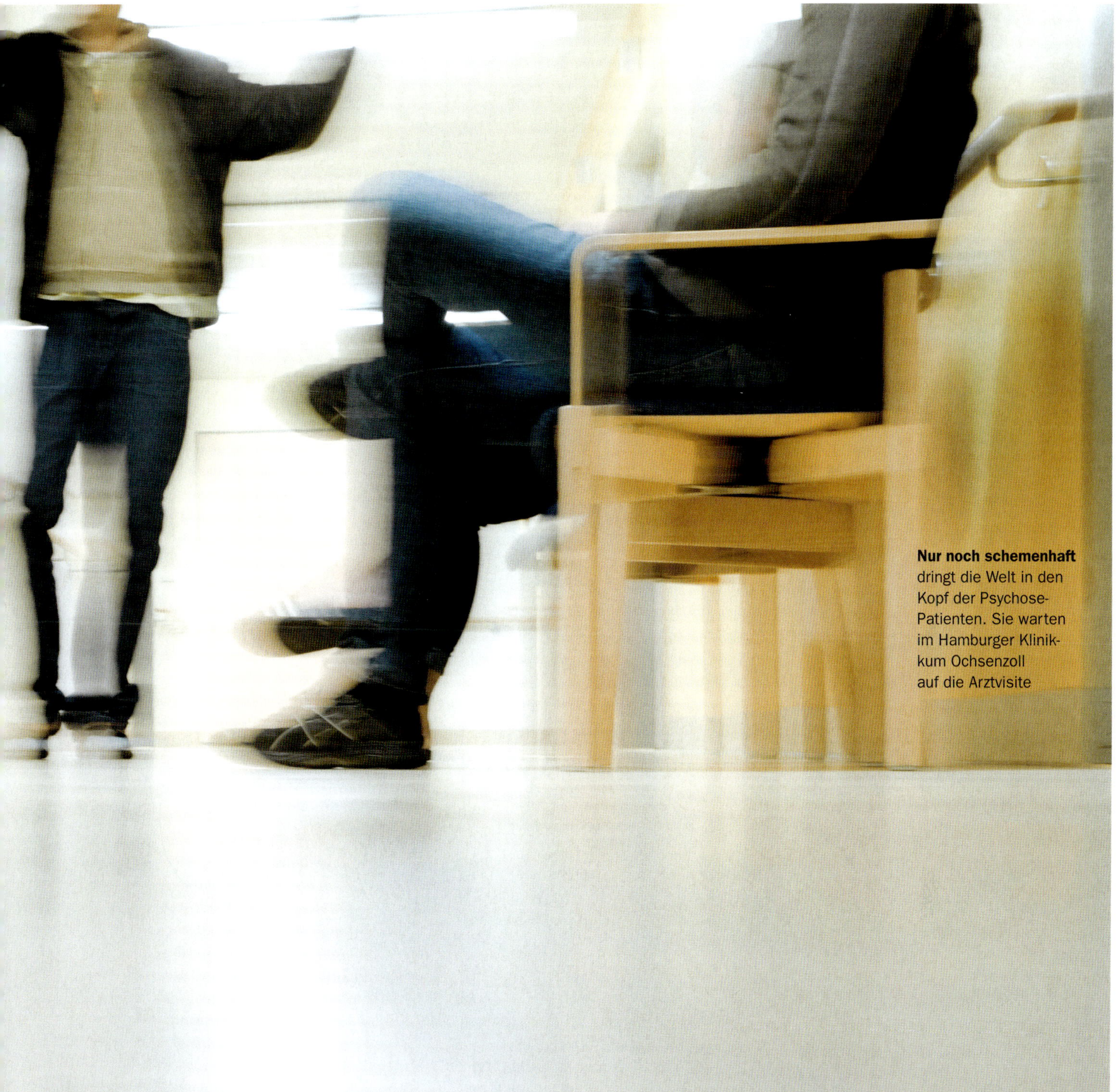

Nur noch schemenhaft dringt die Welt in den Kopf der Psychose-Patienten. Sie warten im Hamburger Klinikkum Ochsenzoll auf die Arztvisite

Ich finde es schlimm, was mit mir passiert ist." „Was ist denn passiert?" „Gott hat mich in den Hass geführt, er hat meine Seele an Satan übergeben." „Woher wissen Sie das?" „Er spricht mit mir." „Jetzt auch?" „Ja. Immer. Er sagt, dass ich Satans Braut bin, die Hure Babylons. Können Sie mir nicht helfen?"

Die Patientin in der Psychiatrischen Klinik in Hamburg-Ochsenzoll sitzt mit ausdrucksloser Miene vor den Ärzten. Monoton spult Zabadeiah herunter, was sie seit acht Jahren erdulden muss: in eine Hölle verbannt zu sein, die nur in ihrer Vorstellung existiert. Im Kopf zwar, aber für sie eben so real, wie die echten Menschen um sie herum. Ihr massiger Körper scheint den Stuhl hinunterzufließen, so kraftlos ist er. Allein die blauen Augen sind wach, saugen sich fest an ihrem Gegenüber. Weiß irgendwer einen Ausweg?

Es ist nicht geheuer auf Station 054A. In jedem Zimmer spukt ein anderes Hirngespinst. Auf 7 wird der Patient in der Dämmerung von Killerkommandos seziert. In Zimmer 18 schreit ein Frauenchor Rätselwörter heraus. Die Mädels seien unerbittlich, erklärt der Heimgesuchte. Sie kreischen immer lauter, bis die Lösung endlich stimme.

In den Krankenakten im Schwesternzimmer steht „akute Psychose vom schizophrenen Typ". Für diesen Zustand ist es typisch, Dinge zu hören und zu sehen, die nicht da sind. Einer von 100 Menschen erkrankt mindestens einmal im Leben daran. Bundesweit kommen jedes Jahr fast 100 000 Menschen mit dieser Diagnose ins Krankenhaus. Schizophrenie ist so häufig wie Rheuma.

Der Begriff bedeutet „gespaltener Geist". Bei der Krankheit beginnen Wahrnehmungen und Gefühle ein ▶

seltsames Eigenleben fernab der Wirklichkeit zu führen. Die Gedanken rasen der willentlichen Kontrolle davon, Nebensächliches bekommt existenzielle Bedeutung. Die Sinne spinnen einen Schleier angeblicher Realität, durch den immer weniger echte Welt hereindringt.

Die Asklepios-Klinik in Hamburg-Ochsenzoll ist eines der größten psychiatrischen Krankenhäuser in Deutschland. Etwa 100 Betten stehen für akut psychotische Patienten bereit, in einer Notaufnahme, einer geschlossenen und zwei offenen Stationen. Auf Station O54A werden nur die Patienten verlegt, die freiwillig bleiben. Manche wurden mit Blaulicht oder auf Wunsch eines gerichtlichen Betreuers eingeliefert. Jetzt sind sie so weit ins Lot gekommen, dass sie die ärztliche Obhut annehmen können. Viele, wie die Frau mit Gottes Hasstiraden im Ohr, sind ohnehin Stammgäste: Sie gehören zu der unglücklichen Hälfte der Betroffenen, bei denen die Gaukelbilder trotz Behandlung nicht verschwinden.

Freitag ist Visitetag. Die 24 Patienten der Station warten, dass sich die weiße Tür des Visitezimmers auftut und sie Oberarzt Thomas Schömig von ihren Fortschritten berichten können. „Wenn ich diese Dosis Beruhigungsmittel intus hätte, könnte ich nicht mehr aufrecht sitzen", sagt der Psychiater. „Daran kann man sehen, welcher Aufruhr im Kopf herrschen muss."

Die 23-jährige Studentin, die am Vorabend eingeliefert wurde, ist dem Arzt nahegegangen. Vor einem Jahr war sie bereits mit einem ersten psychotischen Schub hier. Jetzt ist alles schlimmer als je zuvor. Das Mädchen ist gefangen im Zerrbild einer Stummfilmdiva: weit ausladende Theatergesten, Augenrollen, fingierte Ohnmachten auf jede Frage. Ein Stakkato aus empörtem Schnauben, Weinen, Kichern, und immer wieder dieser Atem. So tief, dass er beinah den zarten Brustkorb sprengt. So müssen Sterbende nach Luft ringen.

Es dauert sechs Jahre, so schätzen Wissenschaftler, bis sich die Schizophrenie von ihren Anfängen zu einem ersten Schub hochgeschaukelt hat. Es beginnt sachte: Konzentrationsschwierigkeiten, Unruhe, Traurigkeit, Rückzug. Wenn die Stimmen zu wispern anfangen oder das Netz sichtbar wird, das angebliche Verschwörer ausgelegt haben, sind die meisten Patienten noch jung: 18 bis 35 Jahre. Im statistischen Mittel sind sie den Zerrbildern zwei Monate ohne ärztlichen Beistand ausgeliefert. Dabei wären sie umso besser vor Rückfällen gefeit, je früher die Behandlung einsetzen kann. Warum sie so spät Hilfe suchen? Weil sich Eltern, Partner und die Betroffenen selbst schämen. „Schizophren" ist nicht nur ein krankhafter Zustand, sondern auch ein Schimpfwort.

Jetzt sitzt die Diva in der Stuhlreihe auf dem gelb getünchten Gang. Sie fleht ins Telefon, ihre Mutter ist dran. Sie solle es nicht übel nehmen, das Krankenhaus habe sie krank gemacht. Sie ist die Einzige, die die Antworten verstehen kann. Der vermeintliche Hörer ist nichts als Luft.

Dalli, der Frau neben ihr, macht das nichts. Sie redet dagegen: „Also Nena mag ich, kennst du Nena, hab hier eine Kassette von ihr neben der Weltkugel auf dem Bett zum Aufblasen. In Barcelona blasen sie immer die Luftballons auf, da flieg ich in zwei Wochen hin, aber Aeroflot macht das nicht mehr, früher schon, zum Zahnarzt muss ich vorher, der Liebe wegen in Barcelona, ich muss zum Zahnarzt, hab keine Zeit mehr, die sollen mich mal endlich reinholen …"

Die kleine, drahtige Frau mit dem runzligen Puppengesichtchen redet ohne Pause. Ein Wort gibt das nächste; sie schwellen an zu einem Redestrom, der jeden übergießt, der nicht schnell genug weitergeht. Schnell noch zum Zahnarzt, dann am Wochenende auf den Flohmarkt und in zwei Wochen in den Flieger nach Barcelona. Unablässig schmiedet, wiederholt und kommuniziert die 56-Jährige die Pläne.

„Wie ist es mit den Gedanken? Rasen sie, oder geht alles durcheinander?", fragt der Oberarzt jeden seiner Patienten jede Woche aufs Neue. „Ja, manchmal ist das wie eine Explosion im Kopf", sagt das Opfer der Killerkommandos. „Zu viele Gedanken auf einmal, das tut richtig weh." „Und haben Sie auch das Gefühl, dass jemand Ihre Gedanken manipuliert?" „Nö, das können die doch nicht." „Wer sind die?"

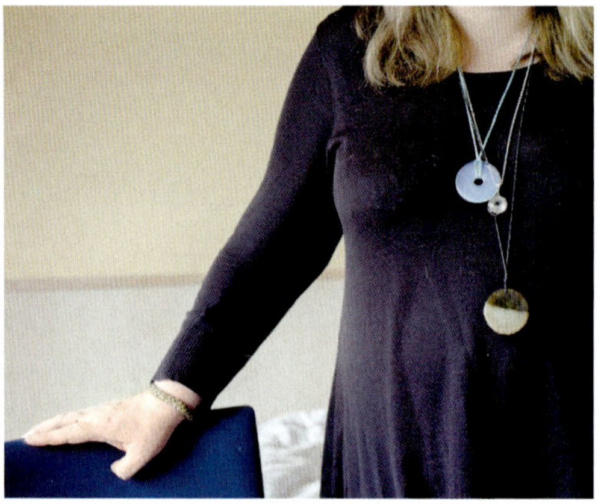

Amulette gegen den Fluch
Zabadeiah A., 44

„Ich finde es schlimm, was mit mir passiert ist. Gott spricht zu mir. Immer. Ich war bei einer Heilerin, sie wollte mich in Maria verwandeln, das ist die Strafe dafür. Ich bin die Hure Babylons. Meine Seele löst sich vom Körper, sie wandert herum, und sie frisst Menschen. Seit acht Jahren geht das so. Der Bergkristall an meinem Hals soll mich beschützen. Gerade nehme ich ein Medikament namens Abilify, das soll die Psychose vertreiben, aber bei mir klappt das nicht. Ich soll es jetzt mit Elektroschocks versuchen. Die Ärzte sagen, dass das manchmal die Stimmen vertreibt. Ich habe Angst, dass meine Tochter ins Heim kommt."

Fotos: Nele Martensen/FOCUS-Magazin

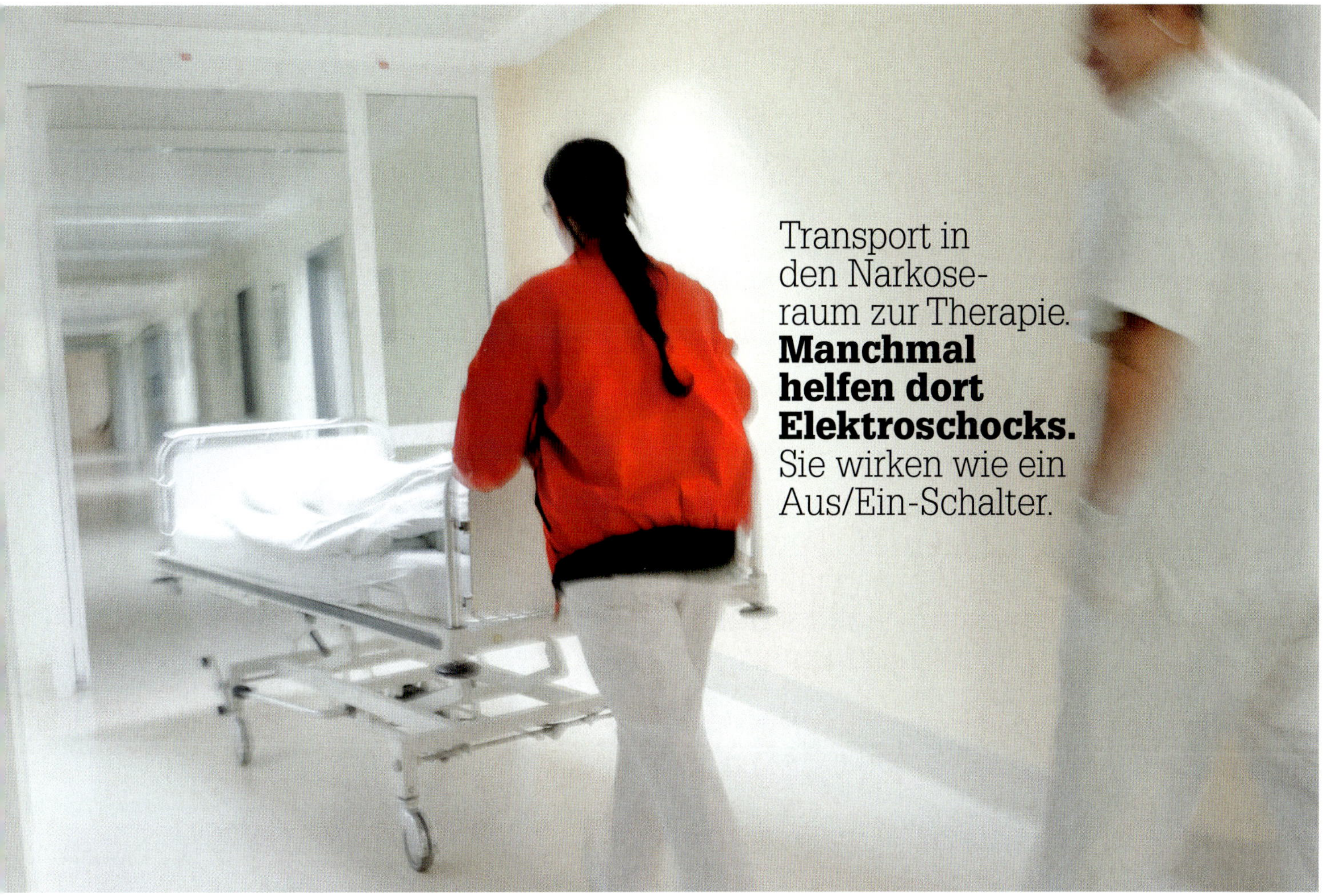

Transport in den Narkoseraum zur Therapie. **Manchmal helfen dort Elektroschocks.** Sie wirken wie ein Aus/Ein-Schalter.

Bei Schizophrenie ist die Signalübertragung zwischen den Nervenzellen im Gehirn schwer gestört. Unter anderem findet man einen Überschuss an Dopamin. Das ist ein Botenstoff, mit dessen Hilfe die Neuronen kommunizieren, zum Beispiel die Aufmerksamkeit steuern. Dopamin ermöglicht es, sich zu konzentrieren. Ist zu viel davon da, beginnen die Gedanken zu rasen. Antipsychotische Medikamente blockieren einen Teil des überschüssigen Dopamins und können so Halluzinationen und Denkstörungen vertreiben oder mindern. Immerhin bei jedem vierten Patienten verschwinden die Symptome mit der chemischen Dopamindrosselung dauerhaft.

Schömig sitzt in seinem Arbeitszimmer, eine Wand von Büchern im Rücken. Diagnoseleitfaden, Arzneimittellisten, Kunstbildbände. Er erzählt von einer doppelten Buchführung im Kopf mancher Patienten. Dadurch können sie es schaffen, ihre zwei Realitäten – die eine, die sie nur für sich haben, und die andere, die auch Außenstehende wahrnehmen – zum Beispiel in einem normalen Angestelltenleben unterzubringen. Von dem seltsamen Leuchten, das manche im Wahn umgibt. Von einem Saxofonspieler, der seine Lieder irgendwann nur noch im Kopf zu Ende spielte, in der äußeren Wirklichkeit rissen sie unvermittelt nach wenigen, wunderschönen Tönen ab.

Dann kommt Schömig vom wilden Höhepunkt einer Psychose-Episode auf ihr totenstilles Ende zu sprechen. Auf das, was er in 20 Jahren als den Kern der Erkrankung fürchten gelernt hat. Patienten, die zwar halluzinationsfrei sind, aber so willenlos wie Marionetten. Irgendetwas in ihrem Kopf verdammt sie dazu, bewegungslos im Bett oder auf einem Stuhl zu verharren. „Gegen das Symptom Psychose haben wir etwa 30 Wirkstoffe auf dem Markt“, sagt er. „Dennoch sind wir heute noch bei so vielen Patienten hilflos. Weil wir nichts gegen die eigentliche Ursache haben, die hinter diesen ganzen Hirngespinsten steckt.“

„Von wegen schizophrene Psychose“, sagt Dalli. „Ich bin doch nicht verrückt. Ich bin hier wegen einer Einsamkeitskrise.“ Einsamer denn als einziger Bewohner seiner ganz persönlichen Welt im Kopf kann man nicht sein. Im Foyer, vor der Notaufnahme, streicht so eine Alleinstehende umher, auf der Lauer wie ein hungriger Panther. Wer ihren Blick erwidert, wird gestellt. Aufgeregt haspelnd, wild gestikulierend redet sie auf jeden neuen Besucher ein. Es scheint um etwas zu gehen, das ihr sehr wichtig ist. Kinder kommen darin vor, eine Wohnung und das Jugendamt. Je länger sie spricht, umso verzweifelter wird ihr Gesicht. Für sie hört sich das wohl alles logisch an. Aber die Angesprochenen schütteln nur den Kopf. Sie hören nur Wortfetzen ohne logischen Kitt.

Wer das Experiment wagen und diese ganz spezielle Art von Vereinzelung nachfühlen möchte, der könnte das Tiernarkosemittel Ketamin oder die Modedroge „Angeldust“ versuchen. Der darauf folgende Rausch gilt bei Neurowissenschaftlern als treffgenaues Modell für die schizophrene Grundstimmung. Unter Ketamin verlieren Gespräche ihren Zusammenhang und Gefühle ihre Intensität. Ketaminsüchtige berichten, wie sich ihr Ich vom Körper trennt, sich auflöst. ▶

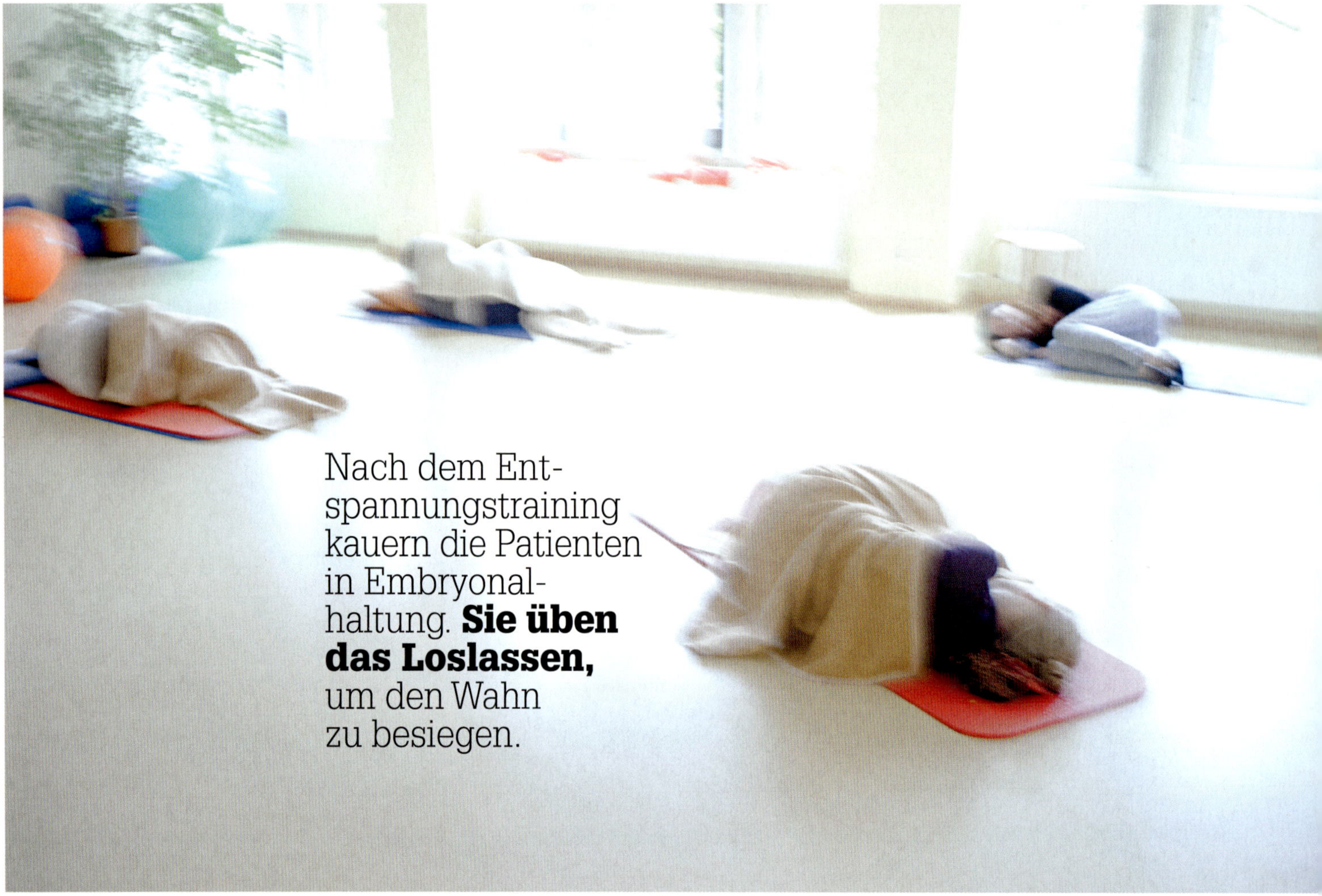

Nach dem Entspannungstraining kauern die Patienten in Embryonalhaltung. **Sie üben das Loslassen,** um den Wahn zu besiegen.

Die verschiedenen Varianten der Schizophrenie

Paranoid-halluzinatorische Form

Zwei von drei Patienten leiden an dieser wahnhaften Form: Sie glauben, verfolgt, vergiftet oder ruiniert zu werden, sehen überall in ihrer Familie und unter den Kollegen Verschwörer, erkennen in den Fernsehnachrichten geheime Botschaften, halten sich selbst für göttlich oder böse oder glauben, dass sich andere hinterrücks über sie lustig machen. Oft kommen unsichtbare Stimmen dazu, welche die Ideen scheinbar bestätigen. Mit dem 25. bis 35. Lebensjahr tritt diese Schizophrenie relativ spät auf. Sie kann zumeist gut behandelt werden.

Katatone Schizophrenie

Bei den Patienten fällt vor allem **die gestörte Bewegung** ins Auge: Sie hampeln mal unruhig hin und her, mal gehen sie wie in Zeitlupe oder erstarren mitten in der Bewegung. Auch das Sprechen kann beschleunigt oder erstarrt sein. Früher verstanden Ärzte unter katatoner Schizophrenie eine Spätform. Heute betrifft sie der besseren Behandlungsmöglichkeiten wegen nur noch etwa vier Prozent der Patienten. Bei den meisten bessert sich der Zustand durch die Behandlung.

Hebephrene Schizophrenie

Diese Form betrifft bei ihrem ersten Auftreten eine besonders junge Patientengruppe: Zwischen 15 und 25 Jahre sind die meisten alt – insgesamt liegt ihr Anteil bei 15 Prozent. Auffällig ist bei Patienten **die Oberflächlichkeit ihrer Gefühle,** die stark wechseln und unangemessen wirken. Sie kommentieren selbst ernste Situationen albern. Dazu kommen oft kindisches, übertriebenes Benehmen sowie Wahnvorstellungen, welche die Patienten allerdings nur bruchstückhaft mitteilen können. Sie leiden stark unter formalen Denkstörungen. Ihre Sprache ist zerfahren, sie beenden Sätze nicht, bilden Wortneuschöpfungen, die andere nicht verstehen. Derzeitige Therapien können das Fortschreiten dieser Krankheit kaum aufhalten.

Weitere Bezeichnungen

Bei der **Undifferenzierten Schizophrenie** handelt es sich um eine Mischform der drei oben beschriebenen Typen. **Schizoaffektive Störung** heißt das Krankheitsbild, wenn sich Schizophrenie mit manisch depressiven Verstimmungen mischt. **Schizophrenes Residuum** bezeichnet einen gedämpften, antriebslosen Zustand, der bei Patienten nach Abklingen der akuten Phase eintritt.

Fotos: Nele Martensen/FOCUS-Magazin

Die Droge blockiert die Signalübertragung durch Glutamat. Der Botenstoff ist fast überall im Kopf vorhanden und in schizophrenen Denkorganen ebenso aus dem Gleichgewicht wie Dopamin. Dopaminüberschuss kann Halluzinationen und Gedankenraserei erklären. Glutamatmangel verlangsamt Gehirnfunktionen wie etwa die Mimik.

Inzwischen gibt es erste, viel versprechende Versuche mit Substanzen, die blockierte Glutamat-Schaltstellen wieder freiräumen. Offiziell zugelassen sind sie noch nicht. Und nach wie vor ist die Frage völlig offen, warum die Signalübertragung an den Nervenzellen bei Menschen mit Schizophrenie so stark aus den Fugen geraten ist.

Es gibt Familien, in denen sich die Krankheit seit Generationen häuft. Bei anderen Patienten scheinen weniger bestimmte Gene als schwierige Lebensumstände eine Rolle zu spielen. Aber eine persönliche Krise, ob klein oder groß, geht dem ersten Schub fast immer voraus. Schizophrenie ist vermutlich eine Stressverarbeitungsstörung: Wer eine genetische Veranlagung zu Schizophrenie hat, den kann schon ein Streit oder ein voller Schreibtisch aus der Bahn werfen. Theoretisch könnte jeder Mensch schizophren werden. Die seelische Belastung muss nur groß genug für sein persönliches Botenstoff-Ungleichgewicht sein.

1911 notierte der Schweizer Psychiater Eugen Bleuler, Leiter der Anstalt Burghölzli, erstmals den Begriff „Schizophrenie“ in einem Lehrbuch. Bis dahin wurden die Kranken „Frühverblödete“ tituliert. Ein fatales Missverständnis, wie man seit Bleuler weiß. Zwar hören sie auf, Sätze zu Ende zu sprechen. Aber nicht weil sie ihre geistigen Fähigkeiten verloren haben, sondern deren klar geregelten Zusammenhang. Während der Gesprächspartner noch bei seiner Frage festhängt, sind sie schon 100 Assoziationen weit vorausgaloppiert.

Bleuler nahm die Wahrnehmungen der vermeintlich „Irren“ ernst, protokollierte penibel, was die Stimmen flüsterten, erörterte mit großem Ernst unsichtbare Besucher, Geheimverschwörungen und göttliche Eingebungen. So unterschiedlich diese fantastischen Gespinste waren: Sie ankerten alle in der Realität. Und wenn auch nur in einer, die für die Kranken allein existierte. Und während Bleuler zuhörte, geschahen in Burghölzli ein paar kleine Wunder: Die ernsthafte Zuwendung ließ es vielen Patienten wenigstens ein bisschen besser gehen.

Seit Bleulers Tagen haben sich auf den Schizophrenie-Stationen zwei Revolutionen ereignet: eine pharmakologische und eine im Umgang mit den Kranken. „Die Patienten sind unsere eigentlichen Chefs, die Manager ihrer Krankheit“, sagt Dirk Valentiner, Stationsleiter auf der O54A. Valentiner gibt Kurse, in denen die Patienten Frühzeichen für einen neuen Schub erkennen lernen. Und was sie sich draußen zumuten können, ohne dass das mühsam austarierte Gleichgewicht im Kopf wieder kippt.

Vielen wird zum Verhängnis, dass die bisher verfügbaren Antipsychotika im Kopf zwar gut, im Rest des Körpers aber nachteilig sind. Die Nebenwirkungen reichen von dem Gefühl, unter einer Glasglocke zu sitzen, über Gangschwierigkeiten bis zu Fressattacken und Fettleibigkeit. „Also setzen viele Patienten die Medikamente versuchsweise ab. Und bleiben ohne Arzneimittel, weil es ihnen erst mal weiter gut geht“, sagt Valentiner. Etwa ein Jahr dauert es, bis die Mittel ihre volle Wirkung entfalten – und ebenso lange, bis die Wirkung weg ist. „Das Kopfchaos kommt plötzlich. Und jedes Mal schlimmer als zuvor.“

Muttchen ist so ein Fall. 52 Jahre alt und seit 30 Jahren immer wieder auf selbst verordnetem Arzneientzug. Ochsenzoll ist inzwischen ihr zweites Zuhause. Jetzt sitzt sie unter der Linde vor der ziegelroten Bettenburg. Sie weint. Die ersten Blätter fallen. Vielleicht macht ihr das zu schaffen oder das viele Unglück. Vielleicht laufen die Tränen auch nur aus alter Gewohnheit. Ihre Augen unter der schwarz gefärbten Turmfrisur sind immer ein bisschen feucht – wenn sie nicht gerade wissend lächeln. Eben, am Visitetisch, hat sie sich verschwörerisch hinübergebeugt und ihr Geheimnis bekannt: „Hier sind alle krank. Wirklich!“ Thomas Schömig beugte sich von der anderen Seite hinüber, nahm ihre Hand und flüsterte: „Ich weiß.“ ■

NIKE HEINEN

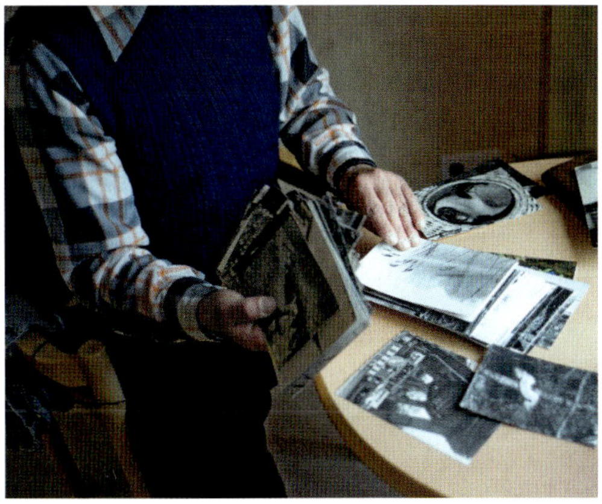

Schwarz-weiße Haltegriffe
Peter P., 63

„Früher war ich Geiger. Dann hatte ich diesen Autounfall, bin mit dem Kopf aufs Lenkrad geknallt. Das war 1975. Seitdem bin ich arbeitslos. Die Finger wollen mir nicht mehr gehorchen. In meinem Kopf tun sich manchmal Abgründe auf. Mein toter Vater treibt dort sein Unwesen. Er hat mich schlimm misshandelt, als ich klein war. Ich fotografiere viel, schwarz-weiß. Tiere und Bäume am liebsten. An den Fotos kann ich mich festhalten, wenn es wieder schlimm wird. Sie sind echt, da kann ich mir immer ganz sicher sein. Denn die Hirngespinste in meinem Inneren, die sind genauso bunt wie die echte Welt da draußen.“

Schizophrenie

TOP MEDIZINER 2012 PSYCHIATRIE
FOCUS
DEUTSCHLANDS GRÖSSTE ÄRZTE-BEWERTUNG

Je früher eine Psychose bei einem **Spezialisten für Schizophrenie** behandelt wird, desto besser sind Erkrankte vor Rückfällen geschützt. Im Durchschnitt vergehen zwei Monate, bis Patienten ärztliche Hilfe suchen

Die FOCUS-Ärzteliste nennt nach unabhängigen Kriterien ausgewählte **Experten für Schizophrenie.** Sie sind qualifiziert, dieses Siegel zu tragen.

Experten für Schizophrenie

Arzt/Klinik/Internet-Adresse	Ort/Tel.-Nr.	von Kollegen empfohlen	von Patienten empfohlen	Publikationen	Studien	Wartezeit	Versorgungsstruktur	therapeut. Leistungen	Service für Angehörige	24-Std.-Bereitschaft	Spezialisierung
Dr. Frank Bergmann Praxis www.zns-kapuzinerkarree.de	**Aachen** 0241/36330	●●	◆			k. A.	k. A.	k. A.	k. A.	k. A.	*Arzt wurde angeschrieben, beteiligte sich aber nicht an der FOCUS-Befragung.*
Prof. Dr. Frank Schneider Uniklinikum, www.ukaachen.de/content/folder/1019026	**Aachen** 0241/8080917	●●	◆◆	■■	★★	◷◷	a, s, t	K, A, ST, EK, SK	A	✔	*ganzheitlicher Therapieansatz, Therapieresistenz, Früherkennungszentrum Psychosen, Begleiterkrank.*
Prof. Dr. Max Schmauß Bezirkskrankenhaus www.bkh-augsburg.de	**Augsburg** 0821/48031001	●●●	◆	■■	★	◷	a, s, t	K, A, ST, SK	A	✔	*psychopharmakotherapeutische Behandlung*
Priv.-Doz. Dr. Michael Franz Klinikum Vitos Kurhessen www.vitos-kurhessen.de	**Bad Emstal** 05624/6010210	●●●	◆◆		★	◷◷	a, s, t	K, A, M, SK	A		*Lebensqualität schizophrener Patienten, Psychoedukation*
Prof. Dr. Göran Hajak Sozialstiftung Bamberg www.sozialstiftung-bamberg.de	**Bamberg** 0951/50321001	●●	◆◆	■■	★	◷◷	a, s, t	K, A, ST, EK, SK	F, A	✔	*affektive Störungen, Schlafmedizin, Tinnitus, Posttraumatische Erkrankungen, Doppeldiagnosen*
Priv.-Doz. Dr. Michael Landgrebe Sozialstiftung Bamberg www.sozialstiftung-bamberg.de	**Bamberg** 0951/50321001	●	◆◆	■■		◷	a, s, t	K, A, ST, SK	A		*Tinnitus, Depression, nicht invasive Hirnstimulationsverfahren*
Prof. Dr. Andreas Bechdolf Uniklinikum, www.neurologie-psychiatrie.uk-koeln.de	**Berlin** 030/130226001	●●	◆◆	■■	★★	◷◷	a, s, t	K, ST, EK, SK	F, A	✔	*Früherkennung von schizophrenen und bipolaren Störungen, bipolare Störungen mit Psychose und Sucht*

● = von Kollegen empfohlen
●● = häufig von Kollegen empfohlen
●●● = überdurchschnittlich häufig von Kollegen empfohlen
◆ = von Patienten empfohlen
◆◆ = häufig von Patienten empfohlen

■ = viel publiziert
■■ = überdurchschnittlich viel publiziert
★ = macht Studien
★★ = macht viele Studien
★★★ = macht überdurchschnittlich viele Studien

◷ = bis 2 Wochen
◷◷ = 3 Wochen bis 2 Monate
◷◷◷ = länger als 2 Monate

a = ambulant
s = stationär
t = Tagesklinik

K = Kognitives Training
A = Arbeitstherapie
M = Metakognitives Training
ST = Sporttherapie
EK = Training emotionaler Kompetenz
SK = Training sozialer Kompetenz

F = Familientherapie
A = Angehörigenbetreuung

✔ = ja
k. A. = keine Angaben

Experten für Schizophrenie

Arzt/Klinik/Internet-Adresse	Ort/Tel.-Nr.	von Kollegen empfohlen	von Patienten empfohlen	Publikationen	Studien	Wartezeit	Versorgungsstruktur	therapeut. Leistungen	Service für Angehörige	24-Std.-Bereitschaft	Spezialisierung
Prof. Dr. Michael Dettling Uniklinikum Charité www.psychiatrie.charite.de	**Berlin** 030/84458665	●●	◆	■■	★	◷◷	a, s, t	K, A, M, ST, EK, SK	A		*neuropsychologische Defizite bei Schizophrenie, Nebenwirkungen von Antipsychotika*
Dr. Iris Hauth St. Joseph-KH Berlin-Weissensee www.alexianer-berlin-weissensee.de	**Berlin** 030/927900	●●	◆	■	★	◷	a, s, t	K, A, M, ST, EK, SK	F, A	✔	*Frühdiagnostik-Zentrum für Psychosen, Spezialstation für Psychosen u. Abhängigkeitserkr.*
Prof. Dr. Andreas Heinz Uniklinikum Charité www.charite.de/psy-ccm	**Berlin** 030/450517001	●●●	◆◆	■■	★★	◷◷	a, s, t	K, A, ST, EK, SK	A	✔	*Früherkennung bipolarer und schizophrener Psychosen, Suchterkrankungen als Begleiterkr.*
Dr. Norbert Mönter Praxis www.nervenaerzte-tegeler-weg.de	**Berlin** 030/3442071	●●●	◆◆		★	◷◷◷	a	A, ST, EK, SK			*ambulante Komplexbehandlung im Versorgungsnetz mit Psycho-, Ergo- und Soziotherapeuten*
Dr. Ingrid Munk Vivantes Klinikum Neukölln www.vivantes.de/knk/psych	**Berlin** 030/130142271	●	◆			k. A.	k. A.	k. A.	k. A.	k. A.	*Ärztin wurde angeschrieben, beteiligte sich aber nicht an der FOCUS-Befragung.*
Monika Schäfer-Ligustro Praxis www.turstig.net/praxis	**Berlin** 030/55496373	●	◆◆			◷◷	a	A, ST, EK, SK			
Prof. Dr. Georg Juckel Uniklinikum www.psychiatrie-bochum.de	**Bochum** 0234/50771100	●●●	◆◆	■■	★	◷	a, s, t	K, A, M, ST, EK, SK	A	✔	*Früherkennung, Frühbehandlung und Prävention, soziale Kognition und Trauma bei Psychosen*
Prof. Dr. Wolfgang Maier Uniklinikum www.psychiatrie.uni-bonn.de	**Bonn** 0228/28715732	●●●	◆◆	■■	★	◷	a, s, t	K, M, ST, EK, SK	F, A	✔	*Früherkennung, Frühintervention, kognitive Störungen, Psychosen bei körperl. Erkr., Drogenpsychosen*
Dr. Felix Hohl-Radke Asklepios Fachklinikum www.asklepios.com	**Brandenburg** 03381/782156	●	◆◆		★	◷◷	a, s, t	K, A, M, ST, EK, SK	F, A	✔	*differenzierte Diagnostik, Sucht und Depression, Sucht und Psychose*
Dr. Sybille Eickens Gemeinschaftspraxis	**Bremen** 0421/612171	●	◆◆			k. A.	k. A.	k. A.	k. A.	k. A.	*Ärztin wurde angeschrieben, beteiligte sich aber nicht an der FOCUS-Befragung.*
Prof. Dr. Martin Hambrecht Ev. Krankenhaus Elisabethenstift www.agaplesion-elisabethenstift.de	**Darmstadt** 06151/4034001	●●	◆			k. A.	k. A.	k. A.	k. A.	k. A.	*Arzt wurde angeschrieben, beteiligte sich aber nicht an der FOCUS-Befragung.*
Prof. Dr. Wolfgang Gaebel LVR-Klinikum www.rk-duesseldorf.lvr.de	**Düsseldorf** 0211/9222001	●●●	◆◆	■■	★	◷◷	a, s, t	K, A, M, ST, EK, SK	A	✔	*pharmakologische Langzeittherapie, körperliche Begleiterkrankungen, antipsychotische Intervalltherapie*
Priv.-Doz. Dr. Birgit Janssen LVR-Klinikum www.rk-duesseldorf.lvr.de	**Düsseldorf** 0211/9223520	●●●	◆◆	■		k. A.	k. A.	k. A.	k. A.	k. A.	*Ärztin wurde angeschrieben, beteiligte sich aber nicht an der FOCUS-Befragung.*
Dr. Michael van Kampen Praxis	**Düsseldorf** 0211/353040	●	◆			◷◷	a				*Soziotherapie, Koordination verschiedener Therapieansätze, Angehörigenbetreuung*
Prof. Dr. Georg Wiedemann Klinikum Fulda www.klinikum-fulda.de	**Fulda** 0661/845721	●●	◆◆	■	★	◷◷	a, s, t	K, A, M, ST, EK, SK	F, A	✔	*Psychosen, Akutbehandlung bei Alkohol- und Medikamentenproblemen, Demenz-Diagnostik*
Prof. Dr. Bernd Gallhofer Uniklinikum www.ukgm.de	**Gießen** 0641/98557 01	●●●	◆◆	■		k. A.	k. A.	k. A.	k. A.	k. A.	*Arzt wurde angeschrieben, beteiligte sich aber nicht an der FOCUS-Befragung.*
Prof. Dr. Oliver Gruber Uniklinikum www.psychiatrie-uni-goettingen.de	**Göttingen** 0551/396615	●●	◆	■■	★	◷◷	a, s, t	K, A, ST, EK, SK	A	✔	*differenzierte Diagnostik, Hirnbildgebung, personalisierte Psychiatrie*

● = von Kollegen empfohlen
●● = häufig von Kollegen empfohlen
●●● = überdurchschnittlich häufig von Kollegen empfohlen
◆ = von Patienten empfohlen
◆◆ = häufig von Patienten empfohlen

■ = viel publiziert
■■ = überdurchschnittlich viel publiziert
★ = macht Studien
★★ = macht viele Studien
★★★ = macht überdurchschnittlich viele Studien

◷ = bis 2 Wochen
◷◷ = 3 Wochen bis 2 Monate
◷◷◷ = länger als 2 Monate
a = ambulant
s = stationär
t = Tagesklinik

K = Kognitives Training
A = Arbeitstherapie
M = Metakognitives Training
ST = Sporttherapie
EK = Training emotionaler Kompetenz
SK = Training sozialer Kompetenz

F = Familientherapie
A = Angehörigenbetreuung
✔ = ja
k. A. = keine Angaben

▷

Experten für Schizophrenie

Arzt/Klinik/Internet-Adresse	Ort/Tel.-Nr.	von Kollegen empfohlen	von Patienten empfohlen	Publikationen	Studien	Wartezeit	Versorgungsstruktur	therapeut. Leistungen	Service für Angehörige	24-Std.-Bereitschaft	Spezialisierung
Priv.-Doz. Dr. Thomas Wobrock Kreiskliniken Darmstadt-Dieburg www.psychiatrie-umstadt.de	**Groß-Umstadt** 060 78/79 29 01	●●	◆◆	■■	★	◷◷	a, s, t	K, M, SK	F, A	✔	*repetitive transkranielle Magnetstimulation (rTMS), Elektrokrampftherapie (EKT)*
Prof. Dr. Thomas Becker Bezirkskrankenhaus www.bkh-guenzburg.de	**Günzburg** 082 21/96 20 02	●●●	◆◆	■■		k. A.	k. A.	k. A.	k. A.	k. A.	*Arzt wurde angeschrieben, beteiligte sich aber nicht an der FOCUS-Befragung.*
Prof. Dr. Margot Albus Isar-Amper-Klinikum www.iak-kmo.de	**Haar** 089/456 23 203	●●	◆◆	■		◷◷	a, s, t	K, ST, EK, SK	A	✔	
Prof. Dr. Martin Lambert Uniklinikum www.uke.de/kliniken/psychiatrie	**Hamburg** 040/7 41 05 32 10	●●●	◆◆	■■	★	◷	a, s, t	K, A, M, SK	F, A	✔	*Früherkennung von Psychosen, integrierte Versorgung von Psychosen*
Prof. Dr. Dieter Naber Uniklinikum www.uke.de/kliniken/psychiatrie	**Hamburg** 040/7 41 02 32 10	●●●	◆◆	■■	★		a, s, t	K, A, M, ST, SK	F, A		*Psychopharmaka, subjektive Perspektive der Patienten und der Angehörigen*
Prof. Dr. Michael S. Chirazi-Stark Asklepios Westklinikum www.asklepios.com/westklinikum	**Hamburg** 040/81 91 28 65	●	◆◆			k. A.	k. A.	k. A.	k. A.	k. A.	*Arzt wurde angeschrieben, beteiligte sich aber nicht an der FOCUS-Befragung.*
Dr. Hans-Peter Unger Asklepios Klinik Harburg www.asklepios.com/harburg	**Hamburg** 040/18 18 86 32 43	●●	◆◆		★	◷◷	a, s, t	K, A, ST, SK	F, A		*Depression und bipolare Störungen, Psychotherapie von Psychosen*
Prof. Dr. Karl H. Beine St. Marien-Hospital www.marienhospital-hamm.de	**Hamm** 023 81/18 25 26	●●	◆◆		★	◷◷	a, s, t	K, A, ST, EK, SK	F, A	✔	
Dr. Norbert Mayer-Amberg Praxis	**Hannover** 0511/66 70 34	●	◆◆			◷◷	a			✔	
Priv.-Doz. Dr. Robert Christian Wolf Uniklinikum www.klinikum.uni-heidelberg.de	**Heidelberg** 062 21/5 60	●	◆		★	◷◷	a, s, t	K, A, M, ST, EK, SK	A	✔	*Differenzialdiagnostik affektiver und schizophrener Störungen bei Jugendlichen u. jungen Erwachsenen*
Dr. Matthias Walle Gemeinschaftspraxis www.drwalle.de	**Hemmoor** 047 71/23 23	●	◆◆		★	◷	a	K, EK, SK	F, A	✔	*komplexe psychotische Erkrankungen*
PD Dr. Maria C. Jockers-Scherübl Klinik Oranienburg www.oberhavel-kliniken.de	**Hennigsdorf** 033 02/5 45 42 11	●	◆	■	★	◷	a, s, t	K, A, ST, EK, SK	F, A	✔	*Doppeldiagnose Schizophrenie und Sucht, insbesondere Cannabismissbrauch, bipolare Störung und Sucht*
Prof. Dr. Arno Deister Klinikum Itzehoe www.kh-itzehoe.de	**Itzehoe** 048 21/7 72 28 01	●●	◆◆	■		◷	a, s, t	K, EK, SK	F, A	✔	*schizoaffektive Störungen*
Prof. Dr. Heinrich Sauer Uniklinikum www.psychiatrie.uk-j.de	**Jena** 036 41/9 39 01 01	●●	◆	■■		k. A.	k. A.	k. A.	k. A.	k. A.	*Arzt wurde angeschrieben, beteiligte sich aber nicht an der FOCUS-Befragung.*
Prof. Dr. E. Gouzoulis-Mayfrank LVR-Klinik www.klinik-koeln.lvr.de	**Köln** 0221/8 99 36 32	●●	◆◆	■	★	◷◷	a, s, t	K, A, M, ST, EK, SK	F, A	✔	*Psychose mit begleitenden Suchterkr., Depressionen, Persönlichkeitsstörungen, Traumaambulanz*
Prof. Dr. Joachim Klosterkötter Uniklinikum, www.uk-koeln.de/kliniken/psychiatrie	**Köln** 0221/4 78 40 10	●●●	◆	■■	★★	◷◷	a, s, t	K, M, ST, EK, SK	F, A	✔	*Vorhersage, Früherkennung inkl. Differenzialdiagnostik, personalisierte Prävention und Behandlung*
Prof. Dr. Bernhard Bogerts Uniklinikum www.med.uni-magdeburg.de/kpsy	**Magdeburg** 0391/6 71 50 29	●●	◆◆	■■	★	◷◷	a, s, t	K, A, ST, SK	A		*Differenzialdiagnostik, neurobiologische Ursachen, Bildgebung der Hirnstruktur*
Prof. Dr. Andreas Meyer-Lindenberg Zentralinst. f. Seelische Gesundheit www.zi-mannheim.de/psychiatrie	**Mannheim** 0621/17 03 23 02	●●	◆◆	■■	★	◷◷	a, s, t	K, A, M, ST, EK, SK	A	✔	*Früherkennung, Begleiterkrankungen, neue Therapieverfahren*
Prof. Dr. Mathias Zink Zentralinst. f. Seelische Gesundheit www.zi-mannheim.de	**Mannheim** 0621/17 030	●●	◆◆	■■	★	◷	a, s, t	K, A, M, ST	F, A	✔	*Früherkennung, Frühbehandlung, Therapieresistenz, Psychose mit Depression oder Zwang*

Experten für Schizophrenie

Arzt/Klinik/Internet-Adresse	Ort/Tel.-Nr.	von Kollegen empfohlen	von Patienten empfohlen	Publikationen	Studien	Wartezeit	Versorgungsstruktur	therapeut. Leistungen	Service für Angehörige	24-Std.-Bereitschaft	Spezialisierung
Priv.-Doz. Dr. Karsten Wolf Zentrum für Seelische Gesundheit www.zsg-marienheide.de	**Marienheide** 02264/24143	●	◆◆			◷	a, s, t	K, A, M, ST, EK, SK	F, A	✔	*emotionale Kompetenz bei Schizophrenie und anderen psychiatrischen Erkrankungen*
Priv.-Doz. Dr. Josef Bäuml Uniklinikum r. d. Isar www.psykl.med.tum.de	**München** 089/41404206	●●●	◆◆	■■	★	◷◷	a, s, t	K, A, ST, SK	A	✔	*Psychoedukation, Angehörigeninterventionen, Patienten mit fehlender Krankheitseinsicht*
Dr. Werner Kissling Uniklinikum r. d. Isar www.cfdm.de	**München** 089/41404207	●●●	◆◆	■■	★	◷	a, s, t	A, ST, SK	A	✔	*Verhinderung von Rückfällen bei Schizophrenie u. Depression, psychische Gesundheit am Arbeitsplatz*
Prof. Dr. Stefan Leucht Uniklinikum r. d. Isar www.cfdm.de	**München** 089/41404249	●●	◆	■■	★		a, s, t	K, A, M, ST, SK	A	✔	*metaanalytische Untersuchung von Therapien*
Dr. Alois Niederschweiberer Gemeinschaftspraxis www.neurozentrum-pasing.de	**München** 089/88949820	●	◆◆			k. A.	k. A.	k. A.	k. A.	k. A.	*Arzt wurde angeschrieben, beteiligte sich aber nicht an der FOCUS-Befragung.*
Dr. Gabriele Schleuning Isar-Amper-Klinikum www.iak-kmo.de	**München** 089/45623785	●●	◆			k. A.	k. A.	k. A.	k. A.	k. A.	*Ärztin wurde angeschrieben, beteiligte sich aber nicht an der FOCUS-Befragung.*
Prof. Dr. Michael von Cranach Praxis	**München** 089/18970606	●●	◆◆			◷	a	K, SK	F, A	✔	*langfristige Behandlung u. Begleitung von schwerkranken Patienten, Einbeziehung der Angehörigen*
Prof. Dr. Peter Falkai Uniklinikum www.klinikum.uni-muenchen.de	**München** 089/51605511	●●●	◆	■■	★	◷	a, s, t	K, A, ST, EK, SK	F, A	✔	*Therapieresistenz*
Priv.-Doz. Dr. Thomas Messer Danuviusklinik www.danuviusklinik.de	**Pfaffenhofen** 08441/4059831	●●	◆◆	■■	★	◷◷	a, s, t	K, A, M, SK	A	✔	*differenzierte Psychopharmakotherapie, Verlaufsforschung*
Prof. Dr. Tilmann Steinert Zentr. f. Psychiatrie Südwürttemberg www.zfp-web.de	**Ravensburg** 0751/76012738	●●	◆	■■		k. A.	k. A.	k. A.	k. A.	k. A.	*Arzt wurde angeschrieben, beteiligte sich aber nicht an der FOCUS-Befragung.*
Priv.-Doz. Dr. Martin Heinze Immanuel Klinik www.immanuel.de	**Rüdersdorf** 033638/830	●	◆◆	■	★	◷	a, s, t	K, A, ST, SK	F, A	✔	*Früherkennung, Differenzialdiagnose, anthropologische Psychiatrie*
Prof. Dr. Martin Bürgy Zentrum für Seelische Gesundheit www.klinikum-stuttgart.de	**Stuttgart** 0711/27822801	●	◆◆	■	★	◷	a, s, t	K, A, M, ST, EK, SK	A	✔	*Behandlung von Begleiterkrankungen, z. B. Persönlichkeits-, Angst- und Zwangsstörungen, Sucht*
Prof. Dr. Matthias Dose Isar-Amper-Klinikum www.bkh-taufkirchen.de	**Taufkirchen/Vils** 08084/934212	●●	◆	■	★	◷◷	a, s, t	K, A, ST, SK	A	✔	*differenzierte Psychopharmakotherapie, autistische Störungen bei Erwachsenen*
Prof. Dr. Stefan Kropp Asklepios Fachklinikum www.asklepios.com	**Teupitz** 033766/66276	●	◆◆			◷◷	a, s, t	K, A, M, ST, EK, SK	A	✔	
Dr. Bernd Sponheim Sana Hanse-Klinikum www.sana-hanse-klinikum-wismar.de	**Wismar** 03841/331280	●	◆			◷	a, s, t	K, A, ST, SK	A		*Optimierung der Psychopharmakotherapie, Interaktionen*
Dr. Hans Renz Münsterklinik Zwiefalten www.zfp-web.de	**Zwiefalten** 07373/100	●	◆			◷◷	a, s, t			✔	

● = von Kollegen empfohlen
●● = häufig von Kollegen empfohlen
●●● = überdurchschnittlich häufig von Kollegen empfohlen
◆ = von Patienten empfohlen
◆◆ = häufig von Patienten empfohlen

■ = viel publiziert
■■ = überdurchschnittlich viel publiziert
★ = macht Studien
★★ = macht viele Studien
★★★ = macht überdurchschnittlich viele Studien

◷ = bis 2 Wochen
◷◷ = 3 Wochen bis 2 Monate
◷◷◷ = länger als 2 Monate
a = ambulant
s = stationär
t = Tagesklinik

K = Kognitives Training
A = Arbeitstherapie
M = Metakognitives Training
ST = Sporttherapie
EK = Training emotionaler Kompetenz
SK = Training sozialer Kompetenz

F = Familientherapie
A = Angehörigenbetreuung
✔ = ja
k. A. = keine Angaben

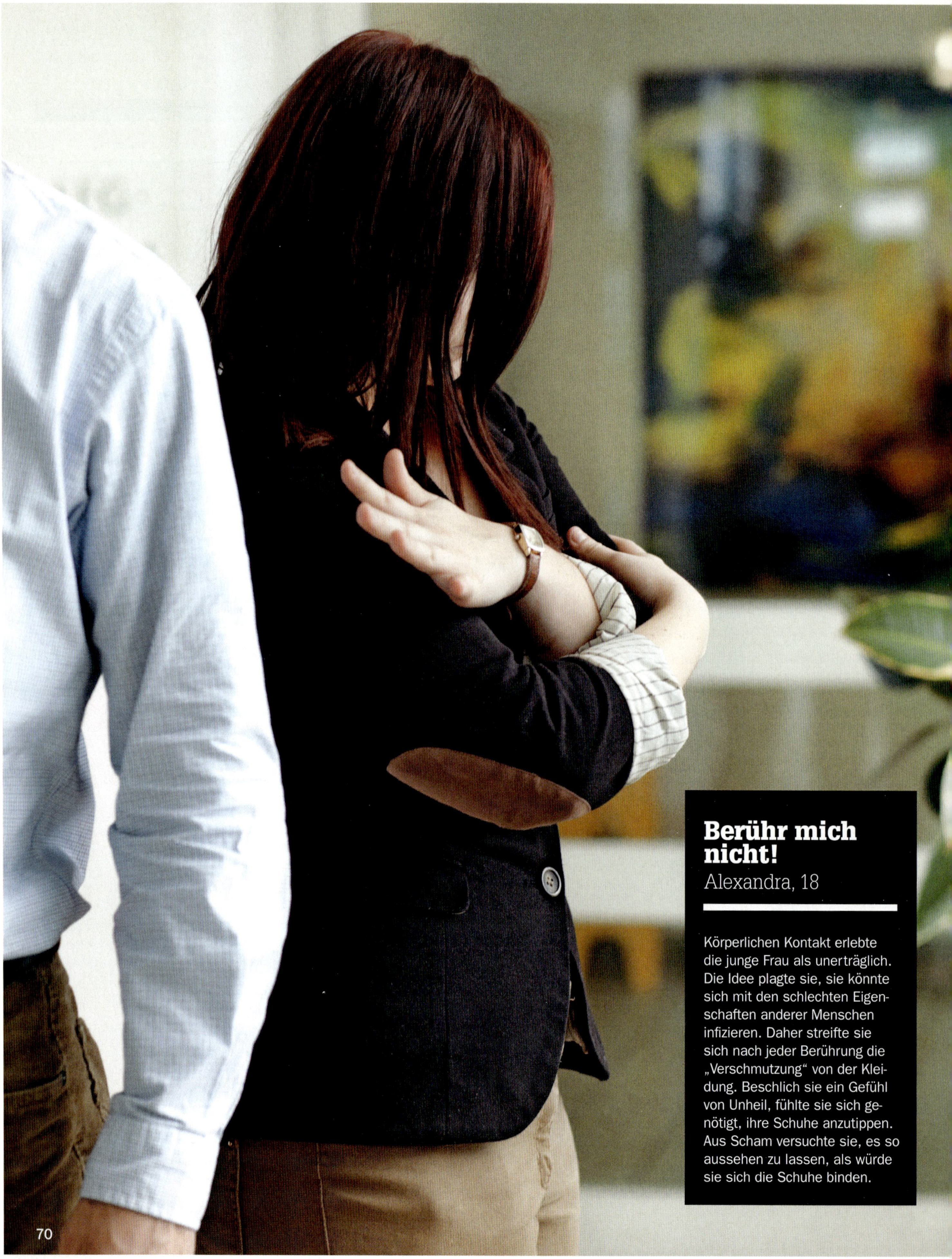

Berühr mich nicht!

Alexandra, 18

Körperlichen Kontakt erlebte die junge Frau als unerträglich. Die Idee plagte sie, sie könnte sich mit den schlechten Eigenschaften anderer Menschen infizieren. Daher streifte sie sich nach jeder Berührung die „Verschmutzung" von der Kleidung. Beschlich sie ein Gefühl von Unheil, fühlte sie sich genötigt, ihre Schuhe anzutippen. Aus Scham versuchte sie, es so aussehen zu lassen, als würde sie sich die Schuhe binden.

Stapeln, kontrollieren, **abstreifen**

Der Wasserhahn zu, die Tür abgeschlossen? Patienten können ihre **Zwangserkrankung** wieder verlernen. Zu wenige Betroffene erhalten eine Therapie

Heute Abend wird es so weit sein: Tim Patzlik wird mit dem Zug nach Hause fahren und sehen, ob er seine Zwänge überwunden hat. Noch sitzt er im Sessel des Therapiezimmers der Schön Klinik Roseneck am Chiemsee und stellt sich vor, was ihn auf den 300 Kilometern erwartet.

Er versucht, gefasst zu wirken, Zuversichtliches zu sagen, die Anspannung schwäbisch-schnoddrig wegzureden. Doch sein fröhliches Naturell allein wird dem 21-Jährigen nicht reichen, wenn er nach sieben Wochen Therapie am heimischen Bahnhof ankommt. Das weiß er.

Patzlik leidet an einer Zwangsstörung. Das Leiden führt – wie der Name schon sagt – bei jedem Betroffenen ein skurriles Eigenleben. Nach Angaben der Deutschen Gesellschaft Zwangserkrankungen in Hamburg sind rund eine Million Bundesbürger einmal im Leben davon betroffen. Männer wie Frauen. Erwachsene wie Kinder. Aus Scham und Unkenntnis vertuschen sie ihr Verhalten. Manche verbringen Jahrzehnte mit sinnlos scheinenden Handlungen.

Ein Betroffener muss sich zum Beispiel nach dem Gang zur Toilette vier Stunden waschen – nicht aus hygienischen Gründen, sondern der Befürchtung wegen, andernfalls anderen zu schaden. Bekannt ist der Fall eines Mannes, der sich daraufhin gezwungen hat, nur noch einmal am Tag zu urinieren. „Das ist Verrücktsein bei klarem Verstand", sagt Ulrich Voderholzer, ärztlicher Direktor der Klinik Roseneck. „30 bis 40 Prozent der Betroffenen sind arbeitsunfähig." Ihr gesamter Alltag ist dem Zwang unterworfen: Sie kontrollieren, waschen, zählen, ordnen, stapeln. Immer wieder.

Patient Patzlik, Fachangestellter für Tiermedizin, war mit Überprüfen beschäftigt: Sind die Schrankfächer eingeräumt, die Wasserhähne abgestellt, Kühlschrank und Tierkäfige verschlossen? „Es ist wie das Craving von Suchtkranken", so Voderholzer. Ein offenkundig widersinniges, dennoch kaum zu bändigendes Verlangen, etwas zu tun. Vermutlich, um Ausgleich zu schaffen für Belastungen im Job, im Alltag, in der Familie oder gar in der zurückliegenden Kindheit.

Die Ursachen des Zwangs mögen in der Lebensgeschichte verborgen liegen. Doch die analytische Aufarbeitung der Vergangenheit „hat sich in der Therapie als wirkungslos erwiesen", erklärt Voderholzer. „Ein Zwang löst sich nicht auf, wenn man das ursächliche Problem erkennt." Durchgesetzt hat sich die kognitive Verhaltenstherapie: Psychiater gehen davon aus, dass Menschen das krankhafte Verhalten einer Zwangshandlung erlernen. Sie können diese damit auch wieder verlernen.

Patzlik bekam neben der kognitiven Therapie Selbstsicherheits- und Achtsamkeitstraining. Er übte Atemtechniken, um sich bei akutem Stress wieder zu beruhigen. Heute noch war er beim therapeutischen Klettern. Das sollte sein Vertrauen in sich und andere schulen. Mit Psychologin Maike Müller, seiner Therapeutin, geht er im Besprechungsraum der Klinik die bevorstehende Exposition durch: Einen Tag lang soll er zu Hause verbringen und sich mit den Auslösern seiner Zwänge konfrontieren. Mit den Wasserhähnen und Wohnungstüren, die ihn nicht mehr normal leben ließen. Die Therapeutin bohrt, will alles genau wissen, um Überraschungen zu vermeiden. „Was wird für Sie in der Wohnung am schwersten?" „Das Badezimmer. Aber ich habe hier viel geübt und werde schon verstehen, dass keine Überschwemmung droht, auch wenn ich den Hahn nur einmal zudrehe."

Oft glauben Zwangserkrankte, ein Unglück zu verursachen, Brände, Einbrüche, Entführungen, den Tod. Wenn du eine Türklinke anfasst, bist du verseucht! Wenn du ein Kreuz siehst, passiert dir etwas Schlimmes! Diesen vermeintlich unausweichlichen Katastrophen steuern sie mit zwanghaften Ritualen entgegen. Wenn sie ein Fahrrad sehen, schießt ihnen plötzlich der Gedanke in den ▶

Foto: Ulrike Frömel/FOCUS-Magazin

Kopf, mit dem Rad könnte ein Kind überfahren worden sein. Sie müssen dann nach Blutspuren an Lenker, Pedal oder Reifen suchen. „Der Tod wird von den Schuhsohlen abgewischt, wenn man an einem Friedhof vorbeigehen musste", schreiben die Psychologin Birgit Hofmann und der Verhaltenstherapeut Nicolas Hoffmann in ihrem Buch „Wenn Zwänge das Leben einengen".

Erkrankte quälen sich durch ein Doppelleben, ärztliche Fehldiagnosen bleiben nicht aus. Noch immer passiere es, dass die Krankheit bagatellisiert, der Patient gar als paranoid psychotisch abgestempelt wird. Doch „die Auffassung ist widerlegt, dass Zwangsstörungen eine Vorläuferform von Schizophrenie darstellen würden", so die beiden Autoren.

Zwangsgedanken können bisweilen erschreckend sexuell oder aggressiv sein, sich etwa bis zur grausamen Vorstellung entwickeln, einen geliebten Menschen zu vergewaltigen oder zu töten. Eine junge Mutter konsultierte den Leiter der Klinik für Kinder- und Jugendpsychiatrie und Psychotherapie der Städtischen Kliniken Köln, Christoph Wewetzer. Sie quälte der Gedanke, ihr Kind ersticken zu können. Das hätte sie nie getan, nur: Zu dieser realistischen Einschätzung war sie außer Stande. Ein anderer Patient fiel in der Schule auf. Er hatte Probleme, auf kariertes Papier zu schreiben, wähnte hinter dem Papier Hakenkreuze. Unerträglich war ihm, als er eines Tages von Skinheads angerempelt wurde. Er dachte, nationalsozialistisches Gedankengut könnte auf ihn übertreten. Seinen entgleisten Vorstellungen setzte er ausgeprägtes Waschen entgegen. Er war nicht mehr in der Lage, das Haus zu verlassen oder die Schule zu besuchen.

Das Waschen ist ein typisches Ritual, um die Seelenpein zu kompensieren. Wie bei einem Anwalt, der sich in exakt festgelegter Reihenfolge jeden Quadratzentimeter seiner Hände wusch. Einseifen, schrubben, abwaschen und wieder von vorn. Vier Stunden lang. Eine genetische Disposition dagegen kann den Weg in die Erkrankung ebnen. „Bei erblicher Veranlagung ist das Risiko, an einem Zwang zu erkranken, fünf- bis sechsmal größer." Voderholzer zitiert Zahlen der Deutschen Forschungsgemeinschaft.

Wie so oft bei psychischen Erkrankungen liegt ein ganzer Kanon von Auslösern vor. „Ich wurde in der Schule gemobbt", erinnert sich Patient Patzlik. „Ich hatte körperliche Probleme, war fast magersüchtig." Schließlich fiel er durchs Abitur. „Da kamen die Zwänge dann richtig heraus." Zu diesem Zeitpunkt lag bereits eine lange Phase des Vertuschens hinter ihm, sechs Jahre verbarg er die Zwanghaftigkeit vor seinen Eltern. 14 war er, als ihm die eigene Skurrilität auffiel. Er wollte mit seinem Bruder zum Fußballspielen gehen. „20 Sekunden lang habe ich an der Haustür gerüttelt, bevor ich überzeugt war, dass sie verschlossen war."

Der Kontrollzwang wurde von Jahr zu Jahr schlimmer, messbar schlimmer. Mit 18 nahm es eine ganze Minute in Anspruch. Zwischenzeitlich, mit 15, kam die Kontrolle des Wasserhahns hinzu. „Anfangs musste ich noch auf den Hebel drücken, um mich zu überzeugen. Später starrte ich den Wasserhahn nur noch an." Im vergangenen Juni hielt er das Versteckspiel nicht mehr aus und gab sein Geheimnis preis. Eine Überwindung sei das gewesen, aber auch eine große Erleichterung.

Mehr als sieben Jahre verstreichen im Schnitt von den ersten Symptomen bis zur Diagnose eines Arztes. „Mindestens 50 Prozent der Betroffenen kommen nie in Behandlung", erklärt Voderholzer. Eine Genesung bleibt ihnen vorenthalten, Selbst- oder Spontanheilung ist selten. Wer seinen Zwang bekämpfen will, braucht die Hilfe eines erfahrenen Therapeuten. Unter Umständen ein Leben lang. Facharzt Christoph Wewetzer hat Patienten 15 Jahre nach ihrer Behandlung erneut befragt. „30 Prozent litten weiterhin unter Zwängen." Er vergleicht das Leiden mit der Depression, die mitunter zusammen mit einer Zwangserkrankung auftritt. „Wir haben rezidivierende Verläufe: Das Problem kommt und geht."

Alexandra, seit fünf Wochen Zimmernachbarin von Tim Patzlik, blickt dennoch optimistisch in die Zukunft: „Hier habe ich viele Zwänge bewältigen können. Ich habe gelernt, dass ich mich wehren kann." Als die heute 18-Jährige zwölf war, fing es an, dass sie alles mehrfach anfassen musste, zuerst viermal, dann achtmal: achtmal die Schranktür schließen, das Licht ausschalten, den Kühlschrank zudrücken, achtmal in den Spiegel sehen, achtmal die Schuhe ▶

Ich muss

Formen und Inhalte von Zwangshandlungen, ermittelt in einer Stichprobe von über 100 Patienten einer Klinik

(Mehrfachnennungen sind möglich)

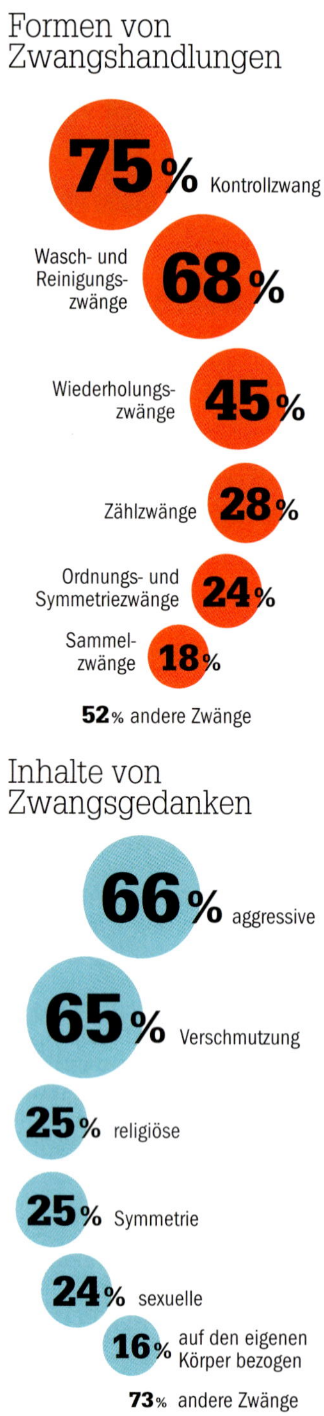

Quelle: Prof. Voderholzer, Schön Klinik Roseneck

Foto: Ulrike Frömel/FOCUS-Magazin

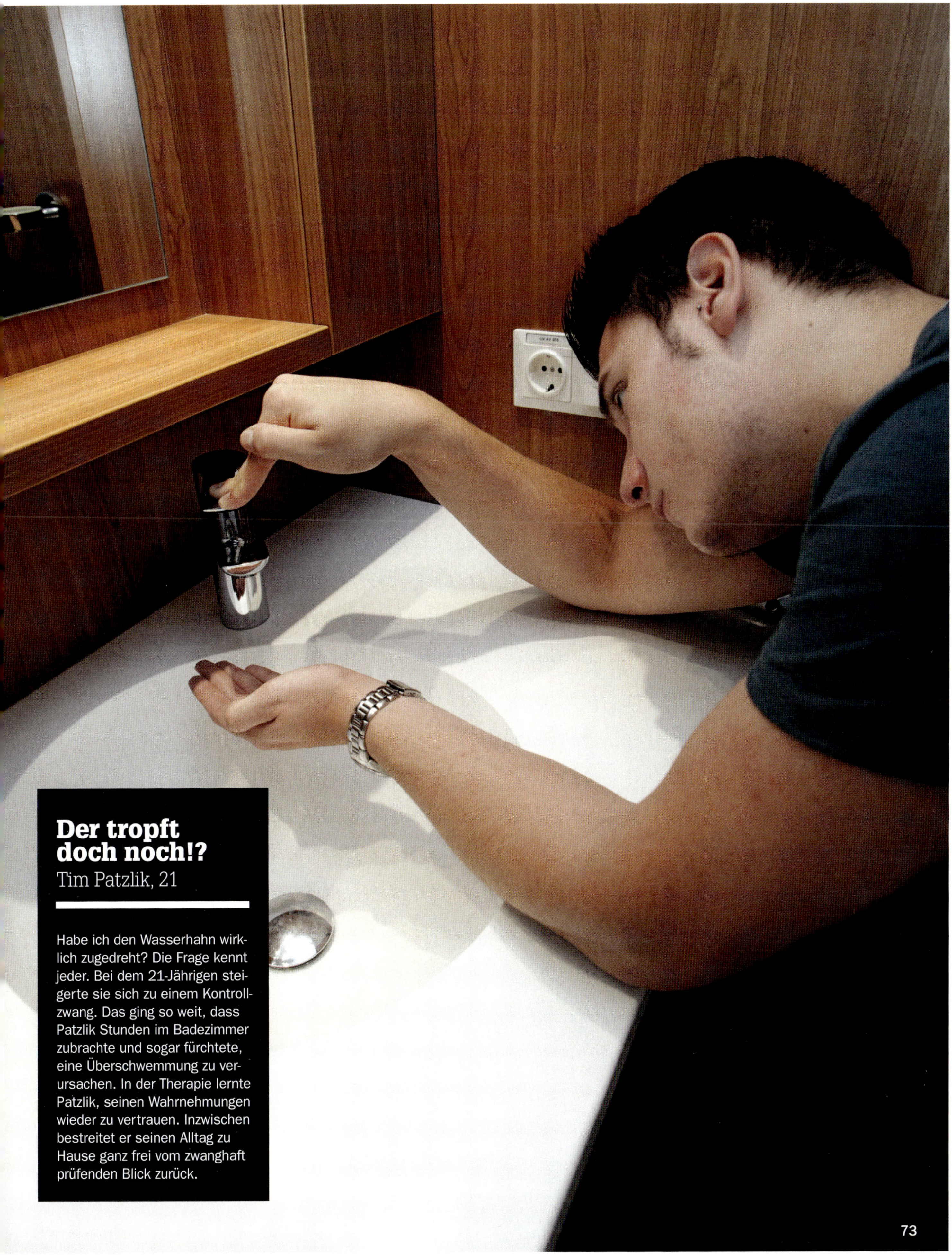

Der tropft doch noch!?

Tim Patzlik, 21

Habe ich den Wasserhahn wirklich zugedreht? Die Frage kennt jeder. Bei dem 21-Jährigen steigerte sie sich zu einem Kontrollzwang. Das ging so weit, dass Patzlik Stunden im Badezimmer zubrachte und sogar fürchtete, eine Überschwemmung zu verursachen. In der Therapie lernte Patzlik, seinen Wahrnehmungen wieder zu vertrauen. Inzwischen bestreitet er seinen Alltag zu Hause ganz frei vom zwanghaft prüfenden Blick zurück.

zurechtrücken. Ihre größte Angst ist es, berührt zu werden. Sie fürchtete die schlechten Eigenschaften anderer, die sich über den Kontakt übertragen könnten. Viermal musste sie sich nach jeder Berührung über den Arm wischen, um das Schlechte abzustreifen.

Die Konfrontationstherapie brachte sie an den Rand des für sie Erträglichen: „Ich musste vielen die Hand geben, die Putzfrau umarmen." Die begleitende Therapeutin redete gleichzeitig auf Alexandra ein, erzählte ihr von den schlechten Eigenschaften der Personen. Die Patientin fühlt es wie heute: „Ich wollte, dass mir die Arme abfallen. Das war nicht mehr mein Körper." Früher hat sie die Abscheu den ganzen Tag beschäftigt. „Heute verblassen die Gedanken nach zwei bis drei Minuten."

Durchschnittlich jeder dritte Patient wird in der Klinik am Chiemsee zusätzlich mit Medikamenten behandelt. Allerdings nur dann, wenn andere Verfahren nicht greifen. Die Kombination aus Verhaltens- und medikamentöser Therapie ist besonders erfolgreich, so der Kölner Facharzt Wewetzer. Auch sind die Experten auf der steten Suche nach weiteren Behandlungsmöglichkeiten. An der Uniklinik in Freiburg testen Forscher ein internetbasiertes Therapieprogramm.

Großes Medienecho bekam die Hirnstimulation, von der jene Patienten profitieren sollen, die weder auf intensive Psychotherapie noch auf Medikamente ansprechen. Ärzte führen dabei Elektroden in die Gehirnregion ein, die sie für den Zwang verantwortlich machen. Mäßige Verbesserungen seien bei 50 bis 60 Prozent der Operierten gemessen worden, erklärt Voderholzer.

Tim Patzlik hat seinen ersten Praxistest im schwäbischen Elternhaus hinter sich. Am Telefon berichtet er, dass ihm das Händewaschen gelang, ohne den Wasserhahn nochmals kontrollieren zu müssen. Das Licht schaltete er aus, ohne später daran zu zweifeln. Lediglich beim Schließen des Kühlschranks musste er „nachdrücken".

Der Patient ist zufrieden. Die Haustür, mit der die Krankheit begonnen hat, als er noch ein Junge war, kann nun ins Schloss fallen, ohne dass er sich nach ihr umdrehen muss. ■

STEFAN BRUNNER

Stundenlang morgens ankleiden

Bereits im Vorschulalter können Kinder an einer Zwangsstörung erkranken. Eltern sollten Geduld aufbringen und frühzeitig einen Experten aufsuchen

Herr Wewetzer, auch Kinder leiden bereits unter Zwangserkrankungen. Wie alt war ihr jüngster Patient?
Viereinhalb Jahre.

Worum ging es?
Das Kind hatte die zwanghafte Vorstellung, dass seine Strümpfe beim Anziehen absolut faltenfrei sitzen mussten. So dauerte das Ankleiden jeden Morgen zweieinhalb Stunden.

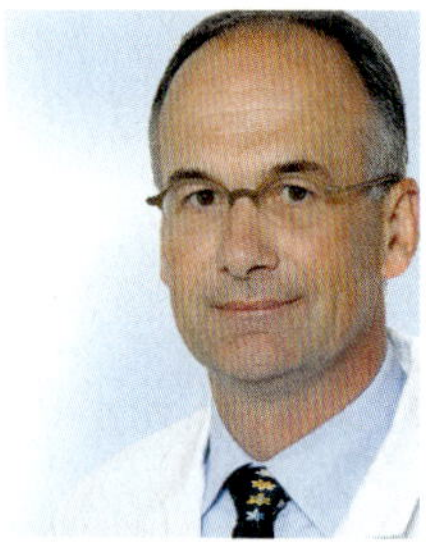

Christoph Wewetzer ist Leiter der Kinder- und Jugendpsychiatrie, Städtische Kliniken Köln

Lassen sich in diesem Alter die Störungen diagnostizieren?
Ab etwa neun, zehn Jahren ist das leichter. Dann ist das Kind kognitiv in der Lage, über das Erleben zu berichten. Nur wer sich wahrnimmt, kann erzählen, was in ihm vorgeht. Daneben sollte es den Zwang als etwas auffassen, das nicht Teil des eigenen Ich ist. Häufig ist das Gegenteil der Fall: Kinder versuchen die Zwangsstörung in ihre Persönlichkeit zu integrieren. Manchmal verteidigen sie die Zwänge gar. Daher können wir Kinder oft nur schwerer für eine Behandlung motivieren.

Wie entstehen Zwänge bei Kindern?
Sie haben meist mehrere Ursachen. Untersuchungen zeigen, dass über zehn Prozent der Verwandten ersten Grades – also Geschwister und Eltern – ebenfalls an einer Zwangsstörung leiden. Auch wissen wir: Je früher ein Kind an einer Zwangsstörung erkrankt, desto eher liegt das an der Erbsubstanz, den Genen. In der Regel gibt es einen Zusammenhang zwischen Zwang und der Entwicklungsaufgabe: Was muss ein vierjähriges Kind leisten? Es muss lernen, sich anzuziehen. Das kann es als Überforderung erleben.

Welche Rolle spielt die Pubertät?
In dieser Lebensphase sind typische Zwangsgedanken oft sexueller Art. Wenn ein Junge nicht so gut aufgeklärt ist und noch nicht weiß, dass es spontane Samenergüsse in der Nacht geben kann, wird er den Vorgang womöglich als beängstigend erleben. Er glaubt, er habe sich beschmutzt, und hat große Angst, die Kontrolle über sich zu verlieren.

Wie führt das zum Zwang?
Er verarbeitet das Ereignis zunächst schuldhaft und fängt abends an, Dinge zu tun, von denen er annimmt, dass sie ihm die Kontrolle zurückgeben: Er wäscht sich vermehrt oder ordnet irgendwelche Dinge in seinem Zimmer. So kann man in eine Zwangssymptomatik rutschen. Ganz banal.

Wie erkennt der Arzt die Störung?
Im Erstgespräch erfahren wir nur von 15 bis 20 Prozent der Zwänge. Manchmal lässt sich der Zusammenhang bei Kindern aber leichter herausarbeiten als bei den Erwachsenen, da der Zwang in jungem Alter noch nicht so chronifiziert ist.

Muss den Eltern das merkwürdige Verhalten ihres Kindes nicht auffallen?
Viele Eltern sind doch selbst von Zwangsstörungen betroffen. Im Extremfall ist das Leben zu Hause nur noch von den Zwängen des Kindes oder Jugendlichen bestimmt. Ganz wichtig ist: Die betroffenen Familien sollten wissen, dass ihr Kind diese zwanghaften Dinge nicht macht, um sie zu ärgern. Ihr Kind kann einfach nicht anders. ■

INTERVIEW: STEFAN BRUNNER

Selbsttest

Ist mein Verhalten noch **normal oder schon zwanghaft?**

Sauberkeit

Haben Sie Angst vor Verschmutzungen (Dreck, Keimen, Chemikalien, Strahlung) oder dass sich Schmutz überall ausbreiten könnte?

nein ☐ ja ☐

Benötigen Sie auf Grund festgelegter Abläufe und Rituale übermäßig lang für Ihre Körperpflege und/oder für die Hausarbeit?

nein ☐ ja ☐

Wenden Sie viel Zeit zum Putzen der Wohnung auf?

nein ☐ ja ☐

Gesundheit

Haben Sie Angst, eine schwere Krankheit (Aids/Krebs usw.) zu bekommen und/oder zu verbreiten?

nein ☐ ja ☐

Haben Sie Angst davor, einem nahestehenden Menschen (z. B. Ihren Kindern) unbeabsichtigt zu schaden (sie zu verletzen)?

nein ☐ ja ☐

Fürchten Sie, versehentlich mit dem Auto einen Fußgänger oder Radfahrer zu überfahren?

nein ☐ ja ☐

Sehen Sie in Ihren Gedanken Bilder vom Tod oder anderen schrecklichen Ereignissen? Drängen sich Ihnen gegen Ihren Willen unangenehme Gedanken auf, zum Beispiel vom Tod?

nein ☐ ja ☐

Alltag

Müssen Sie Gegenstände (wie Kleidungsstücke, Lebensmittel, Werkzeuge) perfekt (nach einem bestimmten System) anordnen bzw. ausrichten?

nein ☐ ja ☐

Heben Sie nutzlose Dinge auf und/oder durchstöbern Sie den Mülleimer vor seiner Leerung? Fällt es Ihnen schwer, Gegenstände wie zum Beispiel alte Zeitungen wegzuwerfen?

nein ☐ ja ☐

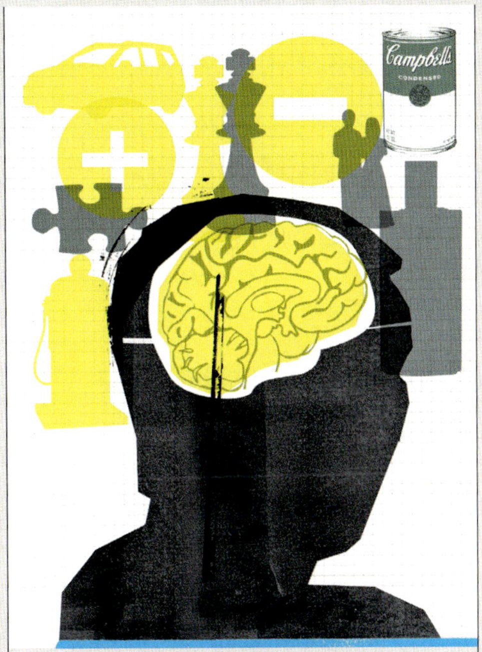

Wiederholen Sie bestimmte Handlungen immer wieder, bis Sie das Gefühl haben, dass es nun „genau richtig" ist?

nein ☐ ja ☐

Vermeiden Sie bestimmte Zahlen, Farben oder Namen?

nein ☐ ja ☐

Müssen Sie Gegenstände und/oder Menschen anfassen?

nein ☐ ja ☐

Sicherheit

Haben Sie übermäßig Angst vor Einbrechern oder Naturkatastrophen (Blitzeinschlag/ Hochwasser usw.) und müssen deswegen Ihre Wohnung absichern?

nein ☐ ja ☐

Kontrollieren Sie auch Routinearbeiten immer wieder aus Angst vor möglichen Fehlern?

nein ☐ ja ☐

Müssen Sie Lichtschalter, Wasserhähne, den Herd, die Türschlösser oder die Handbremse Ihres Autos immer wieder überprüfen?

nein ☐ ja ☐

Auswertung

Sind Sie unsicher, ob Ihr Verhalten oder das von Verwandten schon zwanghaft ist? Dann kann Ihnen der Selbsttest der Schweizerischen Gesellschaft für Zwangsstörungen bei einer ersten Beurteilung helfen. Beantworten Sie dazu die Fragen so spontan und ehrlich wie möglich, dann zählen Sie Ihre Ja-Antworten. Dieser Test ersetzt jedoch keine ärztliche Diagnose. Eine Zwangsstörung kann damit weder diagnostiziert noch ausgeschlossen werden.

Jedes Ja steht für 1 Punkt.

0 Punkte:
Sie haben keine der oben stehenden Fragen eindeutig mit Ja beantworten können. Die Fragen beziehen sich auf häufige Symptome einer Zwangsstörung. Wenn Sie sich bezüglich Ihrer Verhaltensweisen oder Gedanken trotzdem beunruhigt fühlen, suchen Sie Ihren Hausarzt auf.

1–4 Punkte:
Sie haben zwischen einer und vier Fragen mit Ja beantwortet. Dieses Ergebnis könnte, abhängig von den Fragen, dem zeitlichen Verlauf und der Ausprägung schon auf eine Zwangsstörung hinweisen. Wenden Sie sich zur weiteren Abklärung an Ihren Hausarzt.

5–8 Punkte:
Nach der Anzahl der mit Ja beantworteten Fragen zu urteilen, scheinen bei Ihnen einige typische Symptome aufzutreten, die auf eine Zwangsstörung hinweisen könnten. Sie sollten in jedem Fall einen Arzt aufsuchen und die fraglichen Punkte abklären lassen. Dazu kann es hilfreich sein, diesen Fragebogen ausgedruckt mitzunehmen.

mehr als 8 Punkte:
Die Mehrzahl der abgefragten Verhaltensweisen treffen auf Sie zu. Dies kann ein deutlicher Hinweis auf eine ausgeprägte Zwangsstörung sein, je nachdem, wie stark diese Gewohnheiten Sie belasten. Sprechen Sie unbedingt mit Ihrem Hausarzt, und lassen Sie sich untersuchen, um eine genaue Diagnose zu erhalten.

Quelle: Schweizerische Gesellschaft für Zwangserkrankungen

Illustration: Julia Pfaller/2agenten

Zwang

TOP MEDIZINER 2012 PSYCHIATRIE FOCUS DEUTSCHLANDS GRÖSSTE ÄRZTE-BEWERTUNG

TOP NATIONALES KRANKENHAUS 2012 ZWANG FOCUS DEUTSCHLANDS GRÖSSTER KRANKENHAUS-VERGLEICH

Selbst- oder Spontanheilungen sind bei Zwangserkrankungen selten. Patienten sollten professionelle Hilfe bei **Spezialisten und Fachkliniken für Zwangsstörungen** suchen

Die FOCUS-Listen nennen nach unabhängigen Kriterien ausgewählte **Mediziner und Kliniken für Zwangserkrankungen.** Sie sind qualifiziert, diese Siegel zu tragen.

Experten für Zwangsstörungen

Arzt/Klinik/Internet-Adresse	Ort/Tel.-Nr.	Fachrichtung	von Kollegen empfohlen	von Patienten empfohlen	Publikationen	Studien	Wartezeit	therapeut. Leistungen	medikamentöse Therapie	Expositionstherapie	zusätzliche Spezialisierung
Dr. Bernhard Osen Schön Klinik, Psychosomatik www.schoen-kliniken.de	**Bad Bramstedt** 04192/504509	P, PM	●●	◆◆		★★	◷	V, KV	✔	✔	*Essstörungen, posttraumatische Belastungsstörungen*
Priv.-Doz. Dr. Willi Ecker Psychotherapeutische Praxis	**Bad Dürkheim** 06322/66042	PS	●	◆			◷◷◷	V, KV		✔	*pathologische Eifersucht*
Dr. Klaus G. Limbacher AHG Klinik für Psychosomatik www.ahg.de/duerkheim	**Bad Dürkheim** 06322/934259	P, N, PM	●	◆		★	◷◷	V, KV, IP	✔	✔	*Störungen des Sexualverhaltens, arbeitsplatzbezogene Störungen, Burn-out-Prophylaxe*
Prof. Dr. Hans Reinecker CIP Ambulanz Bamberg www.uni-bamberg.de/huwi	**Bamberg** 0951/2972995	PS	●●●	◆	■	★	◷◷	KV		✔	*Angststörungen, Selbstmanagement-Therapie*
Dr. Nicolas Hoffmann Privatpraxis für Psychotherapie www.agadaz.de	**Berlin** 030/8253902	PS	●	◆			◷	V, KV		✔	*Depressionen, Angststörungen, Arbeitsstörungen, Lebenskrisen, Burn-out-Syndrom*
Prof. Dr. Norbert Kathmann Humboldt-Universität, www.hochschulambulanz.hu-berlin.de	**Berlin** 030/20934843	PS	●●●	◆	■	★★	◷◷	V, KV		✔	*Diagnostik, Forschung zu Risikofaktoren*
Dr. Anne-Katrin Külz Uniklinikum www.uniklinik-freiburg.de/psych	**Freiburg** 0761/27069780	PM	●	◆◆	■	★★	◷◷	V, KV		✔	*Depressionen, soziale Phobie*

N = Neurologie und Psychiatrie/Nervenarzt
P = Psychiatrie und Psychotherapie
PM = Psychosomatische Medizin und Psychotherapie
PS = Psychologie/Psych. Psychotherapie

● = von Kollegen empfohlen
●● = häufig von Kollegen empfohlen
●●● = überdurchschnittlich häufig von Kollegen empfohlen
◆ = von Patienten empfohlen
◆◆ = häufig von Patienten empfohlen

■ = viel publiziert
■■ = überdurchschnittlich viel publiziert
★ = macht Studien
★★ = macht viele Studien
★★★ = macht überdurchschnittlich viele Studien

◷ = bis 2 Wochen
◷◷ = 3 Wochen bis 2 Monate
◷◷◷ = länger als 2 Monate

V = Verhaltenstherapie
KV = kognitive Verhaltenstherapie
IP = interpersonelle Psychotherapie
AL = analytische Therapie
T = tiefenpsychologisch fundierte Therapie

✔ = ja
k. A. = keine Angaben
B = Betreuung
S = Seminare/Schulungen

Experten für Zwangsstörungen

Arzt/Klinik/Internet-Adresse	Ort/Tel.-Nr.	Fachrichtung	von Kollegen empfohlen	von Patienten empfohlen	Publikationen	Studien	Wartezeit	therapeut. Leistungen	medikamentöse Therapie	Expositionstherapie	zusätzliche Spezialisierung
Dr. Nicole Münchau Praxis	**Hamburg** 040/4900440	k. A.	●	◆		k. A.	k. A.	k. A.	k. A.	k. A.	*Ärztin wurde angeschrieben, beteiligte sich aber nicht an der FOCUS-Befragung.*
Priv.-Doz. Dr. Katarina Stengler Uniklinikum www.medizin.uni-leipzig.de	**Leipzig** 0341/9724304	P	●	◆		★	◷◷	V, KV	✔	✔	*Psychosen, psychische Erkrankungen am Arbeitsplatz, Geschlechterforschung in der Psychiatrie*
Prof. Dr. Fritz Hohagen Uniklinikum www.psychiatrie-luebeck.uk-sh.de	**Lübeck** 0451/5002910	P, N, PM	●●●	◆◆	■		k. A.	V, KV, IP	✔	✔	*Angststörungen, Depressionen*
Dr. Andreas Wahl-Kordon Uniklinikum www.psychiatrie-luebeck.uk-sh.de	**Lübeck** 0451/5002471	P	●●●	◆◆	■	★	◷	V, KV	✔	✔	*evidenzbasierte Therapiemethoden, Angststörungen*
Prof. Dr. Mathias Zink Zentralinstitut f. Seel. Gesundheit www.zi-mannheim.de	**Mannheim** 0621/17032911	k. A.	●	◆	■	k. A.	k. A.	k. A.	k. A.	k. A.	*Arzt wurde angeschrieben, beteiligte sich aber nicht an der FOCUS-Befragung.*
Prof. Dr. Norbert Müller Uniklinikum www.klinikum.uni-muenchen.de	**München** 089/51603307	N, PM, PS	●●	◆	■	★★	◷◷	V, KV, T	✔	✔	*Tic- und Bewegungsstörungen*
Dr. Nico Niedermeier Praxis www.psycho-muenchen.de	**München** 089/54508432	PM	●●	◆		★	◷◷	V, KV	✔	✔	*Konfrontationsverfahren im häuslichen und zwangsspezifischen Setting*
Dr. Igor Tominschek Tagklinik Westend www.tagklinik-westend.de	**München** 089/20244480	PM	●●	◆		★	◷◷	V, KV, T	✔	✔	*Paartherapie, Burn-out*
Thomas Hillebrand Psychotherapeutische Praxis	**Münster** 0251/47923	PS	●●	◆			◷◷	V, KV		✔	*Exposition bei Zwangsgedanken und Zwangshandlungen im ambulanten Rahmen*
Prof. Dr. Ulrich Voderholzer Schön Klinik Roseneck, www.schoen-kliniken.de/ptp/kkh/ros/	**Prien am Chiemsee** 08051/680	P	●●●	◆◆	■	★	◷◷	V, KV, IP, T	✔	✔	*Depressionen, Essstörungen, Schlafstörungen*
Prof. Dr. Hans-Jörgen Grabe Hanse Klinikum, www.medizin.uni-greifswald.de/psych/	**Stralsund** 03831/452100	P	●●	◆	■■	★	◷◷	V, KV, IP, T	✔	✔	*Depressionen, posttraumatische Belastungsstörungen, bipolare Störungen*
Walter Hauke Psychosomatische Klinik www.klinik-windach.de	**Windach** 08193/72303	PS	●●	◆◆		★	◷◷	V, KV		✔	*emotionsfokussierte Behandlung, Verbindung von verhaltenstherap. und körpertherap. Methoden*
Prof. Dr. Michael Zaudig Psychosomatische Klinik www.klinik-windach.de	**Windach** 08193/72850	P, PM	●●●	◆◆	■		k. A.	V, KV	✔		*Angststörungen*

30

bis 40 Prozent der Zwangspatienten können auf Grund ihrer Erkrankung keiner geregelten Arbeit nachgehen

N = Neurologie und Psychiatrie/Nervenarzt
P = Psychiatrie und Psychotherapie
PM = Psychosomatische Medizin und Psychotherapie
PS = Psychologie/Psych. Psychotherapie

● = von Kollegen empfohlen
●● = häufig von Kollegen empfohlen
●●● = überdurchschnittlich häufig von Kollegen empfohlen
◆ = von Patienten empfohlen
◆◆ = häufig von Patienten empfohlen

■ = viel publiziert
■■ = überdurchschnittlich viel publiziert
★ = macht Studien
★★ = macht viele Studien
★★★ = macht überdurchschnittlich viele Studien

◷ = bis 2 Wochen
◷◷ = 3 Wochen bis 2 Monate
◷◷◷ = länger als 2 Monate

V = Verhaltenstherapie
KV = kognitive Verhaltenstherapie
IP = interpersonelle Psychotherapie
AL = analytische Therapie
T = tiefenpsychologisch fundierte Therapie

✔ = ja
k. A. = keine Angaben
B = Betreuung
S = Seminare/Schulungen

Top-Fachkliniken Zwang

	Abteilung/Krankenhaus	Ort/Tel.-Nr.	FOCUS-Klinikscore[1]	Reputation	medizinische Qualität[1]	Pflegequalität[1]	Patientenzufriedenheit[1]	Besonderheiten
	SPITZENGRUPPE DEUTSCHLAND | nach FOCUS-Klinikscore gerankt							
1	**Psychosomatische Medizin und Psychotherapie** Psychosomatische Klinik Windach	**Windach** 08193/720	85	■■■	65	81		*Wahrnehmungsgruppe für Emotions- und Körperwahrnehmung*
2	**Psychosomatik/Psychotherapie** Schön Klinik Roseneck	**Prien am Chiemsee** 08051/680	85	■■■	72	70		*Spezialstationen für Zwangsstörungen*
3	**Klinik für Psychiatrie und Psychotherapie** Universitätsklinikum Schleswig-Holstein, Campus Lübeck	**Lübeck** 0451/5002441	75	■■■	45	83	77	*Behandlung von Müttern mit Kindern unter drei Jahren*
4	**Abt. für Psychiatrie und Psychotherapie** Universitätsklinikum Freiburg	**Freiburg** 0761/27065010	75	■■■	61	83	78	*Spezialstation für kognitive Verhaltenstherapie von Zwangsstörungen*
5	**Psychosomatik/Psychotherapie** Schön Klinik Bad Bramstedt	**Bad Bramstedt** 04192/5040	69	■■■	52	52		*Es werden achtsamkeitsbasierte Strategien eingesetzt.*
6	**Allgemeine Psychiatrie/Tagesklinik** Hanse-Klinikum Stralsund	**Stralsund** 03831/452100	59	■■■	61	16	76	
7	**Klinik für Psychiatrie und Psychotherapie** Klinikum der Ludwig-Maximilians-Universität München	**München** 089/51605511	55	■■	54	35	78	*Anwendung von Expositionsverfahren bei Zwangsstörungen*
8	**Psychiatrie u. Psychotherapie: Allg.-Psychiatrie** Zentralinstitut für Seelische Gesundheit	**Mannheim** 0621/17030	55	■■	39	90		
9	**Zentr. f. Psychosoz. Med.: Klinik f. Allg. Psychiatrie** Universitätsklinikum Heidelberg	**Heidelberg** 06221/5634553	55	■■	54	84	79	*störungsspezifische Station, kognitiv-verhaltenstherapeutische Bez.-Pflege*
10	**Klinik f. Psychiatrie, Verhaltensther. u. Psychosom.** Klinikum Chemnitz	**Chemnitz** 0371/333126 00	54	■■	57	72	75	*spezielle Station und Tagesklinik (verhaltenstherapeutisch geführt)*

	Abteilung/Krankenhaus	Ort/Tel.-Nr.	FOCUS-Klinikscore[1]	Reputation	medizinische Qualität[1]	Pflegequalität[1]	Patientenzufriedenheit[1]	Besonderheiten
	WEITERE EMPFOHLENE KLINIKEN | alphabetisch nach Ort sortiert							
B	**Psychosomatik** Schön Klinik Bad Arolsen	**Bad Arolsen** 05691/62380	47	■	78	24		*interdisziplinärer Kontext der Behandlung*
D	**Psychotherapie und Psychosomatik** Universitätsklinikum Carl Gustav Carus	**Dresden** 0351/4582797	47	■■	67	36	77	
H	**Klinik u. Poliklinik für Psychiatrie und Psychotherapie** Universitätsklinikum Hamburg-Eppendorf	**Hamburg** 040/741053207	50	■■	65	21	77	*identische Teams für stationäre und tagesklinische Behandlung*
J	**Klinik für Psychiatrie und Psychotherapie** Universitätsklinikum Jena	**Jena** 03641/9390101	51	■	51	78	75	*Verhaltenstherapie inkl. Expositionstraining als Schwerpunkt*
K	**Klinik u. Poliklinik für Psychiatrie und Psychotherapie** Uniklinik Köln	**Köln** 0221/47887291	44	■	51	33	76	*Spezialangebote für Jugendliche*
L	**Klinik u. Poliklinik für Psychiatrie und Psychotherapie** Universitätsklinikum Leipzig	**Leipzig** 0341/9724530	43	■■	33	20	76	*Spezialambulanz Zwangsstörungen*
M	**Klinik für Psychiatrie und Psychotherapie** Universitätskl. Gießen und Marburg, Standort Marburg	**Marburg** 06421/5865200	47	■■	48	85	75	
M	**Psychiatrie** Max-Planck-Institut für Psychiatrie	**München** 089/306221	45	■	49	92		
M	**Maria Brunn – Fachkl. f. Psychiatrie u. Psychotherapie** Alexianer Münster	**Münster** 02501/9662000	45	■■	47	82		
O	**Allgemeine Psychiatrie und Psychotherapie** Klinik Hohe Mark	**Oberursel** 06171/2040	52	■	79	92		*Fachkrankenhaus nur für Psychiatrie, Psychotherapie und Psychosomatik*
R	**Klinik u. Poliklinik für Psychiatrie und Psychotherapie** Bezirksklinikum Regensburg	**Regensburg** 0941/9411200	47	■	56	77		
R	**Klinik für Psychiatrie und Psychotherapie** Diakoniekrankenhaus Rotenburg (Wümme)	**Rotenburg (Wümme)** 04261/776700	51	■■	57	92	79	

1 | Höchstpunktzahl 100; Reputation: ■ = empfohlen; ■■ = häufig empfohlen; ■■■ = überdurchschnittl. häufig empfohlen

Marktplatz

Immer hart an der Grenze

Patienten mit Borderline-Störung schwanken zwischen extremen Emotionen. Eine spezialisierte Therapie gibt ihnen ein Stück Normalität zurück

Manchmal driftet Lola, 28, einfach ab. In eine Welt, in der sie niemand mehr erreicht, in der sie in ein nebulöses Alles-egal-Gefühl eingelullt scheint. Freunde, Studium, Eltern, Alltag – nichts spielt mehr eine Rolle. Mal macht sie die Nacht zum Tag und feiert exzessiv in Clubs, dann wieder liegt sie wochenlang im Bett und starrt an die Decke. Lola, deren wahrer Name ein anderer ist, leidet an einer Borderline-Störung.

Wie Lola denkt und fühlt, wie sie gegen ihre Krankheit kämpft, auf psychiatrischen Stationen mit sich, den Mitpatienten und den Ärzten ringt, erfahren wir ganz unmittelbar. Denn ihre beste Freundin, die Hamburgerin Agneta Melzer, 30, hat ein Buch über die Freundschaft zu der schwer kranken jungen Frau geschrieben. In „Borderline – ein Jahr mit ohne Lola" beschreibt sie mal aus ihrer Sicht, mal aus der Sicht von Lola, was es bedeutet, an dieser Form der Persönlichkeitsstörung zu leiden. „Ich habe sie gebeten, mir einfach ins Diktiergerät zu sprechen, wie sie verschiedene Situationen erlebt hat", erläutert Melzer.

Entstanden ist das Porträt einer innerlich zerrissenen Frau, die trotz ihrer psychiatrischen Erkrankung versucht, sich zurück ins Leben zu kämpfen.

„Borderliner können ganz unterschiedlich schwer erkrankt sein", erklärt der Psychiater und Psychotherapeut Birger Dulz, Chefarzt der Klinik für Persönlichkeits- und Traumafolgestörungen der Asklepios Klinik Nord in Hamburg. Viele werden nie arbeitsfähig sein, andere bekleiden Spitzenpositionen in Wirtschaft, Sport, Medizin oder Politik. „Für die Borderline-Störung gibt es kein zwingendes Symptom", sagt er. „Einige Patienten leiden an einer unkontrollierten Impulsivität, an Zwängen, Depressionen, Aggressionen, Essstörungen oder verletzen sich selbst." Das zentrale Anzeichen sei Angst. Allerdings, so Dulz: „Symptome können auch wechseln."

Ein Hauptproblem von Borderlinern besteht darin, verbindliche, dauerhafte Beziehungen zu knüpfen. Nicht selten ist ihre Biografie von Beziehungsabbrüchen gekennzeichnet. Typisch ist auch ein Schwarz-Weiß-Denken. Entweder jemand ist „gut" und entspricht den Erwartungen, oder er ist „böse". Dabei kann die Beurteilung einer Person auch zwischen Idealisierung und Entwertung hin- und herschwanken.

„Wir können Menschen mit dieser Erkrankung inzwischen gut helfen", ist Birger Dulz überzeugt. „Allerdings ändern wir nichts an ihrer Biografie, die vielfach ursächlich für die Erkrankung ist." 80 Prozent der Betroffenen haben laut Dulz in ihrer Kindheit Traumata erlitten, die anderen 20 Prozent psychische Vernachlässigung.

„Die Patienten wurden schon als Säuglinge nicht so liebevoll umsorgt", erklärt der Mediziner. Oft hätten die Eltern selbst Probleme, waren einst selbst Opfer von Gewalt und Missbrauch. „Zahlreiche Studien bestätigen, dass in Deutschland 30 Prozent der Kinder Traumata einschließlich schwerer Vernachlässigung erleiden", so Dulz. „Doch bei weitem nicht alle erkranken danach an einer Persönlichkeitsstörung."

Die früh traumatisierten Kinder hätten Sorge um ihre körperliche und seelische Integrität. Dagegen versuchen Borderliner ständig anzukämpfen. „Die Angst lässt beispielsweise nach, indem sie ihre Welt in Schwarz oder Weiß ordnen." Dies schaffe eine scheinbare Übersichtlichkeit, die zumindest vorübergehend ihre Furcht mindere.

Lola und ihre Mitpatienten in der Psychiatrie stehen unter ständiger Spannung. Viele ritzen sich, haben Drogen genommen oder zu viel Alkohol getrunken.

»Entscheidend ist die verlässliche Beziehung zwischen Therapeut und Patient. Sie ändert vieles«

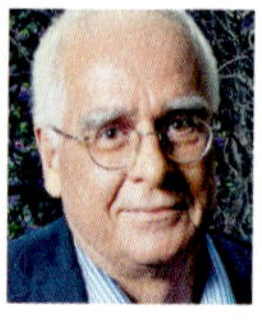

Birger Dulz, 60, Psychiater und Psychotherapeut, Asklepios Klinik Nord, Hamburg

Fotos: Uwe Martin/FOCUS-Magazin, Gordon Welters/laif

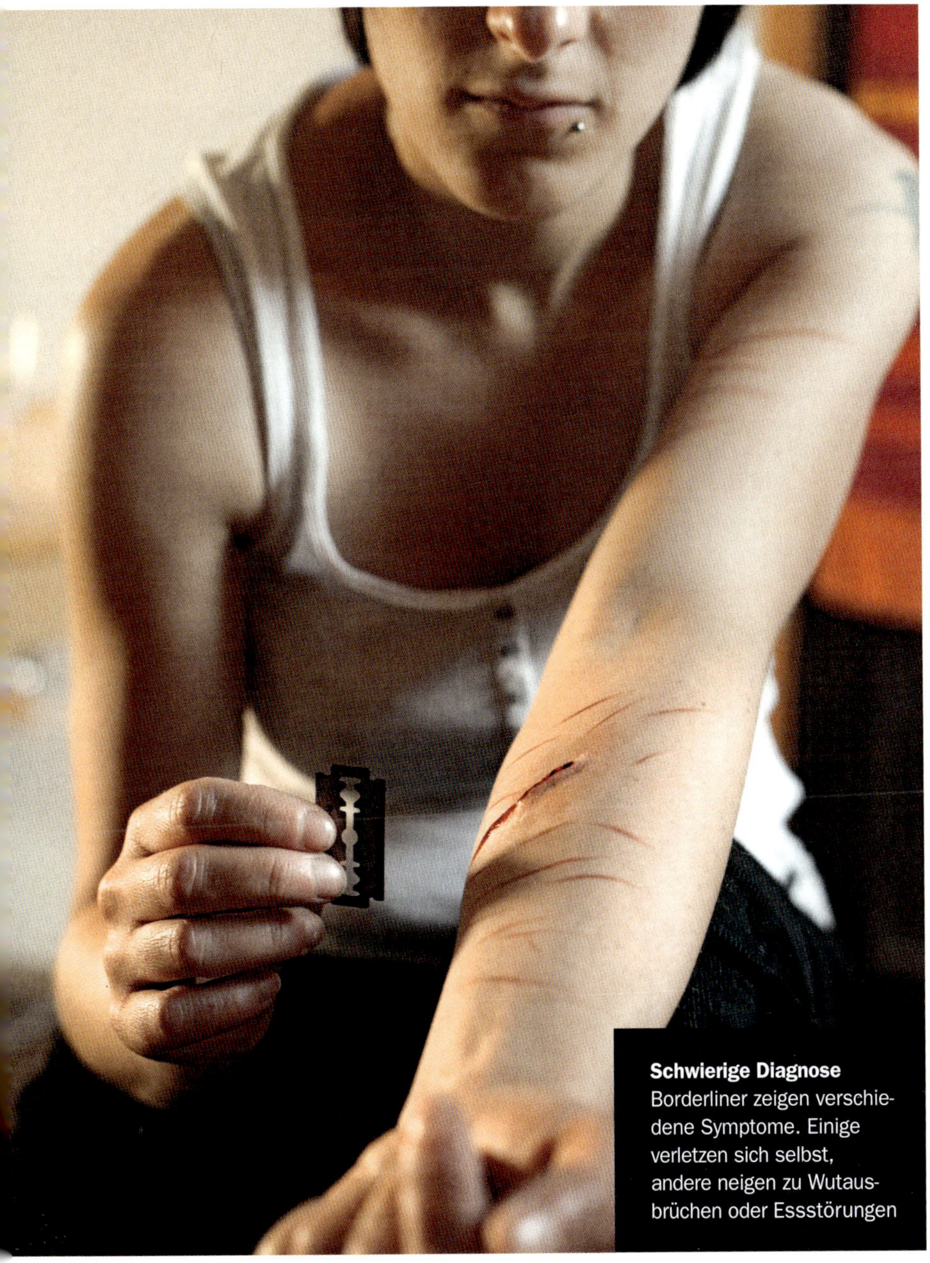

Schwierige Diagnose Borderliner zeigen verschiedene Symptome. Einige verletzen sich selbst, andere neigen zu Wutausbrüchen oder Essstörungen

Anzeichen einer Borderline-Störung

Wechselbad der Emotionen
Borderline-Patienten erleben extreme Emotionen – sowohl im positiven wie auch im negativen Sinn. Sie neigen häufig zu übertriebenen Wutausbrüchen und impulsiven Reaktionen. Deren Konsequenzen ignorieren sie, auch wenn sie sich selbst damit schaden (z. B. beim Geldausgeben, Essen, Missbrauch von Substanzen, Autofahren oder auch in der Sexualität).

Gestörte Beziehungen
Typisch ist sowohl die Angst vor Nähe als auch die Angst vor dem Alleinsein. Patienten schwanken deshalb oft zwischen der Idealisierung und der Entwertung zwischenmenschlicher Beziehungen. Sie verhalten sich teilweise extrem misstrauisch oder manipulativ. All das macht Beziehungen mit ihnen intensiv, aber auch äußerst instabil.

Zerstörerische Tendenzen
Oft leiden Borderliner an einem chronischen Gefühl der Leere und Verzweiflung, das in Selbstverletzung, Selbstmordgedanken und -versuchen münden kann.

Lola selbst hat sich nie selbst verletzt. „Ritzen war definitiv nicht mein Ding", erzählt die junge Frau in dem Buch von Melzer. Sie berichtet, wie sie sich aus purer Neugier mit einer Nagelschere in ihr Bein geschnitten habe, um nachzuvollziehen, warum einige Mitpatienten dadurch Entlastung verspürten.

Belastende Symptome wie etwa das Ritzen verschwinden laut Psychiater Dulz im Laufe der Therapie. Dafür sei eine ganz speziell auf die Borderliner abgestimmte Behandlung nötig. Einige brauchten nur ambulante Betreuung, andere blieben immer wieder mehrere Monate im Krankenhaus, je nach Ausprägung des Leidens.

In der Asklepios Klinik Nord gibt es fünf Borderline-Spezialstationen. Da die Symptome der Erkrankung so unterschiedlich sind, haben auch die Abteilungen ganz unterschiedliche Schwerpunkte, zum Beispiel Sucht, Essstörungen oder eine Station, auf der psychotherapeutisch an den Beziehungsmustern der Betroffenen gearbeitet wird. „Wir besprechen mit den Patienten, was ihr Hauptproblem ist, und suchen mit ihnen die entsprechende Station aus", erläutert Dulz. „Viele wissen ganz genau, was bei ihrer Erkrankung im Vordergrund steht."

Häufig dauert ein Klinikaufenthalt drei Monate, gefolgt von einer Phase draußen, in der auf der Station neu gelerntes Verhalten ausprobiert und stabilisiert werden soll. Danach geht es wieder für drei Monate in die Klinik. „Entscheidend ist die verlässliche Beziehung zwischen Therapeut und Patient", so Dulz. „Wenn jemand in einer haltenden Umgebung diese neue Beziehungserfahrung macht, ändert sich für ihn vieles, und er braucht die Symptome nicht mehr."

So lernte Lola in der Klinik, die Sichtweise ihrer Freundin Agneta einzunehmen und die Beziehung zu ihr aufrechtzuerhalten. Während sie sich früher manchmal wochenlang nicht meldete oder ans Telefon ging und in einen „komatösen Vermeidungsschlaf" verfiel, wie sie es nennt, passiert dies heute nicht mehr. Nach Klinikaufenthalten erlebt sie immer noch ein Wechselbad der Gefühle. „Jedoch driftet sie nie mehr so weit ab und hat sogar einen Minijob angenommen", erzählt Melzer. ■

ULRIKE BARTHOLOMÄUS

Mehr als nur Eigenheiten

Persönlichkeitsstörungen: Ständig neue Partner oder häufige Jobwechsel gelten als Alarmsignal

Der Hang zu dramatischen Auftritten oder übertriebener Ordnung – das sind häufig einfach nur Charakterzüge. Nehmen derlei Verhaltensweisen extreme Ausmaße an, können sie allerdings Ausdruck einer psychiatrischen Störung sein.

Sieben bis 15 Prozent der Deutschen leiden Schätzungen zufolge an einer Persönlichkeitsstörung. Darunter verstehen Experten ein starres, unflexibles Verhaltens- und Denkmuster, das deutlich von der Norm abweicht und sich durchgängig in allen Lebenssituationen zeigt. „Ein Patient mit einer Borderline-Störung zum Beispiel verhält sich in vielen verschiedenen Situationen impulsiv – egal, ob beim Einkaufen oder Autofahren", erklärt Stefan Röpke, Leiter des Bereichs Persönlichkeitsstörungen an der Klinik für Psychiatrie und Psychotherapie der Charité Berlin.

Nur wer unter seinen Eigenarten leidet, hat eine behandlungsbedürftige Störung. „Der Betroffene muss selbst erkennen, dass irgendetwas mit ihm nicht stimmt, und sich in seinem Leben beeinträchtigt fühlen", so Röpke. Ständige Trennungen, häufige Jobverluste oder Problembewältigung mit Alkohol sind entsprechende Alarmzeichen. Dass ihr eigener Charakter verantwortlich für die negativen Ereignisse ist, erkennen die meisten nicht. Sie empfinden den eigenen Zustand als normal, denn Störungen der Persönlichkeit manifestieren sich meist schon im Kindes- oder Jugendalter.

Die Ursache der Erkrankung ist eine Kombination aus genetischer Vorbelastung und Umweltfaktoren. Vor allem wiederholte traumatische Erlebnisse wie sexuelle Gewalt begünstigen die Entwicklung. Persönlichkeitsstörungen sind langwierige Erkrankungen. Bei einer Therapie lernen die Betroffenen, mit ihrer Störung besser umzugehen. ■

MAIKE KRAUSE

Dissoziale Persönlichkeitsstörung

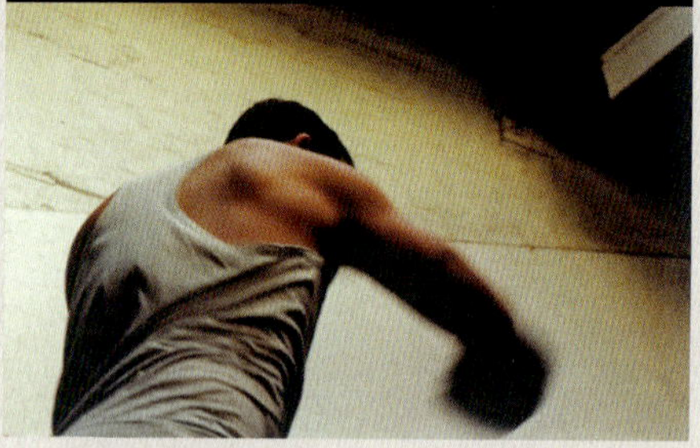

Menschen mit dieser Störung fallen durch rücksichtsloses, riskantes und aggressives Verhalten auf.

Typische Verbrecherkarrieren mit wiederholten Diebstahls-, Gewalt- und Verkehrsdelikten sind häufig Resultat der geringen Aggressionsschwelle. Personen mit einer dissozialen Persönlichkeit empfinden keine Schuld und sind unfähig, aus negativen Erfahrungen wie einer gerichtlichen Verurteilung zu lernen.

Ängstliche Persönlichkeitsstörung

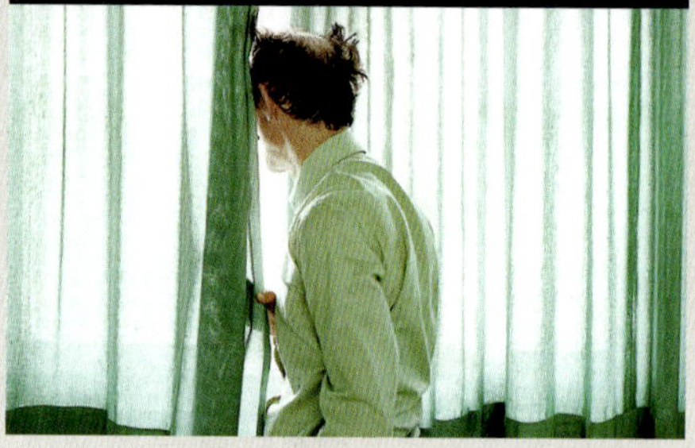

Die Krankheit zeigt sich durch extrem unsicheres, angespanntes Verhalten im Umgang mit anderen.

Patienten meiden soziale Aktivitäten aus Angst, sich lächerlich zu machen oder zurückgewiesen zu werden. Auch vor ungewohnten, neuen Situationen fürchten sie sich. Gleichzeitig sehnen sie sich nach Zuneigung, bauen auf Grund ihrer Minderwertigkeitsgefühle aber nur schwer Beziehungen auf.

Paranoide Persönlichkeitsstörung

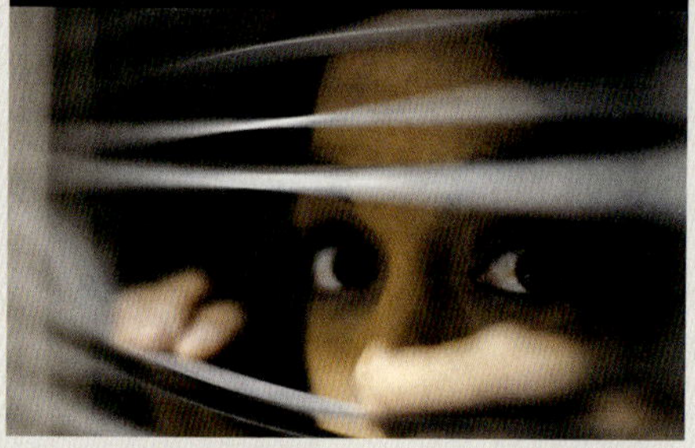

Misstrauen, Argwohn und übertriebene Wachsamkeit sind typisch für die paranoide Persönlichkeit.

Mitmenschen erscheinen böse und feindselig, obwohl sie sich, objektiv betrachtet, neutral oder sogar freundlich verhalten. Paranoide Personen zweifeln an der Loyalität von Freunden und Partnern und sind oft krankhaft eifersüchtig. Außerdem sind sie extrem selbstbezogen.

Borderline-Persönlichkeitsstörung

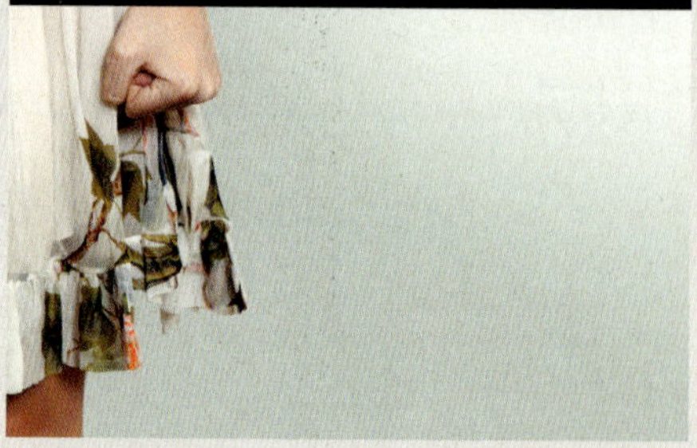

Borderliner haben große Schwierigkeiten, ihre Gefühle zu kontrollieren, sie sind launisch und impulsiv.

Ihr gestörtes Selbstbild und ein Gefühl der inneren Leere verleiten zu selbstverletzendem Verhalten, bis hin zu Suizidversuchen. Beziehungen erleben sie sehr intensiv. Häufige und plötzliche Änderungen der (auch sexuellen) Präferenzen und Lebensziele verhindern aber dauerhafte Bindungen.

Fotos: plainpicture.com (9), Monica Menez/Gallerystock

Schizotype
Persönlichkeitsstörung

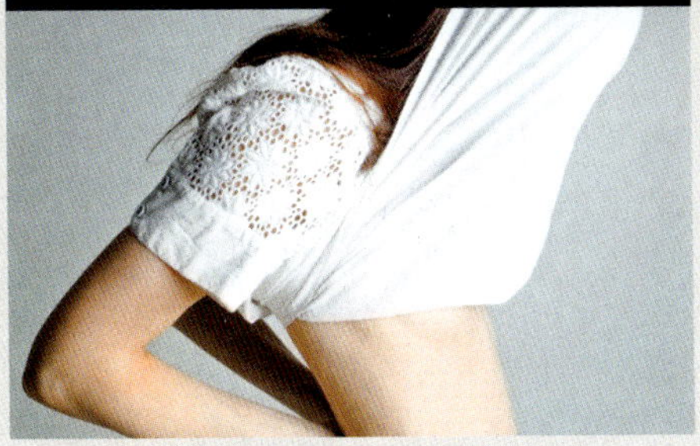

Betroffene wirken auf ihre Mitmenschen exzentrisch und schrullig, ihre äußere Erscheinung mutet seltsam an. **Merkwürdige, bizarre Ideen** bis hin zu gelegentlichen Halluzinationen erschweren schizotypen Personen sachliches Denken und lassen sie zwanghaft grübeln. Im sozialen Umgang sind sie emotional gehemmt, erscheinen dadurch kalt und unnahbar. Enge Beziehungen bauen sie nur selten auf.

Schizoide
Persönlichkeitsstörung

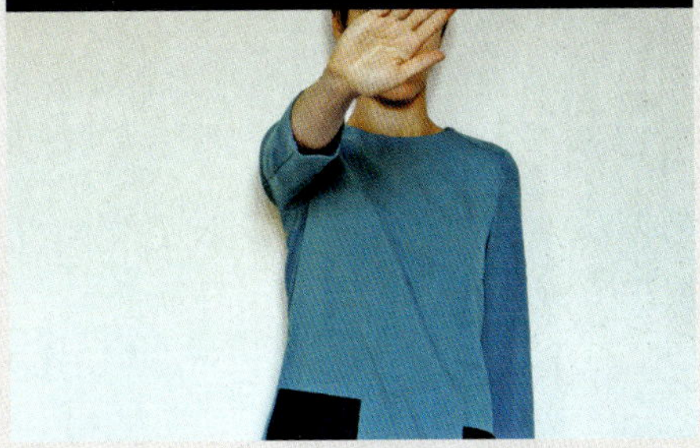

Schizoide Personen sind zurückhaltende Einzelgänger, die kaum Gefühle ausdrücken können. **Erkrankte empfinden kaum Freude,** weder bei Tätigkeiten noch in zwischenmenschlichen Beziehungen, auch nicht beim Sex. An sozialen Kontakten haben sie kein Interesse, am liebsten wohnen und arbeiten sie allein. Schizoide leben oft in einer inneren Fantasiewelt und verlieren sich in Tagträumen.

Histrionische
Persönlichkeitsstörung

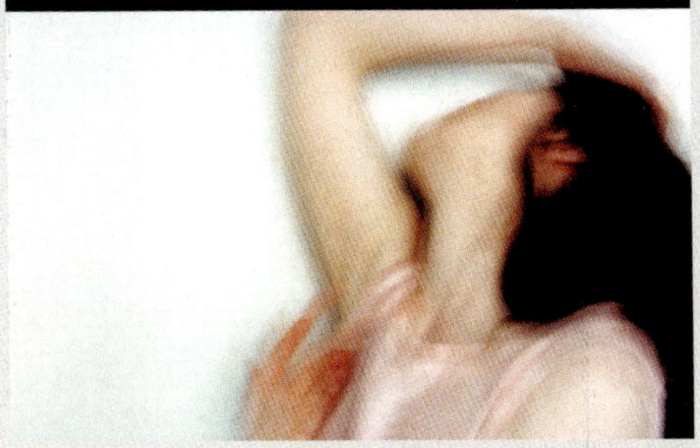

Charakteristisch für die Erkrankung ist ein starkes Verlangen nach Aufmerksamkeit und Anerkennung. **Histrioniker dramatisieren ihre Gefühle** und geben sich übertrieben theatralisch. Sie fühlen sich unwohl, wenn sie nicht im Mittelpunkt stehen. Typisch ist auch unpassend provokantes, verführerisches Verhalten, zum Beispiel gegenüber Vorgesetzten. Meinungen und Gefühle sind meist sehr oberflächlich.

Abhängige
Persönlichkeitsstörung

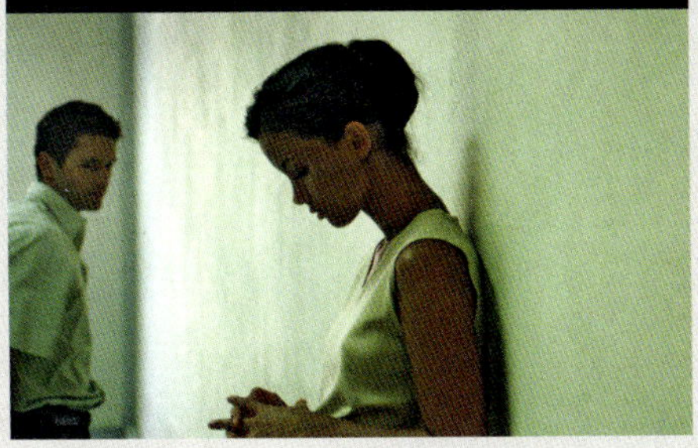

Menschen mit dieser Erkrankung sind nicht in der Lage, alltägliche Aufgaben allein zu meistern. **Entscheidungen zu treffen überfordert** sie völlig, sie geben die Verantwortung für ihr Leben lieber an andere ab. Ihre extreme Angst, verlassen zu werden, das Bedürfnis nach Fürsorge und ihr geringes Selbstwertgefühl lassen sie respektloses Verhalten und sogar Missbrauch ertragen.

Zwanghafte
Persönlichkeitsstörung

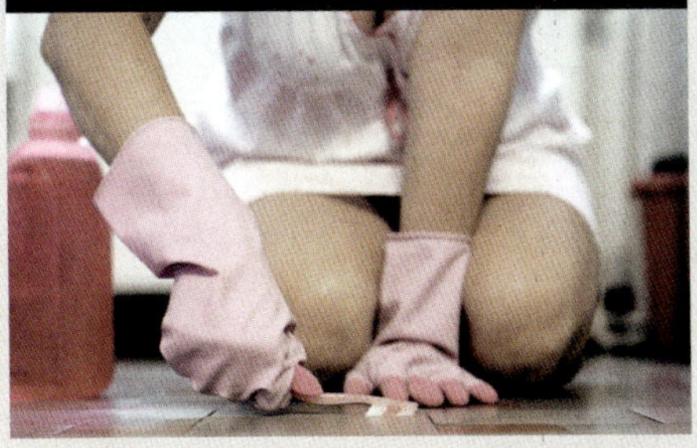

Diese Patienten sind in übertriebenem Perfektionismus und festgefahrenen Handlungsmustern gefangen. **Kontrolle bestimmt das Leben,** Aufgaben können zwanghafte Personen nur schwer abgeben, sie arbeiten lieber allein. Über ihre Detailversessenheit verlieren sie dabei häufig die eigentlichen Ziele aus den Augen. Neue Situationen bereiten ihnen Probleme, da sie Angst haben, etwas falsch zu machen.

Narzisstische
Persönlichkeitsstörung

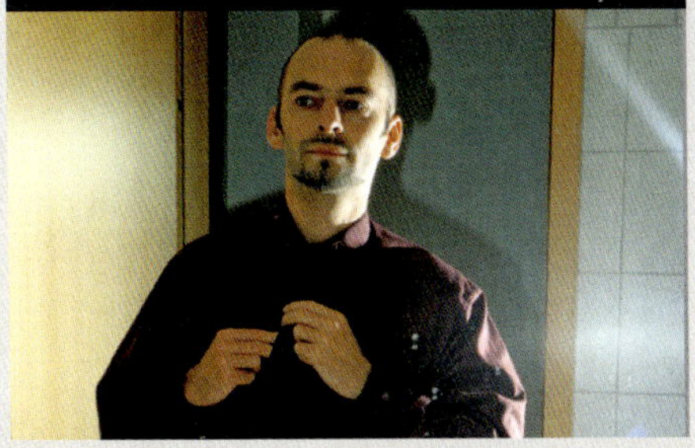

Narzisstische Personen sind davon überzeugt, einzigartig und anderen überlegen zu sein. **Die maßlose Selbstüberschätzung** führt dazu, dass der Umgang mit „Normalsterblichen" nicht erstrebenswert ist, gleichzeitig sehnen sich Narzissten nach Aufmerksamkeit und Bewunderung. Auf ihre Mitmenschen können sie nur schwer eingehen, sie wirken arrogant und herablassend.

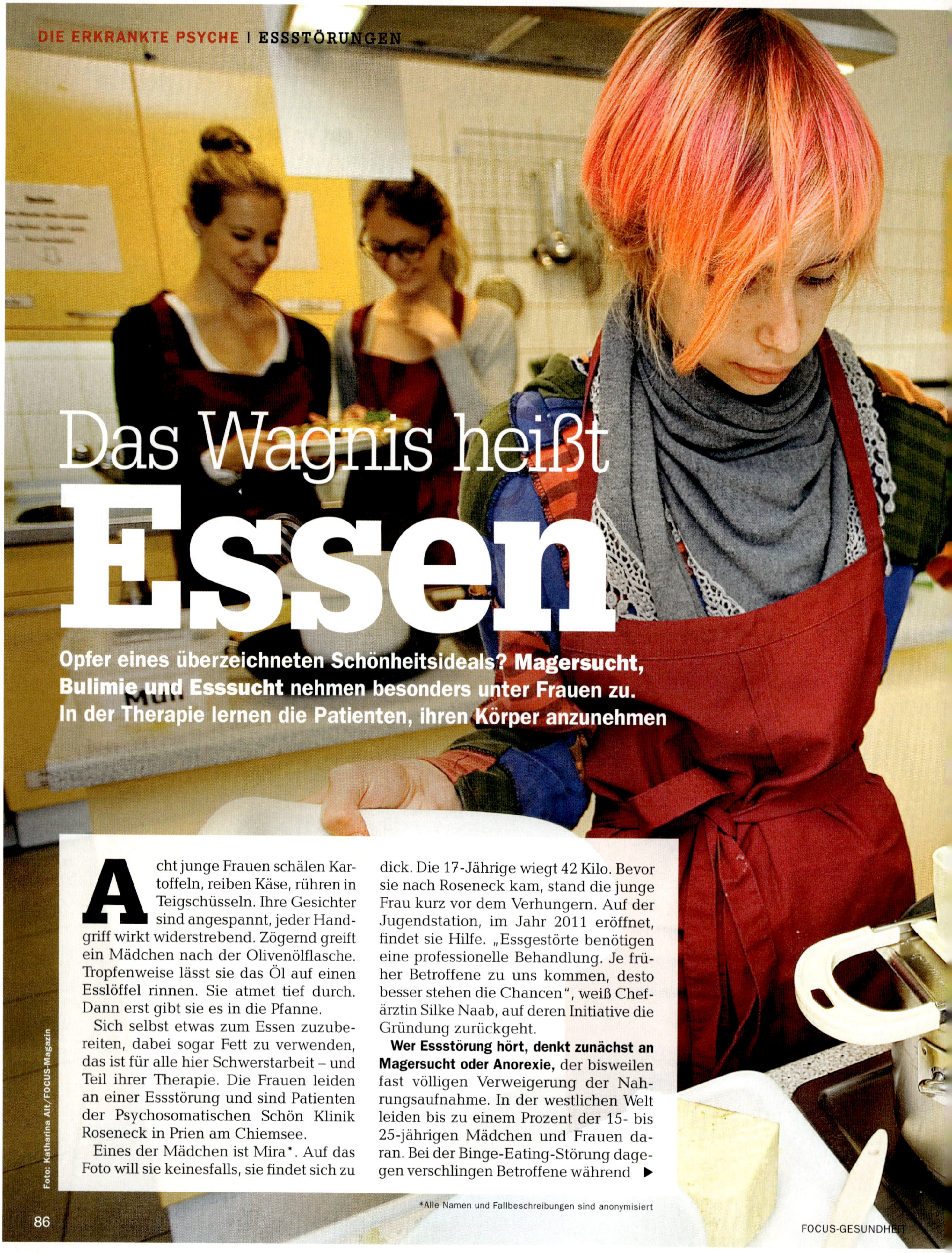

Das Wagnis heißt Essen

Opfer eines überzeichneten Schönheitsideals? Magersucht, Bulimie und Esssucht nehmen besonders unter Frauen zu. In der Therapie lernen die Patienten, ihren Körper anzunehmen

Acht junge Frauen schälen Kartoffeln, reiben Käse, rühren in Teigschüsseln. Ihre Gesichter sind angespannt, jeder Handgriff wirkt widerstrebend. Zögernd greift ein Mädchen nach der Olivenölflasche. Tropfenweise lässt sie das Öl auf einen Esslöffel rinnen. Sie atmet tief durch. Dann erst gibt sie es in die Pfanne.

Sich selbst etwas zum Essen zuzubereiten, dabei sogar Fett zu verwenden, das ist für alle hier Schwerstarbeit – und Teil ihrer Therapie. Die Frauen leiden an einer Essstörung und sind Patienten der Psychosomatischen Schön Klinik Roseneck in Prien am Chiemsee.

Eines der Mädchen ist Mira*. Auf das Foto will sie keinesfalls, sie findet sich zu dick. Die 17-Jährige wiegt 42 Kilo. Bevor sie nach Roseneck kam, stand die junge Frau kurz vor dem Verhungern. Auf der Jugendstation, im Jahr 2011 eröffnet, findet sie Hilfe. „Essgestörte benötigen eine professionelle Behandlung. Je früher Betroffene zu uns kommen, desto besser stehen die Chancen", weiß Chefärztin Silke Naab, auf deren Initiative die Gründung zurückgeht.

Wer Essstörung hört, denkt zunächst an Magersucht oder Anorexie, der bisweilen fast völligen Verweigerung der Nahrungsaufnahme. In der westlichen Welt leiden bis zu einem Prozent der 15- bis 25-jährigen Mädchen und Frauen daran. Bei der Binge-Eating-Störung dagegen verschlingen Betroffene während ▶

Foto: Katharina Alt/FOCUS-Magazin

*Alle Namen und Fallbeschreibungen sind anonymisiert

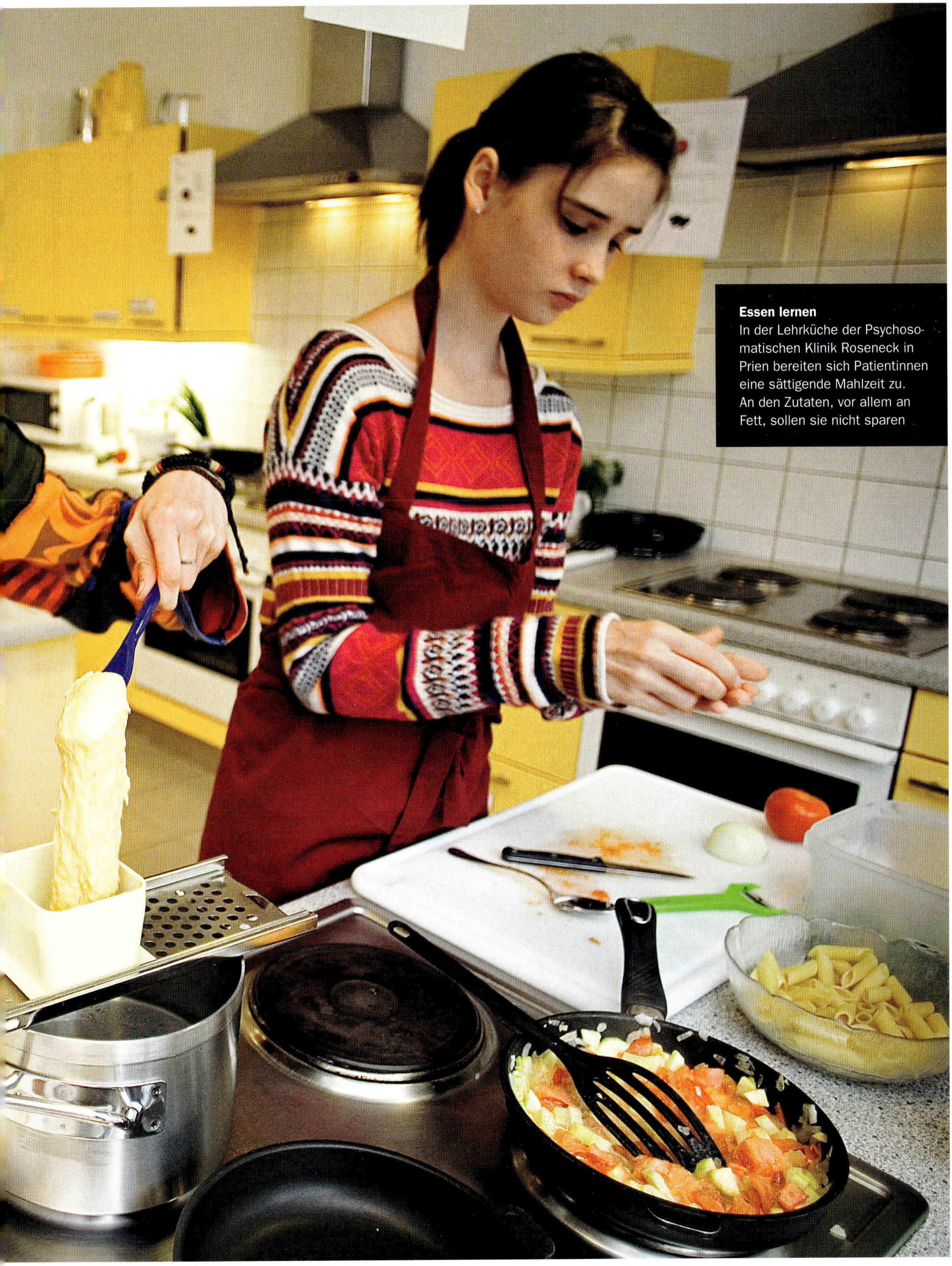

Essen lernen
In der Lehrküche der Psychosomatischen Klinik Roseneck in Prien bereiten sich Patientinnen eine sättigende Mahlzeit zu. An den Zutaten, vor allem an Fett, sollen sie nicht sparen

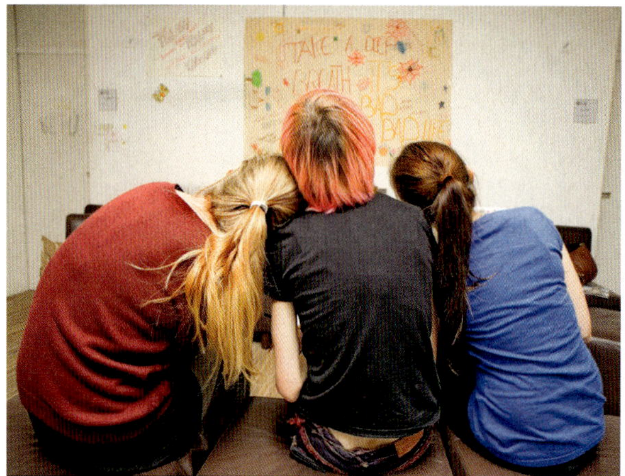

Anlehnen verleiht Kraft
Auf jeder Station ist eine Sofaecke als Treffpunkt eingerichtet. Hier findet sich immer jemand zum Reden und Trösten

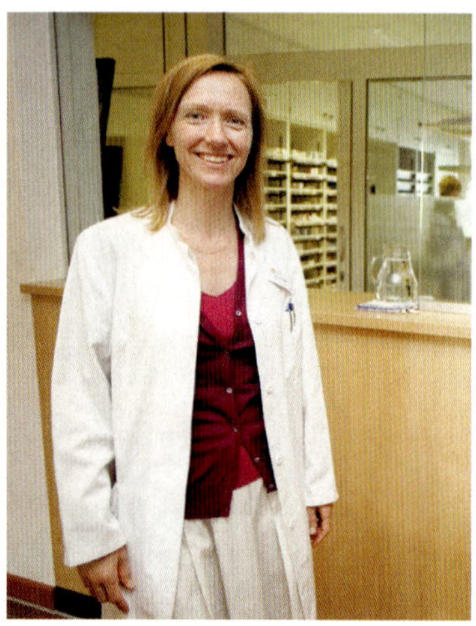

»Es ist faszinierend, wie Patientinnen, wenn sie erst normal essen, plötzlich gegen die Krankheit kämpfen«

Silke Naab, 50, Chefärztin der Jugendstation, Schön Klinik Roseneck in Prien am Chiemsee

regelmäßiger Essanfälle gewaltige Kalorienmengen und sind übergewichtig. Zu den Essstörungen zählen Ärzte daneben die Bulimie, auch Ess-Brech-Sucht genannt. Bulimiker, rund vier Prozent der Deutschen sind betroffen, stopfen wahllos enorme Nahrungsmengen in sich hinein. In zwanghafter Angst zuzunehmen, erbrechen sie danach, bewegen sich übermäßig, halten Diät oder nehmen Abführmittel.

Essstörungen werden immer häufiger. Allein die Zahl der Magersüchtigen hat sich, so eine Veröffentlichung des Bundesgesundheitsministeriums, in den vergangenen Jahren deutlich erhöht – wobei genaue Zahlen kaum verfügbar sind. Eine Hauptursache sehen die Experten in gesellschaftlichem Schlankheitsdruck.

Jugendliche nehmen sich Stars und Models zum Vorbild. Der durch Medien und Werbung erzeugte Kult um Aussehen und Figur verunsichert insbesondere Mädchen. „Jungen fällt es leichter, die körperlichen Veränderungen während der Pubertät zu bejahen. Schließlich bringen breitere Schultern und ein stärkerer Körperbau sie dem männlichen Schönheitsideal näher", erklärt Carl Leibl. Der Psychiater leitet mit Silke Naab die Jugendstation von Roseneck. „Das Bild extrem schlanker Models hingegen liegt weit entfernt von einer normalen weiblichen Figur. Vielen Mädchen sind die wachsenden Rundungen einer Frau nicht geheuer."

Laut einer Broschüre der Bundeszentrale für gesundheitliche Aufklärung haben 56 Prozent der 13- bis 15-jährigen Schülerinnen bereits Erfahrungen mit einer Diät. Dabei ist während der Pubertät die Gefahr besonders groß, dass abruptes Abnehmen in eine Essstörung ausartet. Denn das jugendliche Gehirn ist für neue Lernimpulse besonders empfänglich. Das können körperliche und seelische Erfahrungen wie Sport oder die erste Liebe, aber auch Alkohol, exzessives Computerspielen oder eine rigide Diät sein. Die Gefahr, dadurch in eine Sucht oder ein suchtartiges Verhalten abzurutschen, ist besonders hoch.

Hinzu kommt: Während der Pubertät entwickeln Jugendliche ihre eigene Persönlichkeit und lösen sich emotional von ihren Eltern. „Bei den meisten unserer Patienten ist diese Ablösung nicht erfolgt", berichtet Bernhard Hain. Der Psychotherapeut behandelt am Universitätsklinikum Heidelberg erwachsene Essgestörte. „Magersüchtige sind noch im Erwachsenenalter Musterkinder. Viele arbeiten auffallend diszipliniert für Schule oder Beruf und treiben trotz ihrer Körperschwäche eisern Sport." Abgrenzung von den Eltern und pubertäre Rebellion laufe bei ihnen nicht auf natürlichem Wege ab, sondern über die Krankheit: „Die Mutter kocht – das Kind verweigert das Essen oder erbricht es. Durch das Fehlverhalten bekommt die Tochter Macht über die Familie."

Umgekehrt fragen sich Mütter und Väter, was sie womöglich verkehrt gemacht haben, wenn das eigene Kind am gedeckten Tisch abmagert. Auch Miras Eltern argumentierten erst, drohten und bettelten, sie möge essen. Doch ohne Erfolg – was durchaus typisch ist. „Appelle von Angehörigen bleiben meist wirkungslos", sagt Naab. Auch sei es sinnlos, die Schuld für die Erkrankung in der Familie zu suchen. Für eine Essstörung müssten mehrere Faktoren zusammenkommen: etwa eine genetische Veranlagung, gesellschaftliche Einflüsse wie Schlankheitsdruck oder Probleme mit Gleichaltrigen; dazu ein niedriges Selbstwertgefühl und ausgeprägter Perfektionismus.

Essstörungen signalisieren Verweigerung – und stehen zugleich für Anpassung. Miras Mitpatientin Rebecca*, 18, ist dafür typisch: „Wie es mir geht, ist mir nicht so wichtig. Hauptsache, ich mache niemandem Ärger." Oft ist die Tochter die beste Freundin der Mutter und verdrängt ihre eigenen Gefühle", sagt der Heidelberger Oberarzt Hain. Um sich selbst nicht zu spüren, behandeln Essgestörte ihren Körper wie ein ungeliebtes Objekt. Die Symptome folgen einer Typologie: „Die Magersüchtige unterdrückt ihre Körpersignale und hungert. Die Esssüchtige betäubt sich durch übermäßige Nahrungsaufnahme. Die Bulimikerin erbricht ihre Emotionen."

Die ausschließliche Beschäftigung mit Essen, Fasten, Kalorien und Figur diene den Patienten dazu, sich schwierige

*Alle Namen und Fallbeschreibungen sind anonymisiert

Fotos: Katharina Alt/FOCUS-Magazin

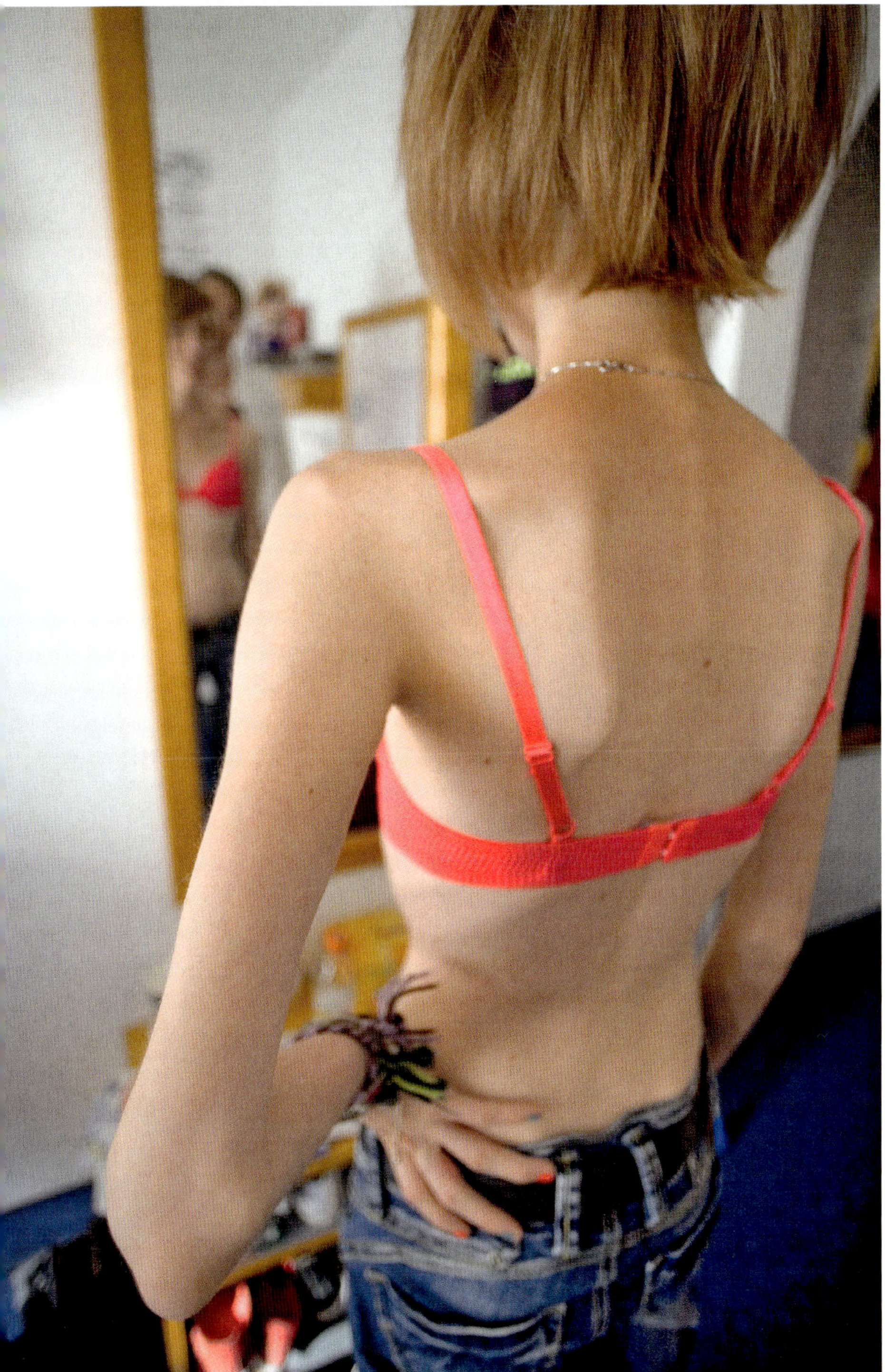

Viel zu dick!
Magersüchtige sind fest davon überzeugt, zu füllig zu sein. Mit dem Psychotherapeuten entwickeln sie ein realistisches Selbstbild

Entwicklungsaufgaben sprichwörtlich vom Leib zu halten. Jede Essstörung ist zunächst der Versuch, Probleme zu verdrängen, indem man sich auf ein anderes Thema, die Ernährung, fixiert.

Nicht nur Diäten mit dem Ziel des Gewichtsverlusts können am Beginn einer Essstörung stehen. Alle „Sonderformen der Ernährung", wie die Experten sagen, stellen ein Risiko dar, warnt der stellvertretende ärztliche Direktor der Roseneck-Klinik, Carl Leibl.

Tom*, 19, wollte zunächst nur möglichen Schadstoffen aus dem Weg gehen. Erst aß er ausschließlich „bio", bald sollte seine Kost zusätzlich vegan, gluten-, sojafrei und roh sein. Experten sprechen von Orthorexie, dem krankhaften Zwang, sich gesund zu ernähren. Wissenschaftliche Untersuchungen darüber haben erst begonnen, vorwiegend scheinen Männer betroffen zu sein. Orthorektiker grenzen ihren Speiseplan immer strenger ein. Tom rutschte in eine Magersucht. Nachts schlief er unter einem dünnen Laken am offenen Fenster, um zu frieren und dadurch mehr Kalorien zu verbrennen.

Die Experten warnen davor, auf eigene Faust mit Diäten zu experimentieren. „Wer abnehmen oder sich speziell ernähren möchte, sollte den Rat seines Hausarztes einholen", so Leibl. „Insbesondere bei Kindern und Jugendlichen muss eine Gewichtsabnahme oder Ernährungsumstellung vom Kinder- oder Jugendarzt begleitet werden."

Essstörungen sind lebensgefährlich. Etwa jeder hundertste Bulimiker stirbt an den Folgen, etwa an einer Entgleisung des Wasserhaushalts oder an Herzrhythmusstörungen. Zudem kann die Magensäure beim Erbrechen auf Dauer Zahnschmelz und Speiseröhre verätzen. Besonders bedrohlich ist die Magersucht. „Etwa jede zehnte Patientin stirbt in den ersten zehn Jahren, auf längere Sicht sogar bis zu 20 Prozent", erklärt Chefärztin Naab. Das niedrige Gewicht kann Blutdruck und Puls gefährlich senken, es drohen Knochenschwund, Haar- und Zahnausfall sowie vor allem Herz- und andere Organschäden.

Ständig zu wenig oder zu viel essen irritiert das Serotonin-System. Der Botenstoff signalisiert im Gehirn das Gefühl von Sättigung und Zufriedenheit. Essgestörte spüren nicht mehr, ob sie hungrig oder satt sind. Alle Gedanken kreisen um das Essen und die eigene Figur. Auf Dauer nehmen die Erkrankten ihren Körper verzerrt wahr, Experten sprechen von einer Körperschemastörung: Magersüchtige fühlen sich dick, selbst wenn sie nur „Haut und Knochen" sind.

Chefarzt Leibl veranschaulicht das Phänomen: „Wenn wir mit der Zunge durch unseren Mund tasten, fühlen sich unsere Zähne viel größer an, als sie sind. Ähnlich kann man sich eine Körper- ▶

schemastörung vorstellen: Im Gehirn entsteht auch für andere Körperregionen ein Vergrößerungseffekt, und noch so winzige Wölbungen werden als dicke Rundungen empfunden."

Argumente kommen dagegen nicht an. „Ich war davon überzeugt, fett zu sein", berichtet die 15-jährige Lotte*. „Beim Einkaufen suchte ich bei den Übergrößen, obwohl mir selbst XS über die Hüften rutschte. Ich fand mich so hässlich, dass ich beim Umziehen oder Duschen die Augen zukniff, um mich nicht sehen zu müssen."

Die Augen für verdrängte Gefühle zu öffnen und das Körpergefühl zu wecken ist eine der schwierigsten Aufgaben der Therapeuten. Unter einem Body-Mass-Index von 15, so die Experten, fehlen die Ressourcen, um sich auf die Psychotherapie zu konzentrieren. Das Gehirn hat nur noch Kraft für nötigste Organfunktionen.

Um ihrer Erkrankung entgegentreten zu können, müssen Magersüchtige deshalb vor allem eines: zunehmen. Entsprechend stehen bei der Therapie zunächst die medizinische Versorgung und der Aufbau regelmäßiger Mahlzeiten im Vordergrund. Das gilt für Magersucht ebenso wie für Bulimie oder Binge-Eating-Störung. Alle Roseneck-Patienten bedienen sich vom gleichen Büfett. „Wir schreiben keine Kalorienzahlen vor, sondern zeigen anhand der sogenannten Richtmenge, wie gesunde Mahlzeiten aussehen", erklärt Chefärztin Naab.

„Anfangs konnte ich nicht fassen, dass eine normale Portion derart groß ist", erzählt Mira. „Ich hatte ja schon Angst, von einer Erdbeere zuzunehmen." Nach spätestens zwei Wochen sollte jede Patientin ihre Richtmenge essen. Ist diese Hürde geschafft, sind die meisten erleichtert: Das Grübeln um Kalorien lässt nach, und der Kopf wird frei für die Psychotherapie.

Der Klinikaufenthalt dauert etwa acht bis zwölf Wochen, in schweren Fällen länger. Die Termine auf dem Stundenplan werden Woche für Woche zahlreicher. Die Behandlungen setzen sich aus individuell unterschiedlichen Modulen zusammen. Dazu gehören Einzel- und Gruppenpsychotherapie, Gespräche mit den Angehörigen, Sozialtherapie, Kran-

Ess-O-Ess: sich selbst und anderen helfen

Sind Sie gefährdet?

Kreisen Ihre Gedanken um Essen und Figur? Schmieden Sie oft Diätpläne? Zählen Sie Kalorien? Denken Sie, alles wäre gut, wenn Sie nur schlanker wären? Verheimlichen Sie, wie viel oder wie wenig Sie essen? Schneiden Sie Ihr Essen in winzige Stücke? Oder bekommen Sie jede Woche unkontrollierbare Essanfälle? Bleibt die Menstruation aus? All dies kann auf Essstörungen hinweisen. Eine erste Einschätzung bietet ein Selbsttest unter www.bodycheck.bzga.de. Ob Ihr Essverhalten noch normal oder bereits gestört ist, können aber nur Fachleute fundiert beantworten.

Der erste Schritt ist immer der schwerste: Einsicht. Ist er getan, können Sie etwas ändern. Der zweite Schritt: Raus aus der Heimlichkeit! Haben Sie keine Angst, und schämen Sie sich nicht, sich jemandem anzuvertrauen. Ihre Eltern oder Freunde sind erleichtert, wenn Sie Ihnen helfen dürfen. Rufen Sie, auch anonym, bei einem Beratungstelefon an. Bei Beratungsstellen für Essstörungen erhalten Sie professionelle Unterstützung. Die Experten helfen Ihnen herauszufinden, welche Maßnahme für Sie richtig ist.

Reden Sie mit Ihrem Arzt. Er oder die Beratungsstelle vermittelt Sie an einen Psychotherapeuten oder eine auf Essstörungen spezialisierte Klinik. Sie können auch eine Selbsthilfegruppe aufsuchen. Das hat sich bei der Vorbereitung, Begleitung und Nachsorge professioneller Behandlung bewährt. Gleich, ob Sie ambulante oder stationäre Therapie möchten: Sie werden aufgefangen, um in ein normales Leben zurückzufinden.

Nützliche Adresse: Beratungstelefon der Bundeszentrale für gesundheitliche Aufklärung: 0221/892031. Unter www.bzga-essstoerungen.de finden Sie umfassende Informationen, Broschüren zum Herunterladen, Adressen von Selbsthilfegruppen in Ihrer Nähe, Literaturtipps. Hilfe, Beratung und Informationen im Web bieten daneben: www.bundesfachverbandessstörungen.de (0151/58850764); www.nakos.de (030/31018960); www.anad.de sowie www.cinderella-rat-bei-essstoerungen.de.

Angehörige & Freunde

Wenn Sie befürchten, dass eine Freundin, ein Kollege oder gar Ihr Kind betroffen ist: Holen Sie sich selbst Rat. Essstörungen erfordern professionelle Behandlung. Meist leugnen Betroffene zu Beginn und weisen Hilfe zurück. Nutzen Sie trotzdem die Chance, bieten Sie Unterstützung an.

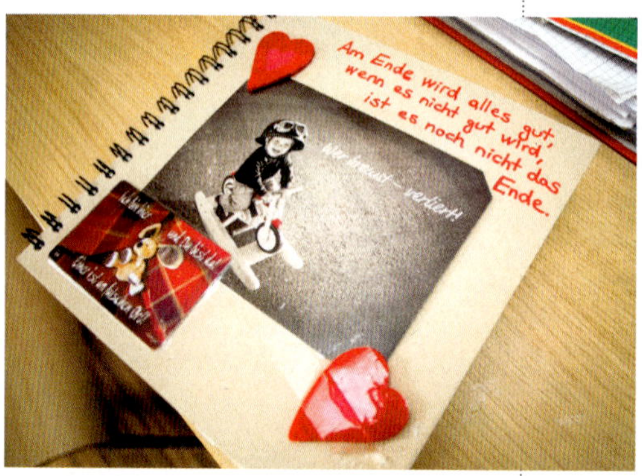
Am Ende wird alles gut, wenn es nicht gut wird, ist es noch nicht das Ende.

Krankheit ade! Ein Tagebuch hilft bei der Therapie und beim Abschied vom Leiden

Als Eltern müssen Sie handeln: Auf Grund der Gesundheitsrisiken ist ärztlicher Rat nötig. Bestätigt sich Ihr Verdacht? Bestehen Sie darauf, dass Ihr Kind sich helfen lässt.

Sprechen Sie Ihre Sorge aus, aber drohen Sie nicht mit den Risiken, sonst blocken Betroffene ab. Reden Sie in Ich-Botschaften: „Ich mache mir Gedanken, weil du immer sagst du hättest schon gegessen", „Mir fällt auf, dass du oft mit roten Augen aus der Toilette kommst."

*Alle Namen und Fallbeschreibungen sind anonymisiert

Fotos: Katharina Alt/FOCUS-Magazin

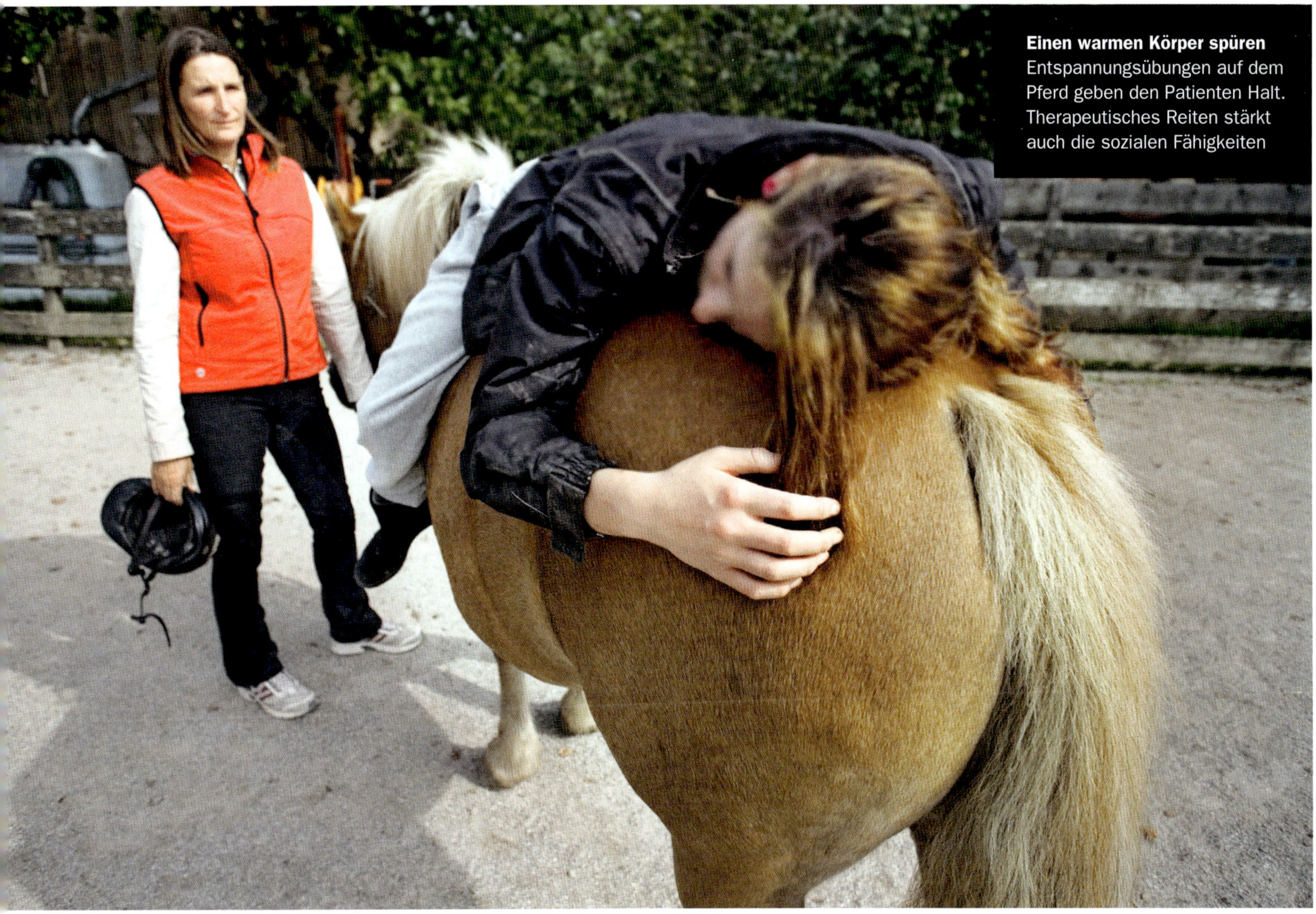

Einen warmen Körper spüren Entspannungsübungen auf dem Pferd geben den Patienten Halt. Therapeutisches Reiten stärkt auch die sozialen Fähigkeiten

kengymnastik und Massagen, Gestaltungstherapie und Sport.

Carla*, 20, geht mit den Therapeuten klettern. Ihre Kraft spüren, ihrem Körper vertrauen, auf sich aufpassen: Das gibt der verschlossenen jungen Frau Selbstsicherheit und Lebensmut. Äußerlich wirkt sie gesund, doch sie erbrach sich fast täglich und fand sich so hässlich, dass sie kaum noch das Haus verließ.

In Roseneck schicken die Therapeuten Carla regelmäßig in den Ort Prien. Sie soll unter Menschen gehen. Das hilft Carla: In ihrer vierten Therapiewoche war sie im Schwimmbad und zeigte sich im Bikini. Solche Wagnisse – Experten sprechen von Expositionsübungen – sind ein Herzstück der Verhaltenstherapie. Patient und Psychologe überlegen, welche Alltagssituationen zwanghaft vermieden werden. Genau diesen setzt sich der Patient – zunächst in Begleitung des Therapeuten – aus.

Auch Lotte hat ihre Expositionsübung geschafft. Es kostete sie Überwindung, ihren Körper – den sie ablehnt – zu pflegen. „Heute habe ich mich sogar getraut, mich vor dem Spiegel am Bauch einzucremen", berichtet sie stolz. Für die nächste Woche hat sie sich vorgenommen, im Beisein ihrer Eltern ihre Mahlzeit aufzuessen. „Diese Expositionsübung fällt vielen Magersüchtigen besonders schwer", weiß Naab. „Aber genau solche Erfahrungen sind wichtig: Ausbrechen aus der krankheitsbedingten Verweigerung und aus dem Gedankenkarussell rund ums Essen."

Eine Expositionsübung ist auch das Kochen in der Lehrküche. Keine Kalorien mehr zählen, die Sauce mit Sahne abschmecken: Das durchbricht krankhafte Verhaltensmuster. Die Mädchen decken den Tisch, und jedes kämpft mit sich. Für eine Zukunft, in der nicht die Essstörung, sondern der Lebenshunger siegt.

Mira hat sich Bratkartoffeln zubereitet. Beim Essen muss sie weinen. „Vor Erleichterung, weil ich es zum ersten Mal wieder genießen kann", sagt sie mit vollem Mund. Dann nimmt sie sich vorsichtig einen Nachschlag. ■

ANDREA BISCHHOFF

22 %

der **Elf- bis 17-Jährigen** in Deutschland zeigen Symptome von Essstörungen

Quelle: KiGGS-Studie des Robert Koch-Instituts

Essstörungen

TOP MEDIZINER 2012 PSYCHIATRIE FOCUS DEUTSCHLANDS GRÖSSTE ÄRZTE-BEWERTUNG

Eine der wichtigsten Aufgaben für **Essstörungs-Therapeuten** besteht darin, den Patienten die Augen für verdrängte Gefühle zu öffnen und das Körpergefühl zu wecken.

Die FOCUS-Ärzteliste nennt nach unabhängigen Kriterien ausgewählte **Experten für Essstörungen.** Sie sind qualifiziert, dieses Siegel zu tragen.

Experten für Essstörungen

Arzt/Klinik/Internet-Adresse	Ort/Tel.-Nr.	von Kollegen empfohlen	von Patienten empfohlen	Publikationen	Studien	Wartezeit	Versorgungsstruktur	therapeut. Leistungen	Service für Angehörige	24-Std.-Bereitschaft	Spezialisierung
Dr. Ulrich Hagenah Uniklinikum, www.kinder-jugend-psychiatrie.ukaachen.de	**Aachen** 0241/8088737	●●	◆			k. A.	k. A.	k. A.	k. A.	k. A.	*Arzt wurde angeschrieben, beteiligte sich aber nicht an der FOCUS-Befragung.*
Prof. Dr. Beate Herpertz-Dahlmann Uniklinikum, www.kinder-jugend-psychiatrie.ukaachen.de	**Aachen** 0241/8088737	●●●	◆	■■	★★★	◴◴	a, s, t	V, KT, K	F, A	✔	*Magersucht bei Kindern und Jugendlichen*
Dr. Askan Hendrischke Ostalb-Klinikum www.psychosomatik-aalen.de	**Aalen** 07361/551801	●	◆◆		★★★	◴◴	a, s, t	T, KB, K	F, A	✔	*wohnortnahe Versorgung, Traumatherapie*
Dr. Wally Wünsch-Leiteritz Klinik Lüneburger Heide www.klinik-lueneburger-heide.de	**Bad Bevensen** 05821/960175	●	◆◆		★★★	◴	s	V, T, KT, K	F, A		*Behandlung der Anorexie ohne Sondenernährung, Essstörungen mit psychischen Begleiterkrankungen*
Dr. Bernhard Osen Schön Klinik Bad Bramstedt www.schoen-kliniken.de	**Bad Bramstedt** 04192/504509	●●	◆◆		★	◴◴	s	V, GT, K			*multimodale verhaltenstherapeutische Behandlung*
Priv.-Doz. Dr. Thomas Herzog Werner-Schwidder-Klinik www.park-klinikum.de	**Bad Krozingen** 07633/937502	●●●	◆			k. A.	k. A.	k. A.	k. A.	k. A.	*Arzt wurde angeschrieben, beteiligte sich aber nicht an der FOCUS-Befragung.*
Prof. Dr. Reinhard Plassmann Kitzberg-Klinik www.ptz.de	**Bad Mergentheim** 07931/53161302	●	◆◆			◴◴	s	V, T, GT, KT	F, A		*stationäre Psychotherapie mit traumatherapeutischem, Ressourcen aktivierendem Konzept*

● = von Kollegen empfohlen
●● = häufig von Kollegen empfohlen
●●● = überdurchschnittlich häufig von Kollegen empfohlen
◆ = von Patienten empfohlen
◆◆ = häufig von Patienten empfohlen

■ = viel publiziert
■■ = überdurchschnittlich viel publiziert
★ = macht Studien
★★ = macht viele Studien
★★★ = macht überdurchschnittlich viele Studien

◴ = bis 2 Wochen
◴◴ = 3 Wochen bis 2 Monate
◴◴◴ = länger als 2 Monate
a = ambulant
s = stationär
t = Tagesklinik

V = Verhaltenstherapie
T = tiefenpsychologisch fundierte Therapie
GT = Gestaltungstherapie
KB = konzentrative Bewegungstherapie
KT = Kreative Therapie
K = Körperbildtherapie

F = Familientherapie
A = Angehörigenbetreuung
✔ = ja
k. A. = keine Angaben

Experten für Essstörungen

Arzt/Klinik/Internet-Adresse	Ort/Tel.-Nr.	von Kollegen empfohlen	von Patienten empfohlen	Publikationen	Studien	Wartezeit	Versorgungsstruktur	therapeut. Leistungen	Service für Angehörige	24-Std.-Bereitschaft	Spezialisierung
Priv.-Doz. Dr. Kristian Holtkamp DRK Fachklinik www.drk-fk-badneuenahr.de.drktg.de	**Bad Neuenahr-Ahrweiler** 02641/754151	●●	◆	■	★	◷	a, s, t	V, T, GT, KT, K	F, A		*Essstörungen und Adipositas im Kindes- und Jugendalter*
Prof. Dr. Thomas Huber Klinik am Korso www.klinik-am-korso.de	**Bad Oeynhausen** 05731/1810	●	◆◆		★★	◷◷	s	V, T, GT, KB, KT, K	F, A		*Anorexie, Bulimie, Binge-Eating, Traumafolgestörungen, Hippotherapie, Selbstbehauptungstraining*
Prof. Dr. Rolf Meermann AHG Psychosomatische Klinik www.ahg.de/Pyrmont	**Bad Pyrmont** 05281/6190	●●	◆◆		★★	◷◷	s	V, KT, K	A		*Körpertherapie, Einbeziehung von Videoarbeit (Videokonfrontation), Einsatz neuer Medien*
Dr. Elisabeth Rauh Schön Klinik Bad Staffelstein www.schoen-kliniken.de	**Bad Staffelstein** 09573/56390	●	◆		★	◷◷	s	V, GT, KT, K	F, A		*Anorexie, Bulimie*
Dr. Hartmut Imgart Parkland-Klinik www.parkland-klinik.de	**Bad Wildungen** 05621/706616	●	◆		★★★		a, s, t	V, T, GT, KB, KT, K	F, A	✔	*Programme für Männer, Patienten mit langandauernden Essstörungen, Frauen mit Traumata und Essstör.*
Dr. Sabine Dornhofer Schön Klinik Starnberger See www.schoen-kliniken.de	**Berg** 08151/170	●	◆◆		★	◷	s	V, GT, KB, KT, K	F	✔	*Einzel- und Gruppentherapie bei Anorexie, Bulimie, Binge-Eating-Disorder, Night-Eating-Disorder*
Dr. Reimund Böse Praxis, www.therapie.de/psychotherapie/boese	**Berlin** 030/40911239	●●	◆			◷◷	a	V, K			*systemische Orientierung*
Prof. Dr. Ulrike Lehmkuhl Uniklikum Charité www.kjp.charite.de	**Berlin** 030/450566320	●●	◆◆	■■	★★	◷	a, s, t	V, T, GT, KB, KT, K	F, A		*Anorexie bei Jugendlichen und Kindern („very early onset"), Etablieren neuer Therapieansätze*
Dr. Ernst Pfeiffer Uniklikum Charité www.kjp.charite.de	**Berlin** 030/450566320	●	◆◆	■■	★★	◷	a, s, t	V, T, GT, B, KT, K	F, A		*Anorexie bei Jugendlichen und Kindern („very early onset"), Etablieren neuer Therapieansätze*
Priv.-Doz. Dr. Harriet Salbach-Andrae Praxis www.start-psychotherapie.de	**Berlin** 030/83226891	●●●	◆◆	■	★	◷	a		F		*psychotherapeutische Behandlung (Kognitive Verhaltenstherapie) bei Anorexie und Bulimie*
Prof. Dr. Stephan Herpertz Uniklinikum, www.ruhr-uni-bochum.de/psychosomatik	**Bochum** 0234/50773110	●●●	◆◆	■■	★★	◷	a, s, t	V, T, GT, KB, KT, K	F	✔	*schwerst kranke Patienten mit Anorexie*
Prof. Dr. Stefan Ehrlich Uniklinikum www.kjp-dresden.de	**Dresden** 0351/4582244	●	◆◆	■	★★	◷◷	a, s, t	V, KT, K	F, A		*Anorexie und Bulimie im Kindes- und Jugendalter*
Prof. Dr. Corinna Jacobi Uniklinikum www.essstoerungen.tu-dresden.de	**Dresden** 0351/46339002	●●●	◆◆	■	★★★	◷	a, t	KT, K	A		*Früherkennung und -intervention (Prävention), Therapieforschung, internetgestützte Interventionen*
Prof. Dr. Reinhard Pietrowsky Uniklinikum www.psycho.uni-duesseldorf.de	**Düsseldorf** 0211/8111563	●	◆			k. A.	k. A.	k. A.	k. A.	k. A.	*Arzt wurde angeschrieben, beteiligte sich aber nicht an der FOCUS-Befragung.*
Dr. Holmer Graap Uniklinikum www.psychosomatik.uk-erlangen.de	**Erlangen** 09131/8534395	●●	◆		★★	◷	a, s, t	V, KB, KT, K	F, A		*Anorexie, Bulimie, Binge-Eating-Disorder*
Prof. Dr. Johannes Hebebrand LVR-Klinikum www.rk-essen.lvr.de	**Essen** 0201/8707466	●●●	◆◆	■■	★★★	◷◷	a, s, t	V, KT	F, A		*Gewichtsnormalisierung bei Anorexie, Diagnostik und Endokrinologie der Anorexie*
Dr. Sefik Tagay Uniklinikum www.uni-due.de/rke-pp	**Essen** 0201/9597021	●●	◆	■	★		a, s	V, T, GT, KB, KT	F		*Anorexie, Bulimie, Trauma-fokussierte Behandlung der Essstörungen*

● = von Kollegen empfohlen
●● = häufig von Kollegen empfohlen
●●● = überdurchschnittlich häufig von Kollegen empfohlen
◆ = von Patienten empfohlen
◆◆ = häufig von Patienten empfohlen

■ = viel publiziert
■■ = überdurchschnittlich viel publiziert
★ = macht Studien
★★ = macht viele Studien
★★★ = macht überdurchschnittlich viele Studien

◷ = bis 2 Wochen
◷◷ = 3 Wochen bis 2 Monate
◷◷◷ = länger als 2 Monate
a = ambulant
s = stationär
t = Tagesklinik

V = Verhaltenstherapie
T = tiefenpsychologisch fundierte Therapie
GT = Gestaltungstherapie
KB = konzentrative Bewegungstherapie
KT = Kreative Therapie
K = Körperbildtherapie

F = Familientherapie
A = Angehörigenbetreuung
✔ = ja
k. A. = keine Angaben

Experten für Essstörungen

Arzt/Klinik/Internet-Adresse	Ort/Tel.-Nr.	von Kollegen empfohlen	von Patienten empfohlen	Publikationen	Studien	Wartezeit	Versorgungsstruktur	therapeut. Leistungen	Service für Angehörige	24-Std.-Bereitschaft	Spezialisierung
Priv.-Doz. Dr. Armin Hartmann Uniklinikum www.psychosomatik-freiburg.de	**Freiburg** 0761/27068720	●●	◆	■	★★	◷◷	a, s, t	T, G, KB, K	F, A		
Prof. Dr. Brunna Tuschen-Caffier Uniklinikum www.psychologie.uni-freiburg.de	**Freiburg** 0761/2033014	●●●	◆	■		k. A.	k. A.	k. A.	k. A.	k. A.	*Arzt wurde angeschrieben, beteiligte sich aber nicht an der FOCUS-Befragung.*
Prof. Dr. Almut Zeeck Uniklinikum, www.uniklinik-freiburg.de/psychosomatik	**Freiburg** 0761/27068410	●●●	◆	■■	★★		a, s, t	T, GT, KB, KT, K	F		*Anorexie, Bulimie, Essstörungen bei Sportlern*
Prof. Dr. Günter Reich Uniklinikum www.psychosomatik.uni-goettingen.de	**Göttingen** 0551/395501	●	◆		★★	◷◷	a, s, t		F, A		*psychodynamische Psychotherapie, Paartherapie bei Anorexie, Bulimie, Binge-Eating-Störung*
Prof. Dr. Bernd Löwe Uniklinikum www.schoen-kliniken.de	**Hamburg** 040/741054174	●●	◆◆		★★	◷◷	a, s	V, T, KT, K	F		*interdisziplinäre, leitliniengerechte Diagnostik und Behandlung der Anorexie und Bulimie*
Prof. Dr. Martina de Zwaan Uniklinikum www.mh-hannover.de/24843.html	**Hannover** 0511/5323136	●●●	◆	■■	★★	◷◷	a, s, t	V, T, GT, KT, K	A		*Anorexie, Bulimie, Binge-Eating-Störung, Essverhalten vor und nach Adipositaschirurgie*
Priv.-Doz. Dr. Burkard Jäger Uniklinikum www.mh-hannover.de/25404.html	**Hannover** 0511/5323897	●●	◆			k. A.	k. A.	k. A.	k. A.	k. A.	*Arzt wurde angeschrieben, beteiligte sich aber nicht an der FOCUS-Befragung.*
Dr. Astrid Müller Uniklinikum www.mh-hannover.de/24133.html	**Hannover** 0511/5329179	●●	◆			k. A.	k. A.	k. A.	k. A.	k. A.	*Ärztin wurde angeschrieben, beteiligte sich aber nicht an der FOCUS-Befragung.*
PD Dr. Hans-Christoph Friederich Uniklinikum www.klinikum.uni-heidelberg.de	**Heidelberg** 06221/568774	●●	◆◆	■	★	◷◷	a, s, t	T, GT, KB, KT, K	F, A	✔	*internistisch-psychosomatische Behandlung von Patienten mit extremen Unter- bzw. Übergewicht*
Prof. Dr. Wolfgang Herzog Uniklinikum www.klinikum.uni-heidelberg.de	**Heidelberg** 06221/568774	●●●	◆◆	■■	★★★	◷◷	a, s, t	T, GT, KB, KT, K	F, A	✔	*Anorexie in allen Krankheitsstadien, Schweregraden und mit Zusatzerkrankungen*
Prof. Dr. Gerd Lehmkuhl Uniklinikum www.kjp-uni-koeln.de	**Köln** 0221/4785337	●●	◆			k. A.	k. A.	k. A.	k. A.	k. A.	*Arzt wurde angeschrieben, beteiligte sich aber nicht an der FOCUS-Befragung.*
Prof. Dr. Christoph Wewetzer Städtische Kliniken www.kliniken-koeln.de	**Köln** 0221/89072021	●●	◆◆		★	◷◷	a, s, t	V, GT, KB, KT, K	F, A	✔	*Anorexie im Kindes- und Jugendalter*
Prof. Dr. Anja Hilbert Uniklinikum www.medpsy.uniklinikum-leipzig.de	**Leipzig** 0341/9715360	●●●	◆	■■	★★★	◷◷◷	a	V, K			*kognitive Verhaltenstherapie insbesondere der Binge-Eating-Störung, Adipositas*
Prof. Dr. Anette Kersting Uniklinikum, www.psychsom.uniklinikum-leipzig.de	**Leipzig** 0341/9718850	●●	◆◆			◷	s, t	V, T, GT, KB, KT, K	F, A	✔	*Anorexie, Bulimie, Binge-Eating-Störung, Adipositas mit psychosomatischen Zusatzerkrankungen*
Dr. Sylvia Beisel Salus Klinik Lindow www.salus-kliniken.de/lindow	**Lindow** 033933/880	●●	◆		★	◷◷	s	V, GT, KT, K	A		*Essstörungen mit ausgeprägten psychischen Zusatzerkrankungen, extrem untergewichtige Patienten*
Prof. Dr. Ulrich Schweiger Uniklinikum www.psychiatry.uni-luebeck.de	**Lübeck** 0451/5002450	●●●	◆◆		★★	◷◷	a, s	GT, KT	A	✔	*Essstörungen mit ausgeprägten psychischen Zusatzerkrankungen, körperl. Komplikationen der Essst.*
Dr. Valerija Sipos Uniklinikum www.psychiatry.uni-luebeck.de	**Lübeck** 0451/5002450	●●●	◆◆		★★	◷◷	a, s	V, GT, KT	F, A	✔	*Essstörungen mit ausgeprägten psychischen Zusatzerkrankungen*
Dr. Alexander Korte Uniklinikum www.kjp.med.uni-muenchen.de	**München** 089/51605911	●	◆		★★	◷◷	a, s	T, GT, KB, KT, K	F, A		*Einzel- und Gruppentherapie, Kunst- und Musiktherapie*
Dr. Karin Lachenmeir Klinikum Dritter Orden www.dritter-orden.de	**München** 089/35804742	●	◆◆		★	◷	t	V, GT, KT, K	F, A	✔	*Anorexie, Bulimie, Binge-Eating, therapeutisches Wohnen, Arbeitskreise, Wochenendworkshops*

Experten für Essstörungen

Arzt/Klinik/Internet-Adresse	Ort/Tel.-Nr.	von Kollegen empfohlen	von Patienten empfohlen	Publikationen	Studien	Wartezeit	Versorgungsstruktur	therapeut. Leistungen	Service für Angehörige	24-Std.-Bereitschaft	Spezialisierung
Dr. Lisa Pecho Praxis	**München** 089/21669398	●	◆			◷◷	a	V, K	F, A		*Prävention, Nachsorge von Essstörungen und psychischen Zusatzerkrankungen*
Andreas Schnebel Praxis www.cipm-muenchen.de	**München** 089/18951690	●●●	◆◆		★★	◷◷	a, s	V, K	F, A	✔	*Behandlung deutschlandweit, ökotrophologische u. sporttherapeutische Betreuung, Alpintherapie*
Prof. Dr. Gerd Schulte-Körne Uniklinikum www.kjp.med.uni-muenchen.de	**München** 089/51605911	●●	◆◆			k. A.	k. A.	k. A.	k. A.	k. A.	*Arzt wurde angeschrieben, beteiligte sich aber nicht an der FOCUS-Befragung.*
Dr. Bärbel Wardetzki Praxis www.baerbel-wardetzki.de	**München** 089/2913759	●	◆◆		★	◷◷◷	a	V, KT, K	A		*Bulimie*
Dr. Sabine Zaudig Praxis www.vt-zaudig-muenchen.de	**München** 089/2780251	●●	◆◆			◷◷	a	V, K	A	✔	*psychische Zusatzerkrankungen, Hometraining, Kooperation mit Hausärzten*
Dr. Diane Lange EOS-Klinik www.eos-klinik.de	**Münster** 0251/68600	●	◆◆			k. A.	k. A.	k. A.	k. A.	k. A.	*Ärztin wurde angeschrieben, beteiligte sich aber nicht an der FOCUS-Befragung.*
Dr. Markus R. Pawelzik EOS-Klinik www.eos-klinik.de	**Münster** 0251/68600	●	◆		★★	◷	s, t	V, K			*Anorexie, Bulimie, Binge-Eating-Störung*
Prof. Dr. Silja Vocks Uniklinikum www.poliklinik.uos.de	**Osnabrück** 0541/9694753	●●●	◆	■		k. A.	k. A.	k. A.	k. A.	k. A.	*Ärztin wurde angeschrieben, beteiligte sich aber nicht an der FOCUS-Befragung.*
Prof. Dr. Ulrich Cuntz Schön-Klinik Roseneck www.schoen-kliniken.de	**Prien** 08051/683524	●●●	◆		★★★	◷◷	s	V, GT, KT, K	A		*körperliche Folgen der Anorexie, Pharmakotherapie, Ernährungstherapie*
Dr. Carl Leibl Schön Klinik Roseneck www.schoen-kliniken.de	**Prien** 08051/683185	●●●	◆◆		★★★	◷◷	a, s	V, T, GT, KB, KT, K	F, A		*Anorexie, Bulimie, Atypische Essstörung, Binge-Eating-Störung*
Dr. Silke Naab Schön Klinik Roseneck www.schoen-kliniken.de	**Prien** 08051/680	●	◆◆		★★★	◷◷	a, s	V, T, GT, KB, KT, K	F, A	✔	*Anorexie, Bulimie, Atypische Essstörung, Binge-Eating-Störung, Essstörungen bei Jugendlichen*
Dr. Christian Ehrig Schön Klinik Roseneck www.schoen-kliniken.de	**Prien** 08051/680	●●	◆◆		★★★	◷◷	s	V, GT, KT, K	A		*hochgradig anorektische Patienten mit BMI um 10, zusätzliche psychische und körperliche Erkr.*
Prof. Dr. Ulrich Voderholzer Schön Klinik Roseneck www.schoen-kliniken.de	**Prien** 08051/683510	●●	◆◆		★★★	◷◷	a, s	V, T, GT, KB, KT, K	F, A		*Anorexie, Bulimie, Binge-Eating-Störung, Atypische Essstörungen*
Dr. Gaby Groß* Uniklinikum www.psychosomatik-tuebingen.de	**Tübingen** 07071/2986719	●●	◆			k. A.	k. A.	k. A.	k. A.	k. A.	*Ärztin wurde angeschrieben, beteiligte sich aber nicht an der FOCUS-Befragung.*
Prof. Dr. Stephan Zipfel Uniklinikum www.psychosomatik-tuebingen.de	**Tübingen** 07071/2986719	●●●	◆◆	■■	★★	◷◷	a, s, t	T, GT, KT, K	F, A		*Entwicklung, Evaluation, Umsetzung von innovativen, evidenzbasierten Psychotherapieprogrammen*
Prof. Dr. Jörn von Wietersheim Uniklinikum, Tagesklinik www.uniklinik-ulm.de	**Ulm** 0731/50061821	●●●	◆	■	★	◷◷	a, s, t		F, A		*Anorexie, Bulimie, Binge-Eating, gemeinsame Behandlung v. stationären u. tagesklinischen Patienten*
Dr. Doris Weipert Praxis www.forum-ess-stoerungen.de	**Wiesbaden** 0611/599200	●	◆◆		★★★	◷◷	a	T, GT, KT, K	F, A		*Körperbewusstseinstraining, Ernährungsberatung, Kunsttherapie, Bewegungstherapie*

*ist ab Februar 2013 wieder erreichbar

● = von Kollegen empfohlen
●● = häufig von Kollegen empfohlen
●●● = überdurchschnittlich häufig von Kollegen empfohlen
◆ = von Patienten empfohlen
◆◆ = häufig von Patienten empfohlen

■ = viel publiziert
■■ = überdurchschnittlich viel publiziert
★ = macht Studien
★★ = macht viele Studien
★★★ = macht überdurchschnittlich viele Studien

◷ = bis 2 Wochen
◷◷ = 3 Wochen bis 2 Monate
◷◷◷ = länger als 2 Monate

a = ambulant
s = stationär
t = Tagesklinik

V = Verhaltenstherapie
T = tiefenpsychologisch fundierte Therapie
GT = Gestaltungstherapie
KB = konzentrative Bewegungstherapie
KT = Kreative Therapie
K = Körperbildtherapie

F = Familientherapie
A = Angehörigenbetreuung

✔ = ja
k. A. = keine Angaben

Wissen

Die wichtigsten **Störungen der Psyche** kurz erklärt

Psychotische Störungen

Affektive Störung Oberbegriff für Störungen des Gefühlslebens, Hauptsymptom ist die Veränderung der Stimmung in eine beliebige Richtung. Bekannte affektive Störungen sind Depression und Manie.

Bipolare affektive Störung (manisch-depressive Erkrankung) Extreme, unbegründete emotionale Hoch- und Tiefphasen (Manie und Depression) wechseln sich häufig ab. Die Dauer der Episoden variiert, auch Mischformen sind möglich.

Burn-out-Syndrom Zustand völliger emotionaler, geistiger und körperlicher Erschöpfung mit stark verminderter Leistungsfähigkeit. Unter Psychiatern gilt Burn-out oft als Sonderform oder Vorstufe der Depression.

Depression Störung des Gefühlslebens, äußert sich in ungewöhnlich langen Phasen der Niedergeschlagenheit und Antriebslosigkeit. Weitere Symptome sind Schlafstörungen, Gewichtsverlust und Suizidgedanken.

Manie Eine affektive Störung mit unangemessen gehobener und ausgelassener Stimmung. Patienten zeigen Überaktivität, Selbstüberschätzung und Maßlosigkeit.

Schizophrenie Grundlegende Störung von Denken und Wahrnehmung. Betroffene hören Stimmen, fühlen sich beeinflusst oder kontrolliert und können nicht zwischen Wirklichkeit und Einbildung unterscheiden.

Neurotische Störungen

Anorexia nervosa (Magersucht) Essstörung, die sich durch extreme Gewichtsabnahme und ein gestörtes Selbstbild auszeichnet. Folgen sind Mangelerscheinungen und Schäden zum Beispiel an Nieren oder Knochen.

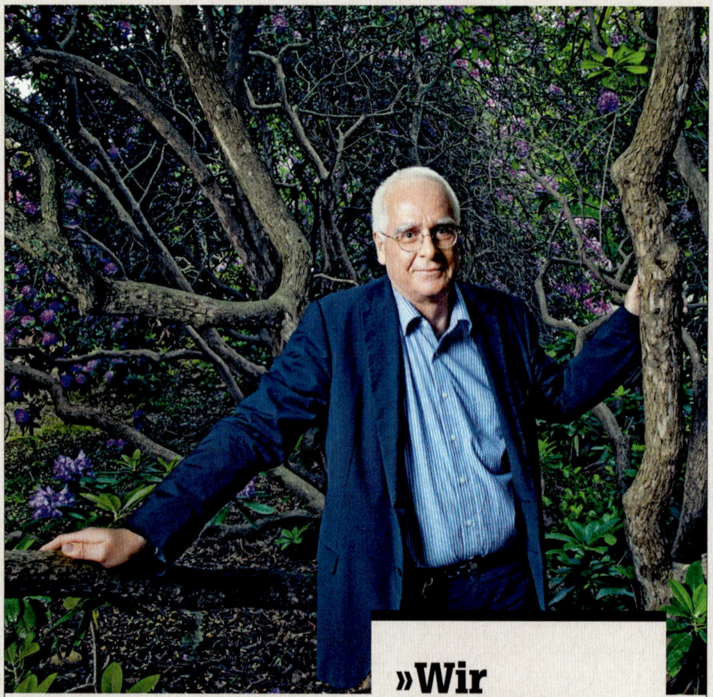

Binge-Eating-Störung Essstörung mit Fressattacken ohne Erbrechen. Vom Englischen „to binge" für „schlingen" oder „in sich hineinstopfen". Die Betroffenen leiden an Übergewicht und häufig auch an depressiver Stimmung und Schuldgefühlen nach Essanfällen.

Bulimie (Bulimia nervosa) Ess-Brech-Sucht. Patienten erleben Heißhungerattacken und nehmen große Mengen an Nahrung zu sich, die sie dann absichtlich wieder erbrechen. Schaden nehmen dabei Speiseröhre und der obere Magenverschluss ebenso wie die Zähne und der Wasser- und Mineralienhaushalt.

Generalisierte Angststörung (Zukunftsangst) Dauerhafte, unbestimmte Angst und Anspannung in Alltagssituationen über mindestens sechs Monate; übermäßige Sorge um sich and andere, oft verbunden mit Angstanfällen. Konkrete Auslöser für die Angst gibt es in der Regel nicht.

»Wir können Patienten helfen, aber nicht ihre Biografie ändern. Und die ist oft Ursache der Krankheit«

Birger Dulz, 60
Borderline-Spezialist an der Asklepios Klinik Nord in Hamburg

Orthorexie Essstörung, bei der Patienten sich zwanghaft gesund ernähren. Sie schränken ihren strengen Speiseplan immer mehr ein, bis sie kaum noch etwas essen.

Panikstörung Wiederholt auftretender, plötzlicher Anfall extremer Angst ohne objektiven Grund. Verbunden mit körperlichen Anzeichen wie Atemnot, Schwindel oder Herzrasen.

Soziale Phobie Angst, sich in sozialen Situationen zu blamieren, oder krankhafte Scheu vor Kontakt mit fremden Menschen. Jede Interaktion mit anderen kann Angst- oder gar Panikattacken auslösen.

Spezifische Phobie Angst vor einem konkreten Objekt oder einer Situation. Kann der Betroffene eine Konfrontation nicht vermeiden, kommt es unmittelbar zu einer Angstreaktion. Typische Beispiele sind Angst vor Tieren, vor engen Räumen oder vorm Fliegen.

Zwangsstörung Immer wiederkehrende Gedanken oder der Zwang, etwas Bestimmtes zu tun. Betroffene erkennen ihre Zwänge oft als unsinnig, können sich aber nicht dagegen wehren, ohne unter starker Angst zu leiden.

Persönlichkeitsstörungen

Borderline-Syndrom Instabile Persönlichkeitsstörung. Die Patienten sind emotional und impulsiv und schwanken häufig zwischen extremen Gefühlslagen. Viele neigen zu selbstverletzendem Verhalten wie Suizidversuchen oder Ritzen.

Multiple Persönlichkeitsstörung (dissoziative Identitätsstörung) Störung, bei der sich Denken und Handeln eines Menschen aufspalten und so mehrere Teilpersönlichkeiten bilden. Diese Personen treten abwechselnd in den Vordergrund und übernehmen die Kontrolle, oft ohne dass sie voneinander wissen.

Foto: Uwe Martin/FOCUS-Magazin

Unsere Gesundheit im Mittelpunkt

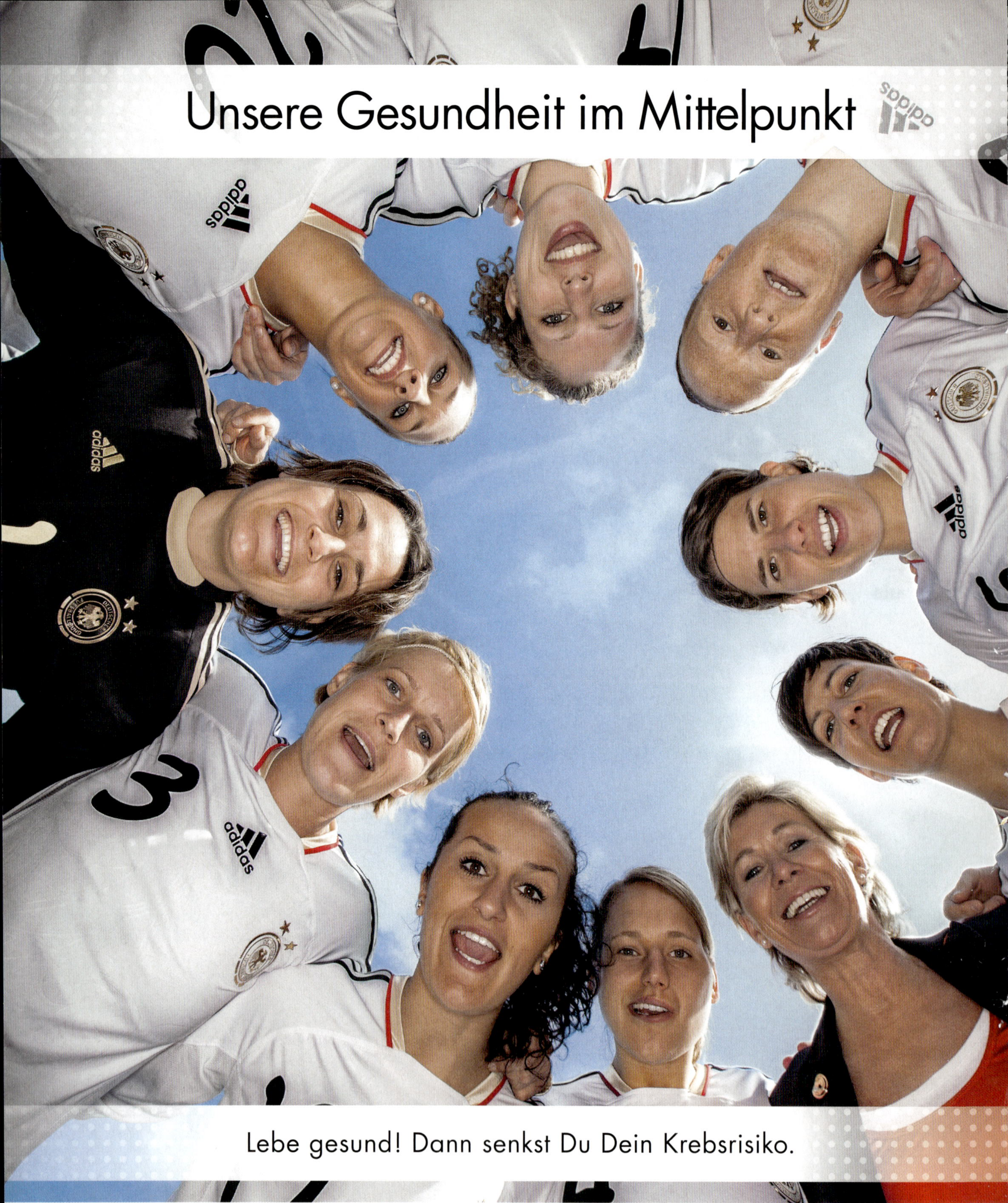

Lebe gesund! Dann senkst Du Dein Krebsrisiko.

DKG KREBSGESELLSCHAFT

Deutsche Krebshilfe
HELFEN. FORSCHEN. INFORMIEREN.

in Kooperation mit

Der Psyche helfen

+ Kinderpsychiatrie + Umgang mit psychisch Kranken + Sucht + Krankenkassenvergleich

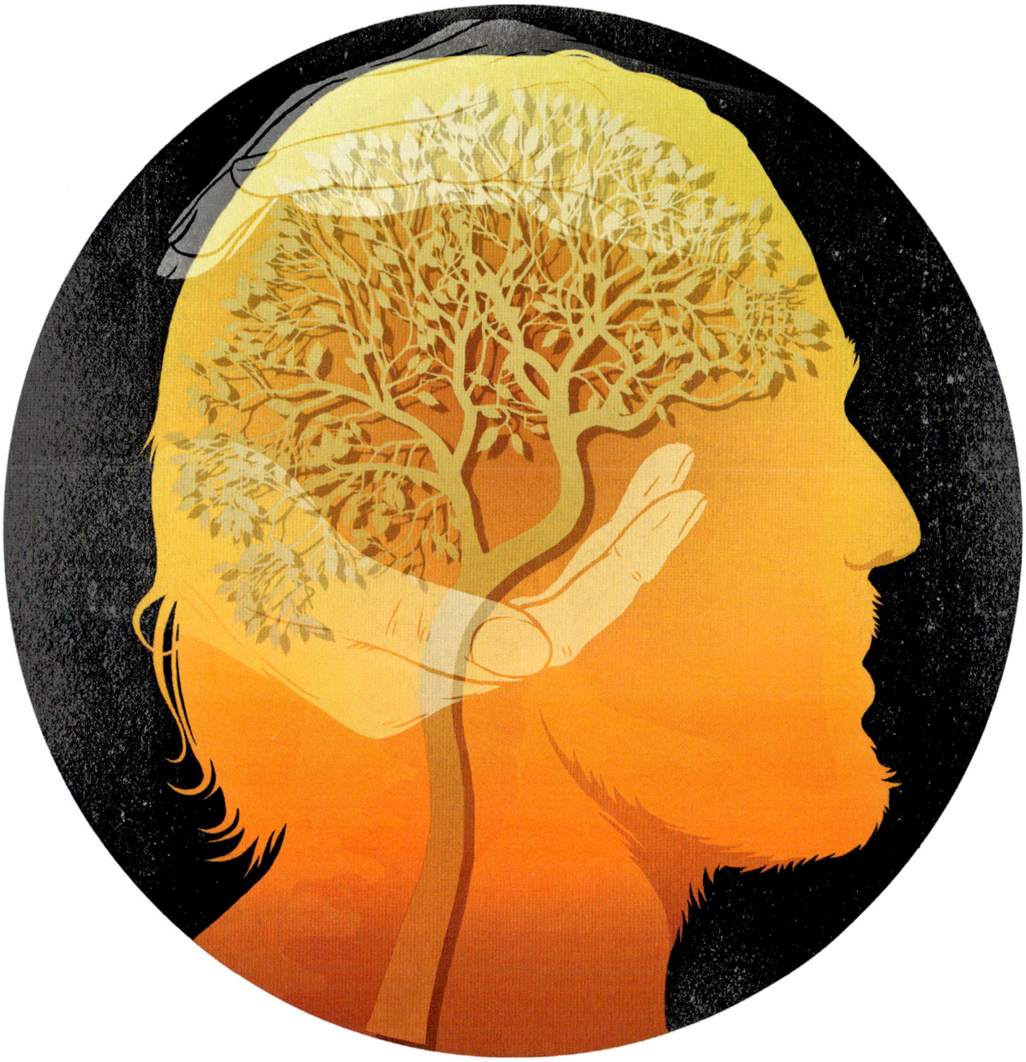

20 % der Sieben- bis 17-Jährigen sind **psychisch auffällig.** Am häufigsten bei Kindern und Jugendlichen sind **Angst- und Sozialstörungen.** **S. 100**

»Der alternde Körper ist ein ideales Versteck für psychische Krankheiten«

Hans Gutzmann
Präsident der Gesellschaft für Gerontopsychiatrie und -psychotherapie
S. 106

Ahnungslosigkeit und Verunsicherung sind häufige Gründe dafür, dass psychische Erkrankungen zu spät behandelt werden. Familienmitglieder bemerken Alarmsignale oft als Erste, wagen es aber nicht, die Betroffenen anzusprechen. **S. 108**

Knapp 80 % aller Drogenabhängigen leiden auch unter psychischen Erkrankungen. Die Sucht tritt oft als Folge einer Störung auf, um beispielsweise Angst und Anspannung zu betäuben. Ebenso kann aber Drogenmissbrauch Psychosen auslösen. **S. 120**

Gefährdete Kinderseelen

Bereits die Kleinsten leiden unter **Angststörungen und Depressionen.** Bei einer frühzeitigen Diagnose stehen die Heilungschancen gut

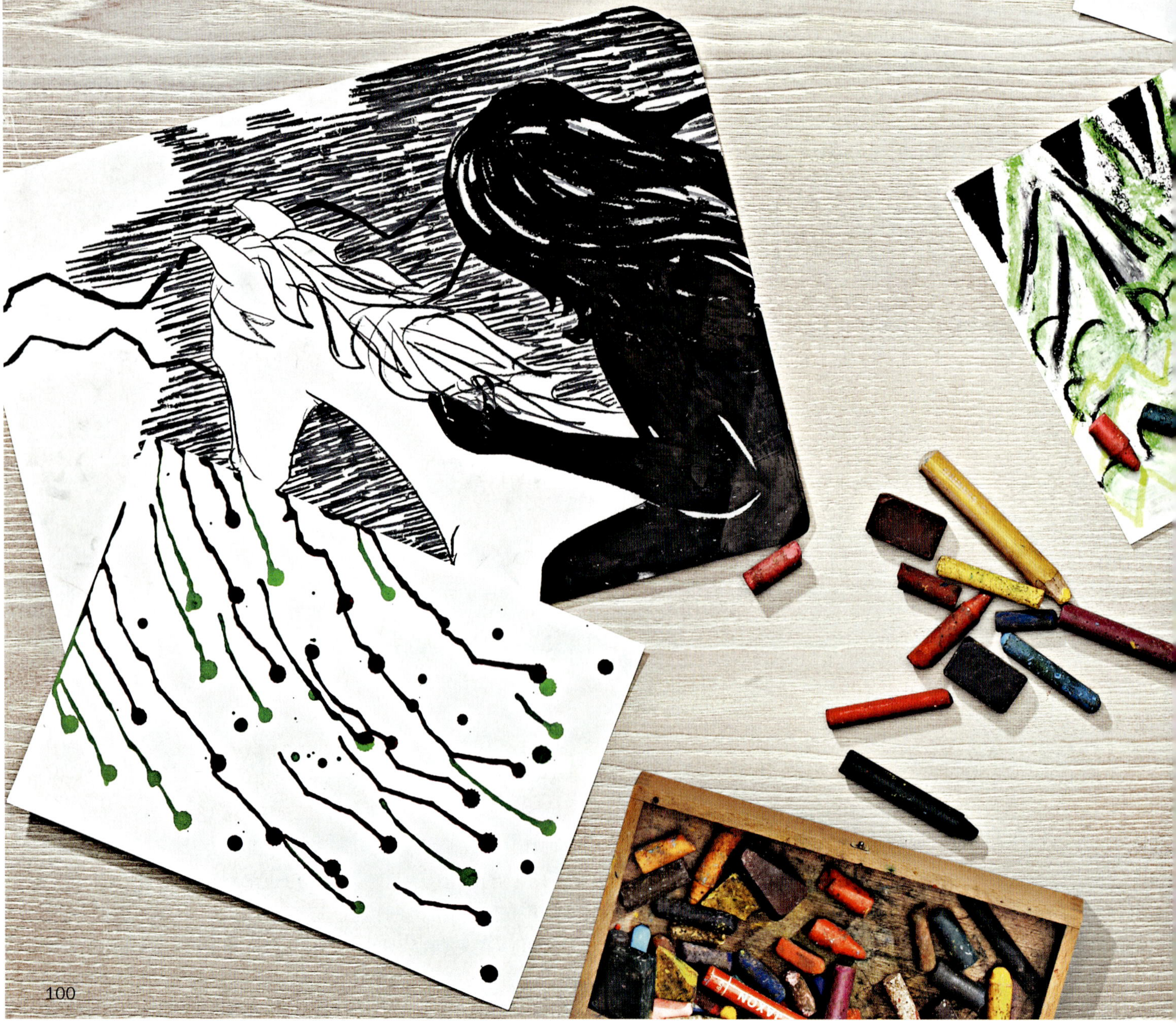

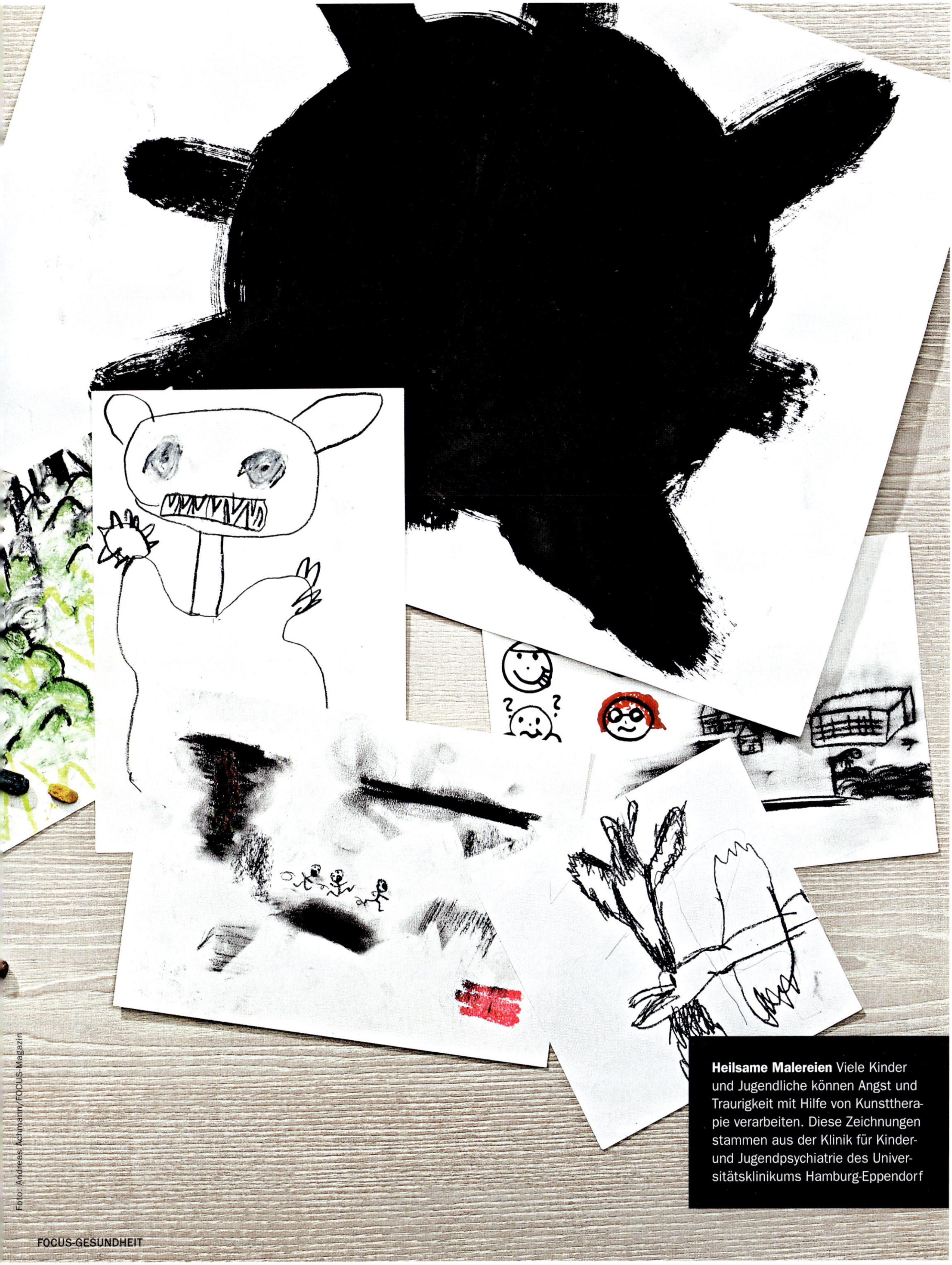

Heilsame Malereien Viele Kinder und Jugendliche können Angst und Traurigkeit mit Hilfe von Kunsttherapie verarbeiten. Diese Zeichnungen stammen aus der Klinik für Kinder- und Jugendpsychiatrie des Universitätsklinikums Hamburg-Eppendorf

Foto: Andreas Achmann/FOCUS-Magazin

Liest du uns deinen Aufsatz vor?“, hallt es durch das Klassenzimmer. Eigentlich eine normale Frage im Grundschulalltag – doch für Lara* klingt die Aufforderung der Lehrerin bedrohlich. Statt zum Heft zu greifen und stolz vorzulesen, schlägt sie die Hände vors Gesicht. Es ist eine dieser Situationen, die die Neunjährige hasst: wenn sie in der Schule aufgerufen wird, zu Hause Freunde der Eltern zu Besuch kommen, die sie nicht gut kennt, oder wenn sie gar von einem Fremden auf der Straße nach dem Weg gefragt wird. Dann kann sie nicht antworten oder nur so leise, dass man sie kaum versteht. Sie versteckt sich hinter ihren Händen, weicht Blicken aus, windet sich regelrecht. Manchmal fängt sie sogar an zu weinen.

Lara leidet an einer „Störung mit sozialer Ängstlichkeit des Kindesalters“, so die Diagnose der Kinder- und Jugendpsychiater des Universitätsklinikums Marburg. Das Mädchen quält die ständige Sorge, etwas falsch zu machen, sich zu blamieren, ausgelacht zu werden oder Schelte zu kassieren. Die Angst blockiert die Antwort auf jegliche Frage: Wer nichts sagt, sagt zumindest nichts Verkehrtes.

Psychische Störungen bei Kindern und Jugendlichen sind keine Seltenheit. Im Jahr 2007 waren laut der BELLA-Studie (Befragung SeeLisches WohLbefinden und VerhAlten) rund 20 Prozent der Sieben- bis 17-Jährigen psychisch auffällig. Bei zehn Prozent davon bestand dringender therapeutischer Handlungsbedarf. In der Studie werden seit 2003 deutschlandweit Daten zur seelischen Gesundheit von Kindern und Jugendlichen erfasst.

Entgegen vieler Befürchtungen nimmt aber zumindest die Gesamtzahl der psychisch erkrankten Kinder nicht zu. „Allerdings beobachten wir deutliche Verschiebungen bei den einzelnen Krankheiten“, sagt Michael Schulte-Markwort, Ärztlicher Direktor der Klinik für Kinder- und Jugendpsychiatrie, -psychotherapie und -psychosomatik am Universitätsklinikum Hamburg-Eppendorf. So seien Störungen des Sozialverhaltens rückläufig, Depressionen dagegen werden häufiger.

Ob depressive Störungen bei Kindern heute nur besser erkannt werden oder ob die Zahl tatsächlich steigt, etwa auf Grund von zunehmendem Erwartungs- und Leistungsdruck, ist noch unklar. „Auffällig ist aber, dass wir immer mehr Jugendliche mit einer Erschöpfungsdepression, also einem Burn-out-Syndrom, behandeln“, berichtet der Hamburger Kinder- und Jugendpsychiater. Nach seiner Beobachtung sind bereits Zwölfjährige betroffen – auch wenn das wissenschaftlich noch abgesichert werden müsse.

Psychische Leiden können sich schon in den ersten Lebensjahren zeigen. Ängste, die weit über das normale, altersgemäße Fürchten hinausgehen, diagnostizieren Ärzte und Therapeuten schon in der Altersgruppe der Zwei- bis Vierjährigen, Depressionen im Extremfall sogar schon bei Babys und Kleinkindern. Oft werden sie nur nicht als solche erkannt. Die aktuelle BELLA-Studie soll nähere Erkenntnisse zu dieser Altersgruppe liefern, sie berücksichtigt Kinder ab drei Jahren. 2013 wollen die Forscher die Ergebnisse veröffentlichen.

Eine plötzliche Veränderung im Verhalten des Kindes ist meistens ein Alarmsignal. Wenn es etwa nicht mehr schlafen kann oder nur noch im Elternbett, wenn es nicht mehr allein sein mag, weniger isst oder die Lust am Spielen verliert. „Auffälligkeiten werden dann zur Störung, wenn das Kind nicht mehr in der Lage ist, altersgerechten Tätigkeiten nachzugehen – oder nur noch mit großer Unterstützung und enormem Leidensdruck“, erklärt Katja Becker, Direktorin der Kinder- und Jugendpsychiatrie der Universität Marburg. Etwa, wenn ein Schulkind wegen seiner Ängste nicht mehr am Unterricht teilnehmen kann. Oder ein Elfjähriger nicht mehr ohne Begleitung beim Nachbarskind spielt, aus Sorge, seinen Angehörigen oder ihm selbst könnte etwas zustoßen. Oder wenn ein Teenager kaum noch aus dem Bett zu bewegen ist, weil ihm einfach alles egal ist.

Spezialisten erkennen, ob tatsächlich Therapiebedarf besteht oder es sich noch um ein alterstypisches, vorübergehendes Verhaltensmuster handelt. Diese Unterscheidung ist bei Kindern sehr viel schwieriger als bei Erwachsenen – zumal sie sich im Kreis der Familie oft völlig anders benehmen als etwa in der Schule. ▶

*Name geändert

Deutliche Zahlen

Die Ergebnisse der BELLA-Studie des Robert Koch-Instituts zeigen: Etwa jedes fünfte Kind hat seelische Probleme. (Mehrfachnennungen möglich)

Rund **20 %** der Kinder unter 18 Jahren sind **psychisch auffällig**

10 % leiden an Angststörungen

7,6 % haben eine Störung des Sozialverhaltens

5,4 % leiden an Depressionen

50 % aller Erwachsenen mit psychischer Erkrankung zeigten **die ersten Symptome** vor dem 14. Lebensjahr

Quelle: DGKJP

Foto: Achenbach-Pacini/FOCUS-Magazin

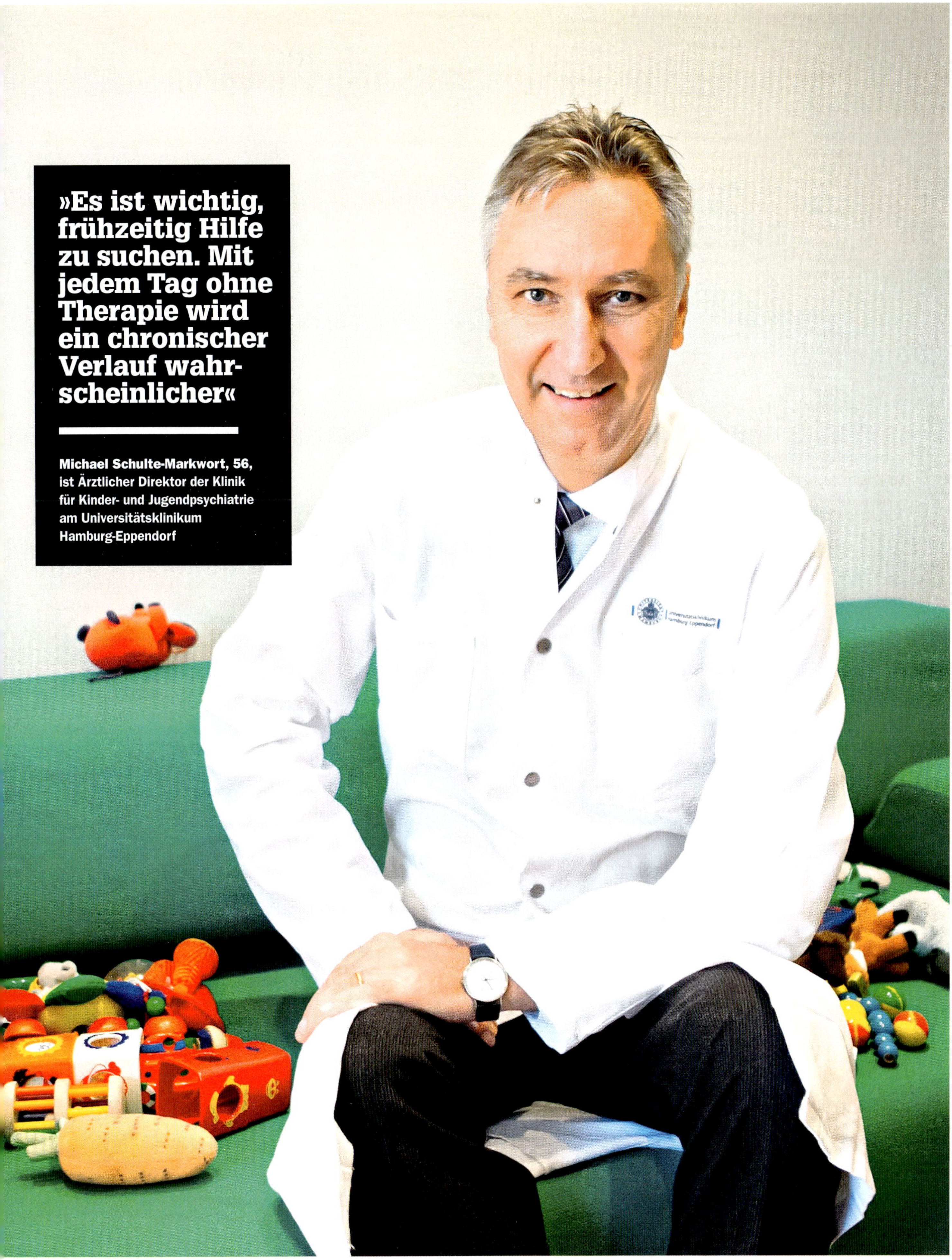

»Es ist wichtig, frühzeitig Hilfe zu suchen. Mit jedem Tag ohne Therapie wird ein chronischer Verlauf wahrscheinlicher«

Michael Schulte-Markwort, 56, ist Ärztlicher Direktor der Klinik für Kinder- und Jugendpsychiatrie am Universitätsklinikum Hamburg-Eppendorf

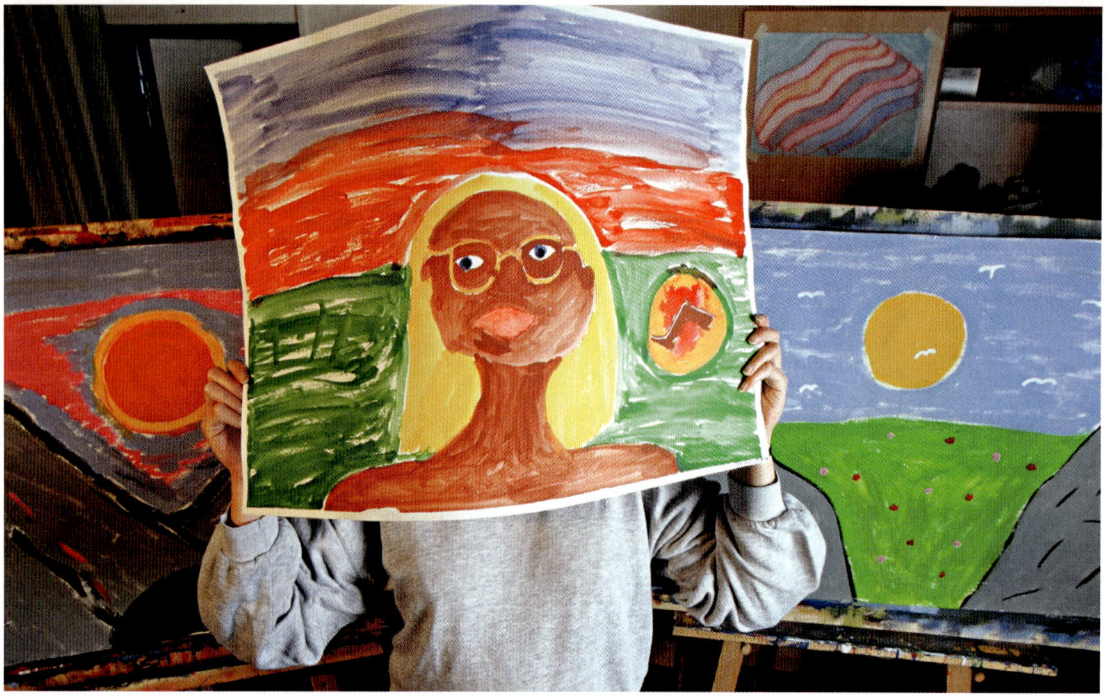

Ausdrucksstark Maltherapie hilft jungen Patienten an der Uniklinik Hamburg-Eppendorf

Lara beispielsweise wirkt beim Spiel mit ihren Freundinnen oft völlig gelöst, kann aber zu Hause in impulsive Wutanfälle ausbrechen. In der Schule oder beim Einkaufen würde sie sich dagegen am liebsten unsichtbar machen. Lange Zeit galt das Mädchen schlicht als besonders schüchtern. „Manchmal würde ich am liebsten schreien: ‚Stell dich nicht so an!', wenn sie mal wieder dasteht und nichts sagt", gesteht Laras Mutter. Sie ist froh, dass sie jetzt einen Namen für die Probleme ihrer Tochter hat. Das macht es ihr leichter, Lara zu verstehen. Andererseits ist die Mutter schockiert: „Soziale Angststörung – ich wusste überhaupt nicht, dass ein Kind so etwas haben kann!"

Oftmals verdrängen Eltern auch die klaren Anzeichen für ein psychisches Problem – aus Sorge vor einer möglichen Stigmatisierung und vor Schuldzuweisungen. Diesem Teufelskreis wollen Kinder- und Jugendpsychiater wie Katja Becker entgegenwirken. „Ängste gehören bis zu einem gewissen Grad zur normalen Entwicklung und sind im Kindesalter weit verbreitet", erklärt die Marburger Professorin. Doch bei manchen Kindern weiten sie sich zu einer ernsthaften Krankheit aus und müssen frühzeitig behandelt werden. „Man darf nicht davon ausgehen, dass sich die Probleme auswachsen", betont Becker. Krankhafte Angst löst sich nicht von allein in Luft auf – genauso wenig wie lähmende Traurigkeit.

Die kennt Ben Hanssen* zur Genüge. Der 15-jährige Schüler aus Hamburg leidet an einer endogenen Depression. Das heißt, Ursache der Erkrankung ist kein traumatisches Ereignis, sondern ein neurologischer Defekt. „Eigentlich empfindet man gar nichts", beschreibt Ben seinen Seelenzustand nüchtern.

Er kann zum Beispiel selbst nicht sagen, ob er sich über ein Geschenk wirklich freut – oder ob er nur so tut, weil das von ihm so erwartet wird. Wenn der Gymnasiast seine dunkle Gefühlswelt schildert, redet er von sich in der dritten Person: „Man wird so gleichgül-

Wenn junge Menschen leiden

Bei Kindern und Jugendlichen sind oft andere Ursachen für psychische Störungen verantwortlich als bei Erwachsenen. Auch die Therapieansätze sind kindspezifisch.

Angststörungen

Genetische und neurobiologische Faktoren können ebenso Ursache sein wie traumatische Erlebnisse (z. B. der Tod einer Bezugsperson oder die Trennung der Eltern). Auch extrem ängstliche Erziehungspersonen kommen als Auslöser in Betracht.

Bei Zwei- bis Vierjährigen ist Trennungsangst typisch, ebenso die Angst vor Monstern, Gewittern und Dunkelheit. Acht- bis Zwölfjährige plagt vor allem Versagens- und Prüfungsangst.

Gesprächs-, Spiel- und Verhaltenstherapie helfen bei der Bewältigung. Die Eltern werden in die Behandlung einbezogen. Sie lernen, dass ihr Kind keine Fortschritte macht, wenn es Angstsituationen meidet. Ist das Alltagsleben stark eingeschränkt, ist eine stationäre Therapie angebracht.

Angstlösende Medikamente kommen bei Kindern wegen der hohen Suchtgefahr selten zum Einsatz. Antidepressiva können helfen, wenn gleichzeitig eine Depression vorliegt.

Depressionen

Bis zur Pubertät sind Jungen und Mädchen gleichermaßen betroffen. Bei Jugendlichen ist das Verhältnis 1 : 2.

Leistungsdruck oder Mobbing können die Erkrankung auslösen. Außerdem – wie bei Angststörungen – traumatische Erlebnisse und genetische und neurobiologische Faktoren.

In der psychodynamischen Therapie wird gemeinsam nach Ursachen und Zusammenhängen gesucht. Verhaltenstherapie hilft, typische Alltagssituationen zu bewältigen. Der Einsatz von Psychopharmaka ist abhängig vom Alter des Kindes und dem Ausmaß der Depression.

Die Symptome sind je nach Alter und Entwicklungsstand unterschiedlich. Kleinkinder sind z. B. ängstlich, werden schnell zornig und haben keine Lust zu spielen. Schulkinder zeigen vor allem Konzentrationsschwierigkeiten, Appetitlosigkeit und Schlafprobleme. Jugendliche fallen etwa durch Selbstzweifel, sozialen Rückzug oder Aggressivität auf.

Foto: Ronald Frommann/laif

tig und denkt sich: Eigentlich könnte ich auch sterben." Noch ist Ben nicht so weit, dass er wirklich vom Balkon springen will, wenn er nachts dort die Sterne betrachtet. „Ich sage mir immer wieder: Durchhalten, der Professor wird dir helfen."

Ben kannte den Kinder- und Jugendpsychiater Michael Schulte-Markwort bereits, weil dieser ihn früher wegen einer Aufmerksamkeitsdefizit-Störung behandelt hatte. So lag es für den Teenager nahe, sich an den Hamburger Spezialisten zu wenden, als es in ihm immer düsterer wurde. Schulte-Markwort behandelt den Jungen mit Antidepressiva, in einer Gesprächstherapie hilft er Ben bei der Suche nach der verlorenen Lebensfreude.

„Ben kam frühzeitig zu mir, er hatte Glück im Unglück", sagt Schulte-Markwort. Meist sehe er Patienten erst, wenn sie schon ein Jahr oder länger leiden. Dann aber habe sich die Depression längst manifestiert, so der Psychiater. „Mit jedem Tag, den man ohne Therapie versäumt, wird ein chronischer Verlauf der Erkrankung wahrscheinlicher." Unbehandelte Depressionen, das ist in Fachkreisen längst anerkannt, begleiten die jungen Patienten oft noch als Erwachsene. Ängste verfestigen sich und weiten sich auf andere Bereiche aus. Ein eingeschränktes Sozialleben, Probleme im Beruf und Substanzmissbrauch können weitere Folgen sein.

Dazu kommt, dass Fehlzeiten in der Schule und Verweigerung im Unterricht Entwicklungs- und Lerndefizite nach sich ziehen, die sich später nicht immer ausgleichen lassen. Lara zum Beispiel ist nicht dumm. Doch ihre extreme Schüchternheit und die ewige Angst, sich zu blamieren, führten dazu, dass die Viertklässlerin in Mathe auf dem Wissensstand des zweiten Schuljahrs stehen blieb – zunächst unbemerkt. Noch geht sie gern zur Schule, trotz aller Schwierigkeiten. Aber was, wenn Lara irgendwann vielleicht nicht mehr versetzt wird, nur weil sie Angst hat, sich zu melden? Oder Lehrer und Mitschüler weniger Verständnis für ihre Probleme zeigen?

„Es ist ein Skandal, dass psychische Probleme bei Kindern und Jugendlichen in den letzten 25 Jahren nicht weniger geworden sind", findet Kinderpsychiater Schulte-Markwort. „Mit besseren Methoden zur Prävention und Früherkennung könnten wir viele Störungen verhindern oder zumindest so zeitig behandeln, dass es große Heilungschancen gibt."

Vor diesem Hintergrund etabliert die Stiftung „Achtung! Kinderseele" derzeit ein Kita-Patenprogramm. Fachleute unterstützen Erzieher und Eltern von Kindergartenkindern dabei, Verhaltensauffälligkeiten rechtzeitig zu erkennen, aber auch auf Ängste so früh einzugehen, dass sie sich gar nicht erst zu einem ernsthaften Problem entwickeln.

Tatsächlich ist es gar nicht so schwierig, bereits in den Anfängen zu bemerken, ob ein Kind gefährdet ist. Laut einer aktuellen Untersuchung der University of British Columbia reichen bereits zwei Fragen aus, damit Eltern erkennen, ob sich eine Angststörung anbahnt: Ist das Kind ängstlicher oder schüchterner als Gleichaltrige? Ist es besorgter? Mit diesen Fragen war es den kanadischen Forschern in ihrer Studie gelungen, 85 Prozent der Kinder zu identifizieren, die später eine Angststörung entwickelten. Auch Kinderärzte sollten wachsamer werden. Deshalb tüfteln Wissenschaftler der Klinik für Kinder- und Jugendpsychiatrie der Ludwig Maximilians Universität München derzeit an Fragebögen, die die Früherkennung von Depressionen in den Praxen erleichtern sollen.

Lara und Ben haben gute Aussichten, ihre Leiden zu besiegen. Ben ist bereits auf dem Weg der Besserung, auch wenn er selbst noch nicht so recht daran glauben mag. „Meine Familie und Freunde sagen, ich sei schon viel besser drauf." Und Lara geht zunächst mit einer spezialisierten Nachhilfelehrerin ihre Lücken in Mathe an. „Das macht sogar Spaß", findet die Neunjährige. Mit jeder erfolgreich gelösten Rechenaufgabe wächst ihr Selbstbewusstsein.

Das legt den Grundstein für die Therapie, die sie bald beginnen wird. Lara soll lernen, sich mit Übungen und Rollenspielen ihren Ängsten zu stellen und sie schrittweise zu überwinden: zuerst die kleinen Hemmnisse – etwa mal eine Meinungsverschiedenheit mit ihren Freundinnen auszutragen –, dann immer größere. „Und irgendwann kann ich auch stolz meinen Aufsatz vorlesen", sagt Lara. ■

STEFANIE REINBERGER

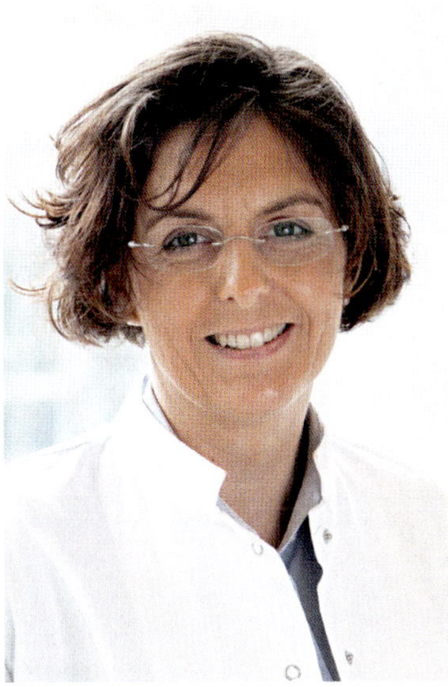

»Man darf nicht davon ausgehen, dass sich Probleme auswachsen. Krankhafte Angst und Traurigkeit lösen sich nicht von allein in Luft auf«

Katja Becker, 43,
Direktorin der Kinder- und Jugendpsychiatrie der Philipps-Universität Marburg

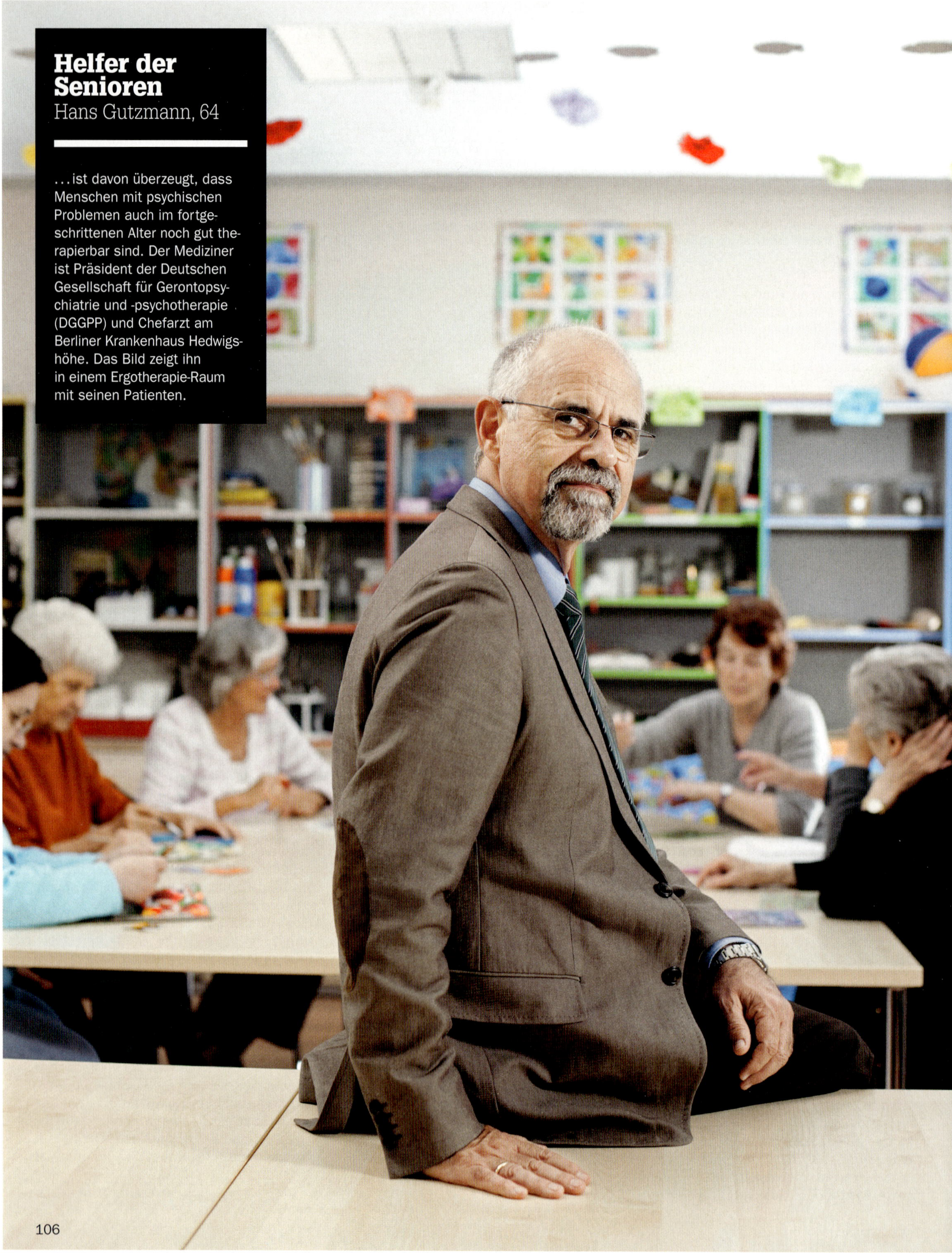

Helfer der Senioren

Hans Gutzmann, 64

…ist davon überzeugt, dass Menschen mit psychischen Problemen auch im fortgeschrittenen Alter noch gut therapierbar sind. Der Mediziner ist Präsident der Deutschen Gesellschaft für Gerontopsychiatrie und -psychotherapie (DGGPP) und Chefarzt am Berliner Krankenhaus Hedwigshöhe. Das Bild zeigt ihn in einem Ergotherapie-Raum mit seinen Patienten.

Vom Kampf gegen die Einsamkeit

Der Gerontopsychiater Hans Gutzmann bemängelt, dass psychische Beschwerden bei älteren Menschen **zu selten erkannt und nicht professionell behandelt** werden

Herr Professor Gutzmann, psychische Erkrankungen sind bei alten Menschen ebenso häufig wie bei Jüngeren. Senioren werden aber deutlich seltener psychotherapeutisch behandelt. Woran liegt das?
Der alternde Körper mit seinen Beschwerden ist ein ideales Versteck für seelische Probleme. Wenn alte Menschen beispielsweise über Rückenschmerzen klagen, kann sich dahinter eine Depression verbergen. Viele Hausärzte hinterfragen aber gerade bei Älteren die körperlichen Beschwerden nicht und nehmen auch Interessensverlust oder Antriebslosigkeit als alterstypisch hin. Die Patienten wiederum präsentieren ihre psychischen Probleme nicht auf dem silbernen Tablett. Deshalb muss man als Hausarzt gezielt nachfragen. Jüngere sind da spontan problembewusster.

Wie viele Senioren bleiben unbehandelt?
Etwa ein Viertel leidet an einer psychischen Störung, zwölf bis 15 Prozent von ihnen bräuchten professionelle Hilfe. Bisher werden zu wenige professionell versorgt. Drei Viertel aller älteren Depressiven waren noch nie bei einem Psychiater oder Psychotherapeuten in Behandlung.

Welche psychischen Probleme sind bei über 65-Jährigen besonders typisch?
Die häufigsten Erkrankungen sind Depressionen und Demenzen. Auch Alkoholmissbrauch und Angststörungen sind typisch im Alter. Die Demenzen treten mit den Jahren häufiger auf, die schweren Depressionen dagegen nicht. Mehr als zehn Prozent dieser Altersgruppe leidet aber an leichten Depressionen. Diese Form der Erkrankung erfüllt zwar noch nicht alle Diagnosekriterien, sollte aber dennoch behandelt werden, weil sie die Lebensqualität mindert und das Risiko für Herz-Kreislauf-Erkrankungen, Rückenbeschwerden und Magen- und Darmprobleme erhöht.

Warum sind gerade Angst, Depressionen oder Alkoholmissbrauch so häufig?
Der Tod des Ehepartners oder von Freunden führt dazu, dass sich körperliche und soziale Probleme anhäufen. Einsamkeit, die Angst, von anderen Menschen abhängig zu werden, sowie schwindende gesellschaftliche Integration können Depressionen auslösen. Diese wiederum begünstigen körperliche Erkrankungen. Zusätzlich sind lebensbedrohliche Leiden wie Krebs, Herzinfarkt oder Schlaganfall im Alter häufiger – und wirken sich ihrerseites negativ auf die Psyche aus. Es kann ein wahrer Teufelskreis entstehen.

Wie können die Patienten diesem Teufelskreis entkommen?
Eine Psychotherapie wirkt bei Älteren genauso gut wie bei Jungen. Auch Psychopharmaka sind im Einzelfall unverzichtbar. Bei Angsterkrankungen sind Entspannungs- und Biofeedback-Verfahren die Mittel der Wahl. Es ist nie zu spät, sich Hilfe zu suchen. Das Alter und die damit verbundene größere Lebenserfahrung kann für die Therapie sogar von Vorteil sein. Ich versuche, die Patienten an Situationen in ihrem Leben zu erinnern, in denen sie schon einmal Krisen bewältigt haben. An diese Erfolgserlebnisse anzuknüpfen ist therapeutisch sehr wirksam.

Wo finden Betroffene und ihre Angehörigen Hilfe?
Gerontopsychiatrische Zentren, die an Kliniken angesiedelt sind, bieten eine ideale Beratung und Behandlung aller körperlichen und seelischen Beschwerden. In diesen Zentren wird Interdisziplinarität gelebt, vom Psychiater über den Ergotherapeuten bis zum Sozialarbeiter hat jeder eine spezifische Behandlungsrolle inne. Leider gibt es solche Zentren noch nicht überall wohnortnah, eigentlich bräuchten wir in jeder Region mit 250 000 bis 300 000 Einwohnern eine solche Anlaufstelle.

Was können ältere Menschen selbst tun, um psychisch gesund zu bleiben?
Selbstwirksamkeit ist das Zauberwort. Das Gefühl, gebraucht zu werden, ist lebenswichtig, genau wie soziale Kontakte. Auch für alte Menschen sind Ziele, Möglichkeiten, sich zu bewähren, und Erfolgserlebnisse die wichtigsten Antriebsmotoren. Lesepatenschaften für Schüler, die Betreuung eines Kindes oder ein Haustier können die Lebenszufriedenheit steigern. ■

INTERVIEW: HEIKE STÜVEL

»Für ältere Menschen sind Ziele und Erfolgserlebnisse die wichtigsten Antriebsmotoren«

Hans Gutzmann gibt seinen Patienten Anregungen für ein erfülltes Leben im Alter

Kranke Seelen brauchen erste Hilfe

Freunde, Angehörige und Kollegen psychisch Kranker fühlen sich häufig überfordert. Doch mit professioneller Hilfe sind sie eine wichtige Stütze in der Therapie

Der gute Draht zu seinem Chef war für Timo Dygryn ein großes Glück. Der Meister nahm das erste Alarmzeichen der seelischen Störung bei dem Auszubildenden sofort ernst. Dygryn erinnert sich, wie seine Psychose sich ankündigte: „Statt mich bei einer Kundin höflich für ein Getränk zu bedanken, faselte ich jede Menge wirres Zeug." Da fuhr der Arbeitgeber den 18-Jährigen persönlich nach Hause. Irgendetwas stimme mit dem Jungen nicht, warnte er Timos Eltern. Sie reagierten rasch, bemühten sich um Hilfe für ihren Sohn. Zehn Jahre lang litt der junge Mann unter seiner Krankheit. Heute fühlt sich Dygryn, 34, wieder ganz gesund und fragt sich: „Wer weiß, was ohne rechtzeitige Behandlung aus mir geworden wäre?"

Anders als Dygryn leiden Millionen psychisch Kranker unerkannt und unbehandelt. Experten rechnen damit, dass jeder Zehnte in Deutschland aktuell an einer behandlungsbedürftigen seelischen Störung erkrankt ist. „Die meisten Patienten werden zu spät behandelt", sagt Wolfgang Gaebel, Direktor der psychiatrischen Klinik der Universität Düsseldorf und Vorsitzender des Aktionsbündnisses Seelische Gesundheit. Dabei seien psychische Leiden – ebenso wie körperliche – umso schwieriger zu therapieren, je länger sie schon bestehen.

Veränderte Charakterzüge bei Nahestehenden verunsichern Angehörige, Freunde und Kollegen zunächst stark. Fast alle sind überfordert, wenn ein Bekannter oder Verwandter sich ohne erkennbaren Grund zurückzieht, keine Leistung mehr zeigt oder, wie Timo Dygryn, unverständliche Sätze spricht. „Die Warnsignale der Seele sind oft schwer zu deuten", sagt Gaebel. Dennoch sei es wichtig, sich über mögliche Frühsymptome von psychischen Störungen zu informieren und sie ernst zu nehmen.

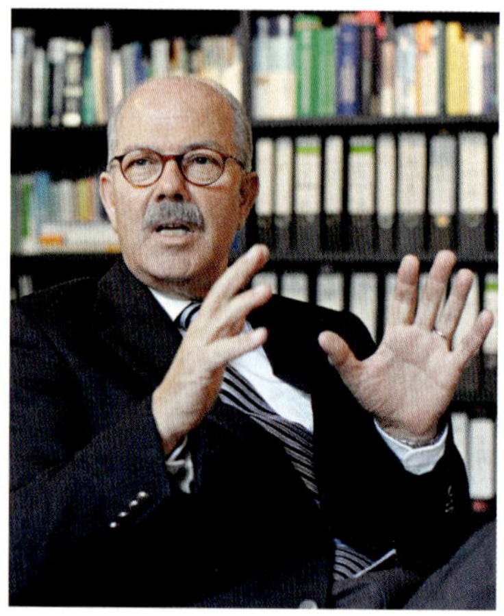

»Die Warnsignale der Seele sind für Außenstehende oft sehr schwer zu deuten«

Wolfgang Gaebel, 65
Direktor der Klinik und Poliklinik für Psychiatrie und Psychotherapie der Heinrich-Heine-Universität Düsseldorf

Angehörigen kommt bei der Erkennung seelischer Krankheiten eine besondere Verantwortung zu. Sie beobachten Alarmsignale manchmal noch vor den Betroffenen, aber tun sich schwer, das Problem anzusprechen. Viele Kranke sehen lange Zeit nicht ein, dass sie professionelle Hilfe brauchen. In derart schwierigen Situationen erhalten Familien Rat und Beistand in Selbsthilfegruppen von Angehörigen psychisch Kranker. Foren im Internet bieten die Möglichkeit, sich mit Usern aus ganz Deutschland über Erfahrungen mit bestimmten psychischen Krankheiten auszutauschen.

Verwandte und Freunde in Not erreichen kompetente Fachleute auch beim SeeleFon*, dem Beratungstelefon des Bundesverbands der Angehörigen psychisch Kranker. Zwei von drei Anrufern seien Familienmitglieder, sagt Leonore Julius, die das Projekt leitet. „Viele Anrufer wollen wissen, ob Verhaltensauffälligkeiten bei Partner, Kind oder Kollege noch normal sind oder schon auf eine psychische Störung hinweisen", sagt Julius. „Wir verweisen dann auf professionelle Beratungs- und Früherkennungsangebote vor Ort", so die Beraterin. Grundsätzlich sollten aber Laien auf keinen Fall eine Verdachtsdiagnose stellen, sich mit gut gemeinten Ratschlägen zurückhalten und auf jegliche Vorwürfe verzichten, fasst Julius zusammen. ▶

*SeeleFon: 01805/950951

Fotos: Stefan Thomas Kröger/FOCUS-Magazin, Ralph Sondermann

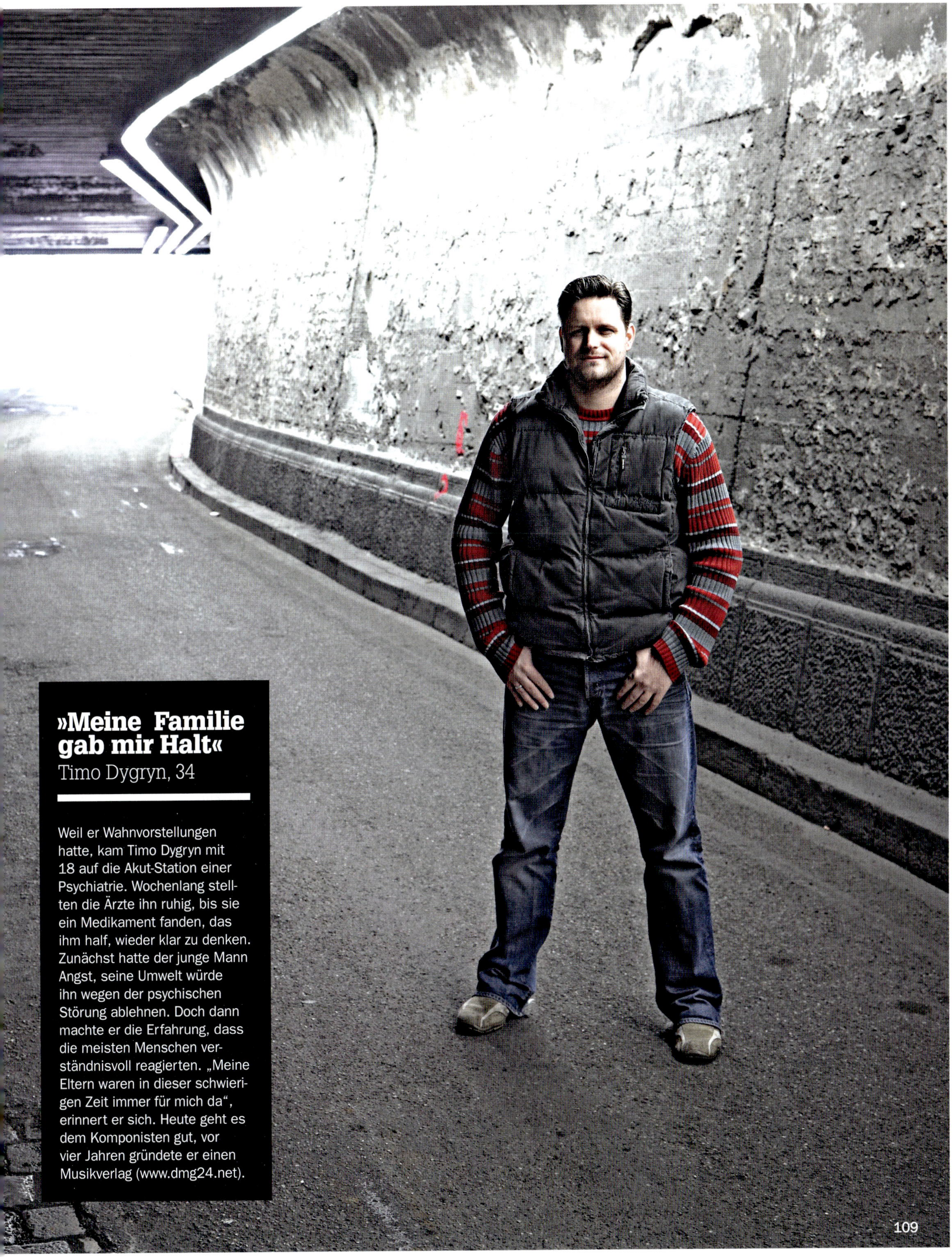

»Meine Familie gab mir Halt«

Timo Dygryn, 34

Weil er Wahnvorstellungen hatte, kam Timo Dygryn mit 18 auf die Akut-Station einer Psychiatrie. Wochenlang stellten die Ärzte ihn ruhig, bis sie ein Medikament fanden, das ihm half, wieder klar zu denken. Zunächst hatte der junge Mann Angst, seine Umwelt würde ihn wegen der psychischen Störung ablehnen. Doch dann machte er die Erfahrung, dass die meisten Menschen verständnisvoll reagierten. „Meine Eltern waren in dieser schwierigen Zeit immer für mich da“, erinnert er sich. Heute geht es dem Komponisten gut, vor vier Jahren gründete er einen Musikverlag (www.dmg24.net).

Jana Jünger ist Expertin für Kommunikation mit Kranken an der Universität Heidelberg. Seit zehn Jahren bringt sie Medizinstudenten bei, einfühlsam und sachlich auf Kranke einzugehen. Sie weiß, wie schwer es ist, Menschen auf ihre Probleme anzusprechen. Angehörige sind oft besonders stark verunsichert. Trotzdem, so Jünger, sei es enorm wichtig, auf seelisch Belastete zuzugehen. Immerhin befänden sie sich in echter Not. Womöglich hätten sie selbst das Bedürfnis zu reden, trauten sich aber nicht.

Damit solche Gespräche gelingen, rät Jünger, einen ruhigen Augenblick abzuwarten und eine vertraute, diskrete Atmosphäre zu wählen. Ich-Botschaften eigneten sich am besten, um wertfrei Beobachtungen zu vermitteln und Abwehr zu vermeiden, sagt Jünger und formuliert ein Beispiel für einen Einstieg: „In letzter Zeit kommst du uns gar nicht mehr besuchen. Auf mich wirkst du so niedergeschlagen. Ich mache mir Gedanken, ob es dir gutgeht." Solche Sätze könnten dem Kranken eine Chance bieten, sich zu öffnen und eigene Sorgen zu formulieren. „Bestenfalls antwortet er, ihm sei auch eine Veränderung aufgefallen." Daran könne man behutsam anknüpfen, sagt Jünger. Dann sei schon viel erreicht.

„Besondere Hemmungen haben Menschen, auf Suizidandrohungen zu reagieren. Befürchtungen, jemanden durch seine Nachfrage erst auf schlimme Gedanken zu bringen, seien aber aller Erfahrung nach unbegründet, so Jünger. „Fassen Sie sich ein Herz, und erkundigen Sie sich sogar nach konkreten Gedanken und Plänen." Wenn dabei der Eindruck entsteht, die Person könnte sich ein Leid antun, sollte man sie dringend in ärztliche Behandlung begleiten. „Lassen Sie bei ernsten Bedenken nicht locker!", sagt Jünger.

Bei einer der häufigsten psychischen Störungen in Deutschland, der Alkoholsucht, ist es besonders wichtig, auf die

»In den Firmen muss man hellhöriger werden«

Psychische Leiden werden vom Unternehmen oft unterschätzt. In Betrieben vermittelt Sozialmanager CHRISTIAN GREDIG, 56, Wissen über seelische Störungen und hilft, Unsicherheiten im Umgang mit kranken Kollegen abzubauen

Herr Gredig, was ist noch normal, wo fängt die Krankheit an?
Die Grenzen sind fließend. Nicht jedes auffällige Verhalten ist Anzeichen einer seelischen Erkrankung. Viele Menschen benehmen sich sonderbar, aber sie sind nicht alle psychisch krank.

Woran erkenne ich dann, dass ein Mitarbeiter ein Problem hat?
Ein Anzeichen ist die plötzliche Verhaltensänderung. Wenn sich der Kollege über ein bis zwei Wochen anders benimmt als gewohnt, er beispielsweise antriebslos wirkt, sich zurückzieht. So etwas wird leicht als Faulheit oder unkollegiales Verhalten fehlinterpretiert. Dabei steckt möglicherweise eine Depression dahinter.

Muss ich Angst haben, etwas falsch zu machen, wenn ich den Kollegen darauf anspreche?
Nein, die Art und Weise, wie man mit dem Betroffenen redet, ist entscheidend. Ganz wichtig als Vorgesetzter ist: keine Diagnosen stellen. Dafür sind Ärzte zuständig.

Psychische Leiden sind häufig noch ein Tabuthema. Sollten Erkrankte ihren Chef über die Gesundheitsstörung informieren?
Es gibt viele Unsicherheiten und Ängste. Wenn man Sorge um die Karriere hat oder tuschelnde Kollegen fürchtet, ist das für den Patienten ein zusätzlicher Stressfaktor. Experten empfehlen, vorsichtig abzuwägen, ob und wem man sich mitteilt. In den Betrieben ist noch viel Aufklärungsarbeit zu leisten.

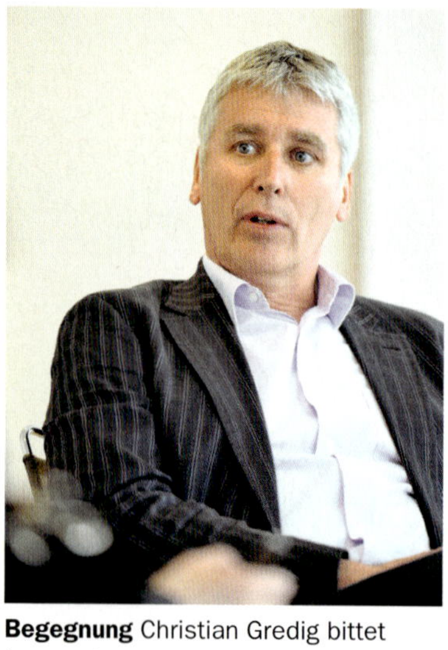

Begegnung Christian Gredig bittet immer einen Psychiatrie-Erfahrenen, ihn zu den Seminaren* zu begleiten

Was muss sich ändern?
In den Firmen muss man hellhöriger werden, mehr Prävention für die psychische Gesundheit ermöglichen. Informationen sind wichtig, entscheidend sind aber auch Unternehmenskultur und der Umgang miteinander: Wird nur das Perfekte akzeptiert, oder ist es in Ordnung, auch einmal Schwäche zu zeigen?

Und nach der Krankheit: Wie kann die Wiedereingliederung gelingen?
Das ist ein längerer Prozess: Das gesamte Team sollte sich mit der neuen Situation auseinandersetzen und prüfen, wie sich besonders belastende Situationen vermeiden lassen.

Psychische Erkrankungen verdoppeln das Risiko, arbeitslos zu werden. Geben Unternehmen die Arbeitnehmer zu schnell auf?
Ich sehe die Kündigung nicht als Lösung. Eine erfolgreiche Wiedereingliederung ist für alle ein Gewinn. Es sind ja häufig die engagierten Fachkräfte, die dem Unternehmen sonst fehlen. Wenn das Team merkt, der erkrankte Kollege wird nicht fallen gelassen, ist das für alle Beteiligten sehr viel wert. ■

*weitere Infos zu den Seminaren: www.BApK.de

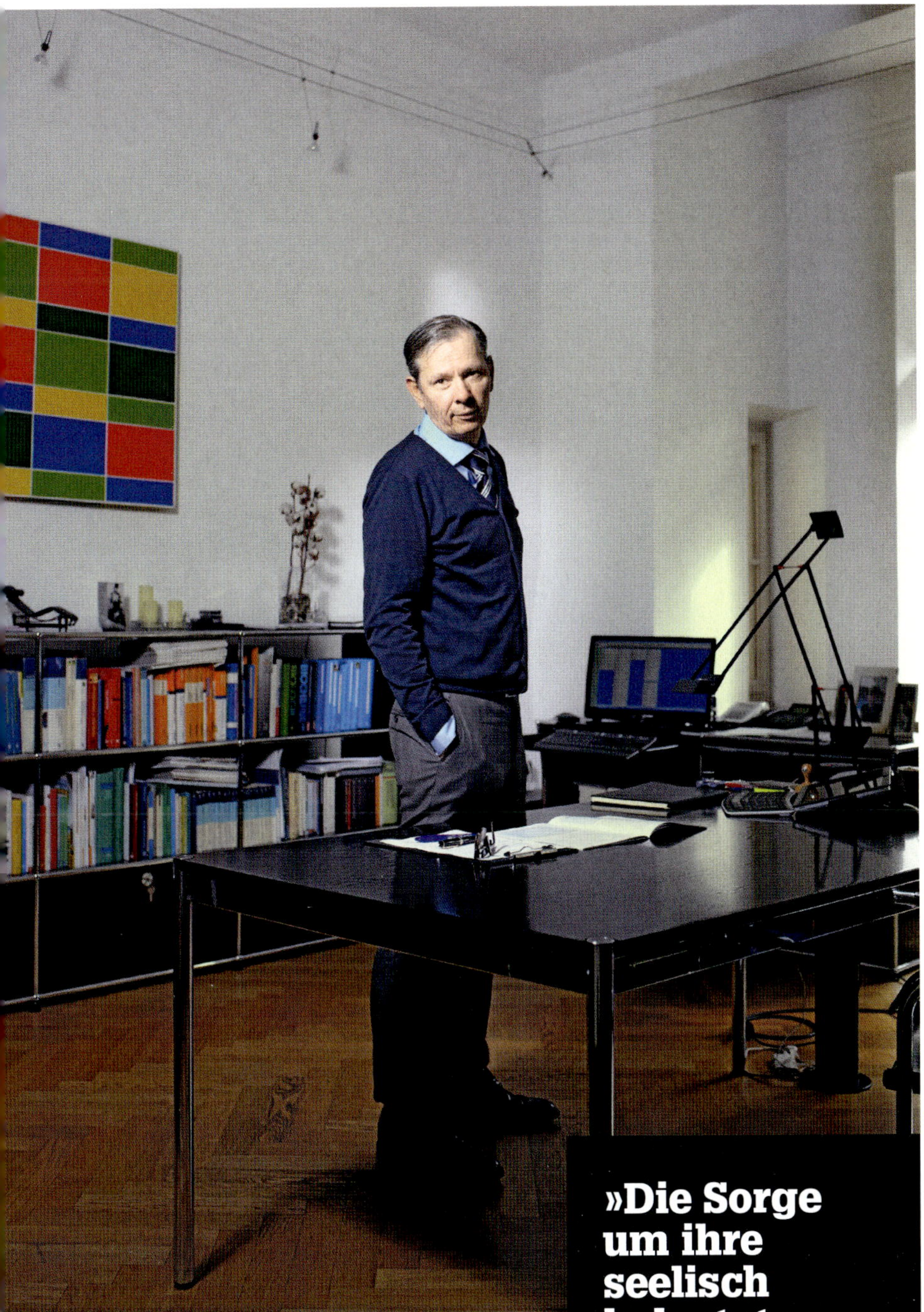

»Die Sorge um ihre seelisch belasteten Angehörigen macht viele selbst krank«

Nico Niedermeier, 49
Psychotherapeut in München und Experte für Zwangserkrankungen

Betroffenen zuzugehen und das Problem offen anzusprechen, bestätigt Falk Kiefer vom Zentralinstitut für Seelische Gesundheit in Mannheim. Menschen, die zu viel trinken, glaubten lange Zeit, ihre Gewohnheit würde niemandem auffallen, so Kiefer. „Zwar haben sie ein schlechtes Gewissen, doch erst ein Hinweis von anderen schafft den Impuls, sich professionellen Rat zu holen."

Viele Nahestehende reagieren aber auf die Besorgnis erregende Beobachtung, dass jemand in der Familie trinkt, völlig falsch: Damit die schlechte Gewohnheit keinem Fremden auffällt, versuchen sie, das Problem zu kaschieren. So präsentieren etwa Frauen bei der Arbeitsstelle des Ehemanns Ausreden, wenn dieser seinen Rausch ausschläft. Experten sprechen von Co-Alkoholismus. „So ein Verhalten senkt den Druck auf den Patienten, sich zu verändern, und bewirkt, dass er weiterhin trinkt", betont Kiefer. „Richtig wäre es, wenn der Partner klarmacht, dass er unter dem Alkoholkonsum des anderen leidet und sich Sorgen um die Beziehung macht", so der Fachmann. Natürlich dürfe man nicht damit rechnen, für diesen Vorstoß spontan große Dankbarkeit zu ernten, räumt der Experte ein. Doch davon solle sich niemand abschrecken lassen.

Wie massiv nahe Verwandte unter psychischen Erkrankungen in der Familie leiden, erlebt Psychotherapeut Nico Niedermeier in seiner Praxis in München und als Moderator des Online-Forums der Stiftung Deutsche Depressionshilfe. Immer wieder berichten Angehörige, wie schwer es zu verkraften ist, wenn sich geliebte Personen so stark verändern, dass man sie nicht mehr versteht, berichtet Niedermeier. Gleichzeitig fühlten sich Nahestehende unverstanden und würden den früheren Menschen vermissen, der rätselhaft unerreichbar geworden sei.

Fast alle nahen Verwandten sind überfordert, solange der Patient nicht wirksam behandelt wird. Monate bis Jahre können vergehen, bis ein Kranker endlich in eine Therapie einwilligt. Danach beginnt erst die Wartezeit auf einen Therapieplatz. Durchschnittlich beträgt diese in Deutschland mehr als zwei Monate, beruft sich Niedermeier auf aktuelle Erhebungen.

Viele Bezugspersonen zerbrechen fast unter der Last der Verantwortung und werden seelisch krank. Immer sind sie besorgt, falsch mit dem Patienten umzugehen, sich nicht genug, nicht richtig oder zu viel zu kümmern. „Da hilft nur professionelle Unterstützung", betont Niedermeier. „In Fragen der Fitness bitten sportlich Ambitionierte doch auch einen Personal Trainer um Anleitung", gibt Niedermeier zu bedenken. „Gestehen Sie Ihrem kranken Partner doch ehrlich, Sie seien so durcheinander, dass Sie selbst gern die Hilfe eines Behandlers in Anspruch nehmen möchten", schlägt Niedermeier vor. „Meine Erfahrung zeigt, dass er dann immer mitgeht." ■

REGINA ALBERS

Fotos: Dirk Bruniecki/FOCUS-Magazin, Marc-Oliver Schulz

Therapie-Überblick

+ Psychoanalyse + Verhaltenstherapie + Systemische Therapie + Körpertherapie +

Für die Behandlung psychischer Störungen stehen etliche Verfahren zur Auswahl. **Eine strikte Trennung zwischen den Therapieansätzen gibt es heute nicht mehr.** Kliniken stellen für jeden Patienten individuelle Behandlungspläne aus verschiedenen therapeutischen Bausteinen zusammen, oft kombiniert mit Psychopharmaka. Auch niedergelassene Therapeuten nutzen häufig eine Mischung der Methoden, selbst wenn sie in ihrer Berufsbezeichnung nur eine Therapieausrichtung nennen. Studien belegen, dass nicht allein das Verfahren für den Behandlungserfolg entscheidend ist – sondern auch die Beziehung zwischen Patient und Therapeut.

Text: Jan Schlieter

3 % **der Psychotherapeuten können sofort einen freien Therapieplatz anbieten.**

Die durchschnittliche Wartezeit beträgt 2,5 Monate.

Quelle: Deutsche Psychotherapeutenvereinigung (DPtV), Befragung unter Mitgliedern, 2010

Psychoanalyse

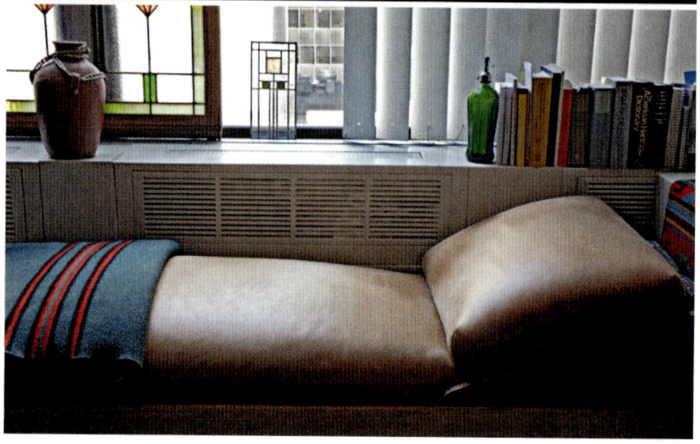

Ziel der Psychoanalyse ist es, das eigene Ich und die tieferen Ursachen von Problemen zu verstehen. Die neuen Einsichten sollen den Patienten dazu bewegen, anders zu denken und zu handeln.

Geschichte Ende des 19. Jahrhunderts erarbeitete der Wiener Nervenarzt Sigmund Freud eine Theorie über unbewusste psychische Vorgänge und eine Methode zur Behandlung von damit zusammenhängenden Leiden. Seitdem hat sich die Psychoanalyse in zahlreichen Varianten weiterentwickelt. Am weitesten verbreitet sind die analytische Psychotherapie, welche die gesamte Persönlichkeit stärken soll, und die tiefenpsychologisch fundierte Psychotherapie. Sie konzentriert sich auf ein akutes Problem.

Prinzip Freud war überzeugt, dass bereits in der frühen Kindheit Konflikte mit anderen Personen entstehen. Werden sie nicht gelöst, können sie in späteren Lebensphasen Gefühle und Verhalten negativ beeinflussen. Ein typisches Beispiel ist die Angst, von den Eltern alleingelassen zu werden, die später gegenüber dem Partner wiederkehrt. Ein Großteil dieser psychischen Prozesse läuft unbewusst ab. Eine wichtige Methode war für Freud deshalb das „freie Assoziieren". Dabei soll der Patient unbefangen erzählen, was ihm gerade einfällt, und so Zugang zum bisher Unbewussten erhalten. Eine andere wichtige Technik ist die „Übertragung": Der Patient projiziert unbewusst alte Beziehungserfahrungen auf den Therapeuten. Er verhält sich ihm gegenüber zum Beispiel wie zum konkurrierenden Bruder. Nimmt der Therapeut die Rolle an, sind in der erneuten Auseinandersetzung alternative Lösungen möglich.

Wirkung **Kritiker halten die Psychoanalyse für zu langwierig (sie dauert mehrere Jahre) und ineffizient. Allerdings konnte die Hirnforschung in den vergangenen Jahren belegen, dass Verdrängungsprozesse tatsächlich existieren. Zudem werden inzwischen erprobte Kurzzeittherapien angeboten. Problematisch bleibt, dass gewonnene Einsichten nur bei einem Teil der Behandelten auch tatsächlich Veränderungen bewirken.**

Verhaltenstherapie

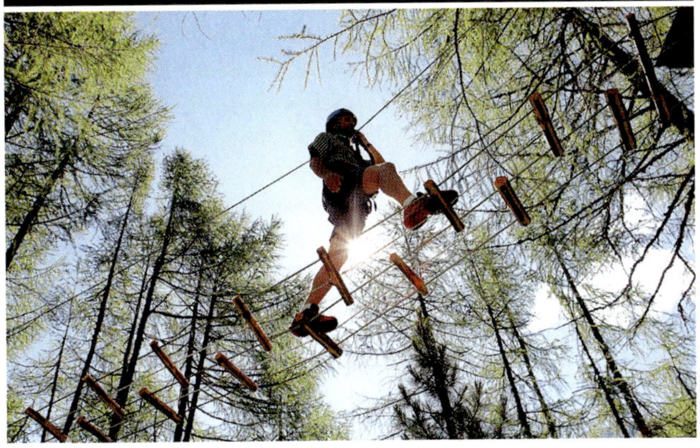

In der Verhaltenstherapie versuchen Therapeuten gemeinsam mit den Patienten, schädliche Verhaltens- und Gedankenmuster zu erkennen und durch gezieltes Training zu verändern.

Geschichte Die Verhaltenstherapie entstand Anfang des 20. Jahrhunderts in Abgrenzung zu den kaum überprüfbaren Annahmen der Psychoanalyse. Das Motto: Wir erlernen unser Verhalten durch Belohnung und Bestrafung, unerwünschtes Verhalten kann also auch wieder „verlernt" werden. Seit den 60er-Jahren werden zusätzlich „Kognitionen", also sämtliche Denk- und Wahrnehmungsvorgänge, in die Therapie miteinbezogen. Sie geben Aufschluss darüber, wie der Patient Situationen verarbeitet und zu welchen Verzerrungen es dabei kommt.

Prinzip Grundsätzlich betrachten Verhaltenstherapeuten eher die Zukunft als die Vergangenheit, eher die Linderung von Symptomen als ihre Ursachen. Zunächst erfolgt eine Verhaltensanalyse: Was tut der Patient wann? Was sind die Auslöser, welche Folgen hat das Verhalten, welche Ziele sind wünschenswert? Daraus leitet der Therapeut ein Trainingsprogramm zum Umlernen ab. Mittels Gedankenprotokollen oder Rollenspielen lässt sich zum Beispiel das Schwarz-Weiß-Denken von Depressiven durch realistischere Betrachtungen ersetzen. Gegen Phobien, Zwänge und Panikattacken wenden Verhaltenstherapeuten Konfrontationsverfahren an. Wer etwa Höhenangst hat, den begleitet der Therapeut in den Hochseilgarten. Denn in der Realität ist die Angsterfahrung selten so schlimm wie in der Vorstellung.

Wirkung **Von allen Therapiemethoden ist die Wirksamkeit der Verhaltenstherapie mit Abstand am besten nachgewiesen. Die Patienten lernen, schwierige Situationen aus eigener Kraft zu bewältigen. Studien über Konfrontationsverfahren zeigen langfristige Verbesserungen bei bis zu 90 Prozent der Behandelten mit Ängsten und Zwängen. Daneben hat sich die Verhaltenstherapie bei Depressionen, sexuellen Störungen, Schmerz-, Schlaf-, Sucht- oder Essproblemen bewährt.**

Systemische Therapie

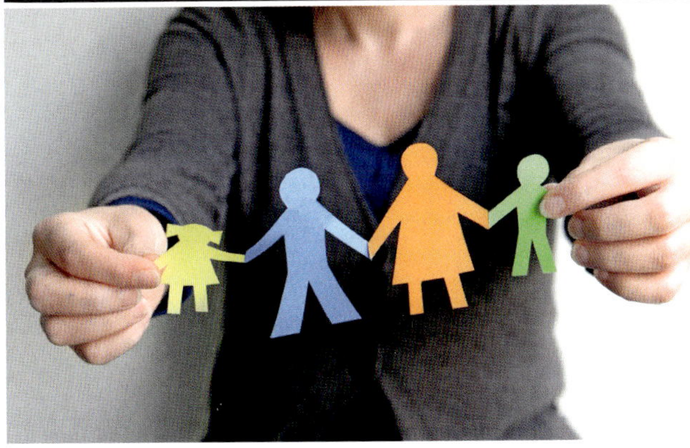

Die Systemische Therapie betrachtet das soziale Umfeld der Patienten und analysiert die Beziehungs- und Kommunikationsstrukturen. Ziel ist es, alternative »Spielregeln« untereinander zu finden.

Geschichte In den 50er-Jahren begann man in den USA, bei der Behandlung von Patienten deren Umfeld verstärkt in den Blick zu nehmen. Aus dieser „Familientherapie" entwickelten sich in den folgenden Jahrzehnten verschiedene systemische Verfahren. Gemeinsam ist ihnen, dass sie Probleme lindern wollen, indem sie Wechselwirkungen innerhalb eines sozialen Systems (z. B. Paar, Familie, Schule, Arbeitsplatz) verändern. Ende 2008 wurde die Wirksamkeit der Systemischen Therapie in Deutschland wissenschaftlich anerkannt, allerdings übernehmen die Krankenkassen die Kosten bisher nur im Rahmen einer stationären Behandlung.

Prinzip Systemische Therapeuten glauben, dass Schwierigkeiten des Einzelnen in festgefahrenen Beziehungs- und Kommunikationsstrukturen begründet liegen. Diese wirken oft verdeckt und zum Teil über Generationen hinweg.
In der Therapie interessiert weniger, wie die Strukturen entstanden sind, als vielmehr die Suche nach neuen Wegen. Wenn möglich, soll die komplette Familie oder das Sozialsystem, um das es geht, mitarbeiten. Wichtige Techniken sind hypothetische Fragen für neue Perspektiven (z. B. „Stellen Sie sich vor, eine gute Fee würde Ihnen das Leben Ihrer Wahl anbieten – was würden Sie sich wünschen?"), Symptomverschreibungen („Bis zum nächsten Termin streiten Sie sich über so viele Dinge wie möglich") oder Familienskulpturen (die Haltungen der einzelnen Mitglieder zueinander werden als „lebendiges Schaubild" oder symbolisch dargestellt).

Wirkung **Systemische Therapieansätze sind besonders erfolgreich bei Depressionen, Essstörungen, Süchten, Schizophrenie sowie dem Umgang mit den Folgen körperlicher Erkrankungen wie Krebs. Die sogenannte „Familienaufstellung nach Hellinger" ist jedoch ein äußerst umstrittenes Verfahren.**

▷

Körpertherapien

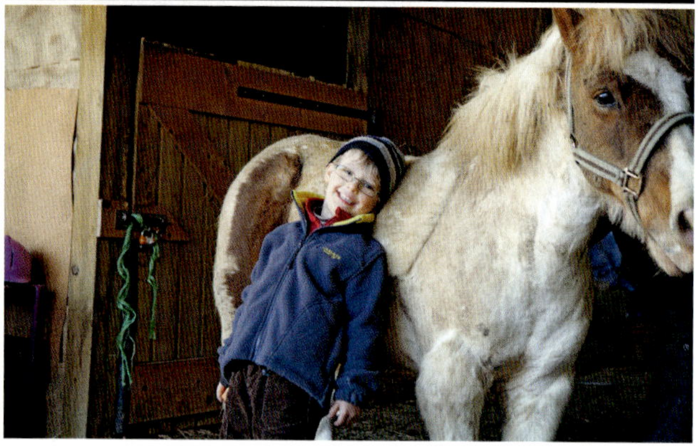

Körpertherapien kennen keine Trennung zwischen Körper und Seele. Aus dieser Erkenntnis heraus entwickelte sich eine Vielzahl von körpertherapeutischen Verfahren. Sie sind heute wichtige Bausteine ganzheitlicher Therapiekonzepte.

Geschichte Schon Sigmund Freud massierte seine ersten Patienten, um ihre Assoziationen anzuregen. Parallel dazu wurden zahlreiche körpertherapeutische Ansätze erprobt, die sich außer von der Tiefenpsychologie auch von fernöstlicher Meditation oder Ausdruckstanz inspirieren ließen. Seit einigen Jahren kommen vor allem Achtsamkeits- und Entspannungsmethoden immer häufiger zum Einsatz und gehören inzwischen zum Standardangebot vieler Kliniken.

Prinzip Alle Schulen und Techniken der Körpertherapie vereint die ganzheitliche Perspektive: Seele und Körper bilden eine Einheit. Es gibt permanente Wechselwirkungen in beide Richtungen. Man lächelt also nicht nur, weil man fröhlich ist, sondern man wird auch fröhlicher, wenn man lächelt. Manche Verfahren setzen auf Berührungen mit Menschen oder auch Tieren, damit sich Patienten „gestützt" fühlen oder sich selbst wieder besser spüren – zum Beispiel bei der Reittherapie. Andere Techniken stellen die Bewegung in den Mittelpunkt. Mit ihrer Hilfe sollen die Patienten lernen, sich mehr zu öffnen und Gefühle auszudrücken. Gezielte Übungen fördern das Bewusstsein für den eigenen Körper, die Sensibilität und die Entspannungsfähigkeit. Wer mit seinen Empfindungen vertraut ist, bemüht sich auch leichter um ihre Veränderung.

Wirkung Zu körper- und bewegungsorientierten Behandlungen existieren weniger Studien als zu Therapien, bei denen das Gespräch im Mittelpunkt steht. Sie sind aber eine nützliche Ergänzung im Rahmen ganzheitlicher Therapiekonzepte, vor allem bei Psychosen, Depressionen und gestörtem Körperempfinden. Entspannungstechniken wie Autogenes Training oder Progressive Muskelentspannung haben sich insbesondere bei Ängsten, Schlaf- und Schmerzstörungen bewährt.

Kunsttherapie

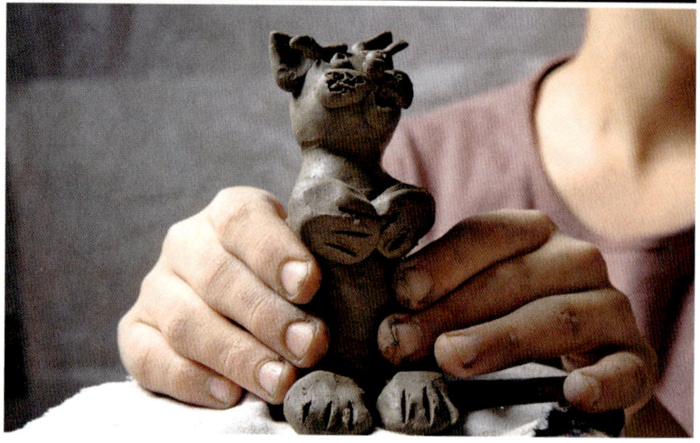

Wer keine Worte für sein Leiden findet, kann sich oft durch Kunst ausdücken. Die Kunsttherapie ist deshalb ein fester Bestandteil vieler stationärer Behandlungen.

Geschichte Schon in der Antike erkannte man die therapeutische Kraft der Kunst. Aristoteles sinnierte über die reinigende Wirkung des Theaters für das Gefühlsleben, und der biblische Prophet David heilte seinen Schwiegervater Saul durch Harfenklänge. Auch Ärzte wie Justinus Kerner oder Carl Gustav Carus betrachteten Literatur, Musik und Malerei als wirksame Mittel gegen Seelenpein. Ab dem frühen 20. Jahrhundert entwickelten sich weltweit Konzepte für künstlerische Therapien. In deutschen Kliniken sind musikalische und bildnerisch-gestalterische Angebote am weitesten verbreitet.

Prinzip Künstlerische Tätigkeiten wie Malen, Töpfern oder Musizieren eröffnen vielfältige therapeutische Möglichkeiten: den uneingeschränkten Ausdruck der eigenen Gefühle ohne Zensur und Konkurrenzdenken, die nonverbale Auseinandersetzung mit Erinnerungen oder auch ein spielerisches Probehandeln. Die oft unerwartet originellen Produkte stärken das Selbstbewusstsein der sich meist als unzureichend empfindenden Patienten. Durch den kreativen Prozess fällt es vielen auch leichter, sich für die Kommunikation mit dem Therapeuten und der Gruppe zu öffnen. Dies erhöht wiederum die Chancen auf Bestätigung und Unterstützung von Außenstehenden, beides ist wichtig für die Krisenbewältigung.

Wirkung Kunsttherapien haben als Begleitangebote in der stationären Behandlung einen hohen Wert. Vor allem Patienten, die sich mit Worten schwertun, profitieren nachweislich von der besonderen Sprache der Musik, der Malerei und anderer Künste. Das Sozialverhalten und das Gesamtbefinden werden häufig positiv beeinflusst. Psychotische Patienten können zudem über künstlerische Wege ihre Wahngedanken ausdrücken und lernen, diese Symptome besser vom Rest Ihrer Identität abzugrenzen.

Psycho-Edukation

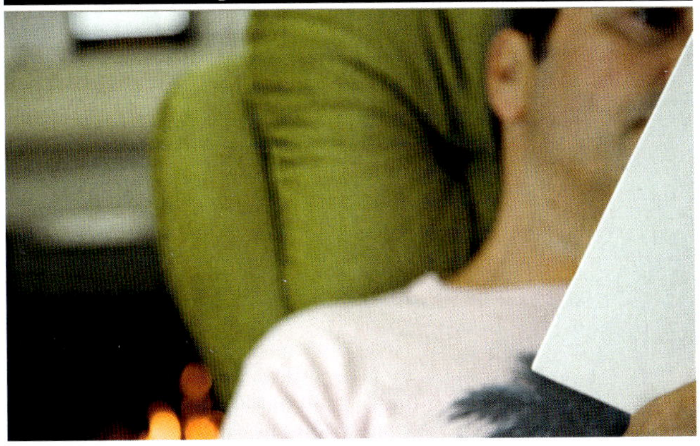

Patienten, die viel über ihre Krankheit wissen, können ihre Gefühlslage besser einschätzen und erkennen Warnsignale früher. Psycho-Edukation vermittelt ihnen die nötigen Fakten.

Geschichte Anfang der 80er-Jahre tauchte der Begriff „patient education" (Patienten-Aufklärung) erstmals in den USA auf. Die damit bezeichnete Wissensvermittlung kam zunächst bei der Behandlung chronisch psychisch Kranker zum Einsatz, vor allem bei Schizophrenen. Inzwischen wurden Konzepte für das gesamte Spektrum psychiatrischer und psychosomatischer Störungen entwickelt, unter anderem Depressionen, Angst-, Zwangs- und Suchterkrankungen sowie die Borderline-Störung. In Deutschland etablierte sich die Bezeichnung „Psycho-Edukation". Neben Ärzten und Psychologen können auch geschulte Sozialarbeiter oder Pflegekräfte die Gespräche durchführen.

Prinzip Wissen ist Macht – das gilt auch bei psychischen Problemen. Deshalb sollen Patienten zu Experten für ihre Erkrankung werden. Denn wer über mögliche Ursachen, typische Verläufe, Symptome Folgen und Behandlungsformen der Störung informiert ist, der fühlt sich seinem Leiden deutlich weniger ausgeliefert. In Kliniken spielt Psycho-Edukation eine wachsende Rolle, sowohl als Einzel- wie auch Gruppenangebot. In der Gruppe hat die emotionale Entlastung durch den Austausch mit anderen Betroffenen einen zusätzlichen positiven Effekt.

Wirkung **Der Nutzen psychoedukativer Programme wurde vielfach nachgewiesen, vor allem bei Psychosen. Die Lebensqualität der Patienten wie auch ihrer Angehörigen steigt durch das Repertoire an Bewältigungsstrategien und die realistischere Selbsteinschätzung. Die meisten Teilnehmer von Psycho-Edukations-Programmen nehmen Medikamente motivierter ein und erkennen Warnsignale für erneute Krisen frühzeitig. So kommt es deutlich seltener zu Rückfällen. Für Depressionen und andere Störungen liegen zwar weniger Studien vor, doch scheint auch hier die Zufriedenheit zu- und das Stresserleben abzunehmen.**

Psychopharmaka

Häufig ergänzen Medikamente eine Psychotherapie. Die wichtigsten Arzneimittel-Typen im Überblick.

Antidepressiva

Ziel: Reduktion von depressiven Symptomen wie Niedergeschlagenheit, Antriebsarmut, Gedankenkreisen. Auch bei Angst-, Zwangs- und Schmerzstörungen können Antidepressiva helfen.
Wirkung: Bei Depressionen ist vor allem die Ausschüttung und Weiterleitung mehrerer Botenstoffe im Gehirn gehemmt. Antidepressiva sorgen auf unterschiedlichen Ebenen für eine zielgerichtete Aktivierung.
Wichtige Präparate:
- Tri- und tetrazyklische Antidepressiva (z.B. Amitriptylin, Doxepin, Mirtazapin)
- Selektive Serotonin-/Noradrenalin-Rückaufnahmehemmer wie Sertralin, Citalopram oder Venlafaxin
- hochdosierte pflanzliche Mittel aus Johanniskraut (z.B. Hypericum)

Neuroleptika

Ziel: Verringerung psychotischer Symptome wie Wahn, Halluzinationen, Verwirrung.
Wirkung: Bei Psychosen herrscht durch zu viel Dopamin im Gehirn eine Art Reizüberflutung. Neuroleptika blockieren die Aufnahmestellen für diesen Botenstoff an den Nervenzellen.
Wichtige Präparate:
- typische Neuroleptika (z.B. Haloperidol, Flupentixol)
- atypische Neuroleptika (z.B. Quetiapin, Olanzapin, Risperidon)

Anxiolytika

Ziel: Angstlösung, Beruhigung, Muskelentspannung, verbesserter Schlaf
Wirkung: Anxiolytika nehmen Einfluss auf einen erregungshemmenden Botenstoff, besitzen aber ein hohes Abhängigkeitspotenzial.
Wichtige Präparate:
- Benzodiazepine (z.B. Diazepam und Lorazepam)

Stimmungsstabilisierer

Ziel: Regulation von starken Stimmungsschwankungen bei depressiven und manischen Erkrankungen bzw. deren Kombination (bipolare Störung).
Wirkung: Die Substanzen wirken vielfältig. Sie können spezifische Botenstoffe wie Glutamat, die generelle Erregungsfähigkeit der Zellnetzwerke oder Signalübertragungen im Zellinneren beeinflussen.
Wichtige Präparate:
- Lithiumsalze (Lithiumcarbonat, Lithiumsulfat)
- Anti-Epileptika (Krampflöser) wie z.B. Valproat, Lamotrigin oder Carbamazepin

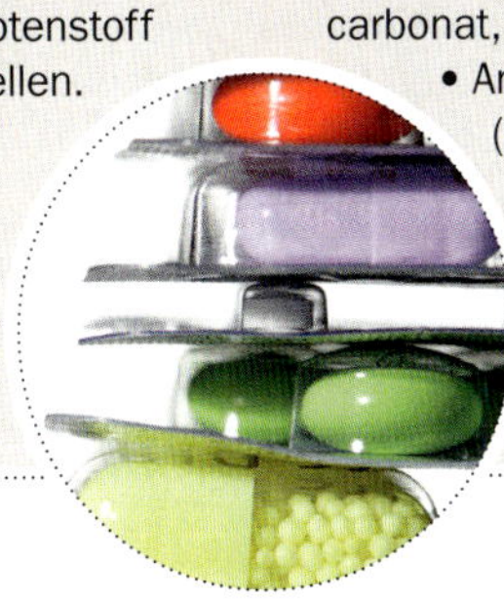

Was zahlt die Versicherung?

Patienten können in Deutschland aus einem großen psychotherapeutischen Angebot wählen. Doch die **Krankenkassen erstatten** längst nicht alles

Ärzte kennt jeder. Aber Soziotherapeuten wie Frieder Böhme findet man in Deutschland seltener als gute Anlageberater. Dabei sind Böhme und seine bundesweit 300 Kollegen wertvolle Helfer für viele Seelenkranke: „Wir bringen die Leute wieder zurück in ihr normales Leben", beschreibt der Chemnitzer seinen Job. Wer aus der Bahn flog, dem hilft er zum Beispiel nach einem Klinikaufenthalt, zu Hause wieder ein soziales Netzwerk aufzubauen. Böhme geht mit seinen Schützlingen am Wohnort alte Freunde besuchen, meldet sie in Vereinen an, sucht ein passendes Fitnessstudio oder besorgt ihnen das Rezept für Reha-Sport.

Der kaum bekannte Begleitservice zurück in die Normalität ist für alle Kassenpatienten inklusive – lediglich fünf bis zehn Euro Zuzahlung je Einsatz fallen an.

Zur Behandlung psychischer Leiden bieten die gesetzlichen Krankenkassen ihren Kunden eine erstaunliche Vielfalt, wobei jeweils eigene Regeln für Kostenübernahme und Zuzahlungen gelten.

Einen Soziotherapeuten darf jeder Hausarzt verordnen – allerdings zunächst nur für drei sogenannte probatorische „Interventionen", also Treffen zur Probe. Danach muss in schönster deutscher Bürokratietradition ein „Verordnungsermächtigter" den Begleiter weiter verschreiben – für bis zu 120 Stunden innerhalb von drei Jahren. Meist handelt es sich bei diesen Entscheidern um Psychologen oder Psychiater.

Psychotherapeuten dagegen sind leichter zu finden: Mehr als 30 000 arbeiten in Deutschland, die meisten dürfen mit AOK, Barmer & Co. auch abrechnen. Die Kassen bezahlen jedoch längst nicht alle Angebote.

Neun Indikationsbereiche werden übernommen: affektive Störungen (z. B. Depressionen, Burn-out), Angst- und Zwangsstörungen, somatoforme und dissoziative Störungen (z. B. Hypochondrie, Trauma), Reaktionen auf schwere Belastungen, Essstörungen, nicht organische Schlafstörungen, sexuelle Funktionsstörungen, Persönlichkeits- und Verhaltensstörungen sowie Verhaltens- und emotionale Störungen bei Kindern sowie Jugendlichen.

Kostenfrage

Direkte Krankheitskosten in Deutschland
in Milliarden Euro (*geschätzt)

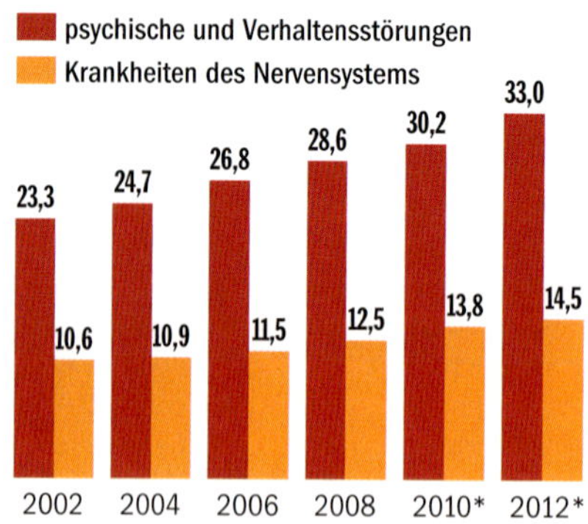

Zu den direkten Kosten durch Seelenleiden kommen jedes Jahr noch 45 Milliarden Euro z. B. durch Produktionsausfälle hinzu, schätzen die Kassen.

Quelle: Destatis, gbe-Bund, BKK-BV, FOCUS-Recherchen

Psychotherapie dürfen die Kassen laut Gesetz nicht erstatten, wenn

- „ein Behandlungserfolg nicht erwartet werden kann" (wie etwa bei renitenten Patienten),
- die Therapie „allein der beruflichen oder sozialen Anpassung oder der beruflichen oder schulischen Förderung dient" oder
- sobald die Therapie „allein der Erziehungs-, Ehe-, Lebens- und Sexualberatung dient".

Als anerkannt gelten im Kassensystem zudem nur zwei Behandlungsformen, die nicht kombiniert werden dürfen: psychoanalytisch begründete Verfahren und Verhaltenstherapie.

Autogenes Training, Jacobsonsche Relaxation sowie Hypnose bezahlen AOK, Barmer & Co. auch, da diese sogenannten Interventionen per Gesetz zur „psychosomatischen Grundversorgung" der Deutschen zählen.

Etliche Verfahren müssen Kassenpatienten indes komplett selbst finanzieren, da sie als nicht anerkannt gelten. So vor allem: Gesprächspsychotherapie, Gestalttherapie, Logotherapie, Psychodrama, respiratorisches Biofeedback und Transaktionsanalyse.

Anders als die Vor-Ort-Hilfe der Soziotherapeuten verläuft die Psychotherapie auf Kassenkosten meist in Einzel- oder Gruppensitzungen. Fünf bis acht probatorische Sitzungen übernehmen die Kassen problemlos. Auch 25 Therapeutenbesuche akzeptieren sie schnell als „Kurzzeittherapie". Darüber hinaus läuft mittels Gutachtern ein Bewilligunsverfahren für bis zu 300 Stunden (z. B. ▶

Foto: Sven Döring/FOCUS-Magazin

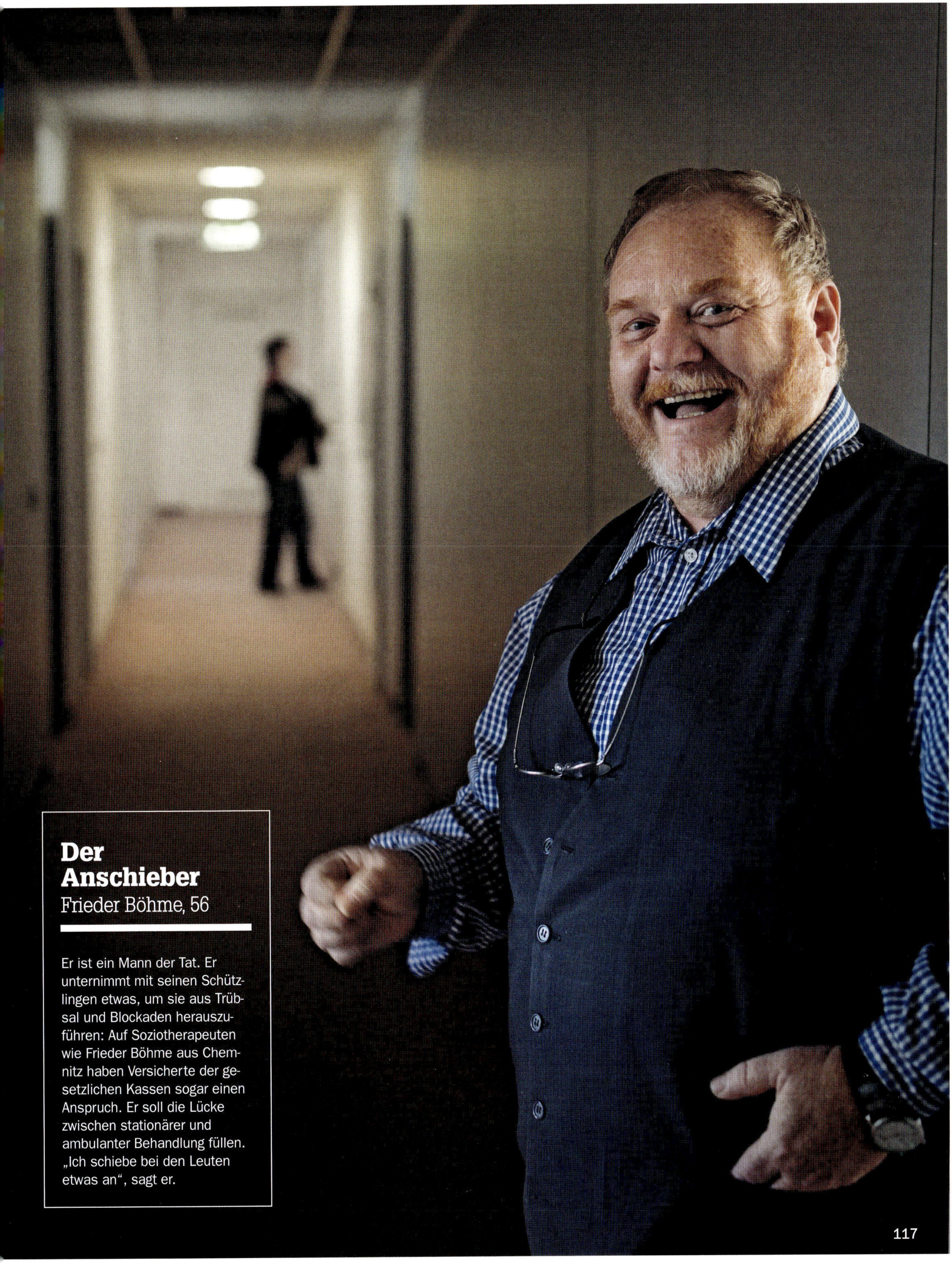

Der Anschieber

Frieder Böhme, 56

Er ist ein Mann der Tat. Er unternimmt mit seinen Schützlingen etwas, um sie aus Trübsal und Blockaden herauszuführen: Auf Soziotherapeuten wie Frieder Böhme aus Chemnitz haben Versicherte der gesetzlichen Kassen sogar einen Anspruch. Er soll die Lücke zwischen stationärer und ambulanter Behandlung füllen. „Ich schiebe bei den Leuten etwas an“, sagt er.

Die besten Kassenangebote für psychisch Kranke

	Kasse	Angst	Depression/Burn-out	Schizophrenie	Zwang	Borderline	Essstörung	Sucht	Geronto- und Kinderpsychiatrie	betreutes Wohnen	betreute WGs	gemischte Gesund-Krank-Gruppen	Besonderheiten
		erweiterte Angebote der Kassen zu Therapien (T) und Prävention (P)								Projekte zu Hause			
1	AOK Rheinland/ Hamburg	T, P	T, P	T	T, P	T	T, P	T, P	T	x	x	x	*breites Angebot an Wohnprojekten*
2	BKK Vital	T, P	T, P	T, P	T, P	T, P	T.P	T, P	T	x	x		*Kooperation mit Krankenhäusern*
3	Techniker Krankenkasse TK	T, P	T, P	T, P	T, P	T, P	T, P	T, P	T, P		x[1]		*Alkoholproj. f. Kinder u. Jugendliche*
4	BKK A.T.U	T, P	T, P	T, P	T, P	T, P	T, P	T, P	T, P				*auch Therapeuten ohne Zulassung*
5	BKK Merck	T, P	T, P	T, P	T, P	T, P	T, P	T, P	T, P				*viele Therapien und Kurse*
6	Energie-BKK	T, P	T, P	T, P	T, P	T, P	T, P	T, P	T, P				*Projekt Online-Sucht bei Kindern*
7	HypoVereinsbank BKK	T, P	T, P	T, P	T, P	T, P	T, P	T, P	T, P				*telefonische Intensivberatung*
8	Securvita BKK	T, P	T, P	T, P	T, P	T, P	T, P	T, P	T P				*geronto- und kinderpsych. Kuren*
9	KKH Allianz	T[2], P[2]	T[2], P[2]	T[3], P[3]	T[2], P[2]	T[2], P[2]	T[4], P[4]	T[3], P[3]			x[3]		*Online-Projekt gegen Depressionen*
10	BMW BKK	T, P	T, P	T	T	T	T, P	T, P	T, P				*Projekt Psychogesundheit im Job*
11	Novitas BKK	T, P	T, P	T, P	T, P	T, P	T, P	T, P					*„seel. Gesundheit" für Migranten*
12	BKK B. Braun Melsungen	T, P	T, P	T	T	T	T, P	T, P	T				*große Behandlungsvielfalt*
13	BKK Scheufelen	T	T, P	T	T	T	T, P	T, P	T, P				*Projekt gegen ADS bei Kindern*
14	Siemens BKK SBK	T	T	T	T	T	T	T		x	x	x	*Beratungshotline für junge Leute*
15	AOK Baden-Württemberg	T	T, P	T	T	T	T, P	T, P	T				*eigene AOK-Klinik in Baden-Baden*
16	Barmer GEK	T	T, P	T	T	T	T, P	T, P	T	x			*Hometreatment (Pflege zu Hause)*
17	BKK Diakonie	T	T, P	T	T	T	T, P	T, P	T				*Telefonberatung Psych Care*
18	HEK	T[5]	T[5], P	T[6]	T[5]	T[7]	T[5]	T[7], P	T[7]				*Kurse zur Burn-out-Prävention*
19	Landwirtschaftliche Kassen	T	T, P	T	T	T	T	T, P	T				*Projekt Burn-out bei Landfrauen*
20	Brandenburgische BKK	T, P	T, P	T, P	T, P	T, P	P	P					*vielfältige Präventionsleistungen*
21	Die Schwenninger Krankenk.	T[8]	T[8], P	T[8]			T[9], P	T[10], P	T[11]	x[12]			*Projekt Essstörung in Kindergärten*
22	AOK Bremen/Bremerhaven	T	T	T	T	T	T	T		x			*„Rückzugsräume" mit Betreuern*
23	AOK Nordost	T[13]	T[13], P	T[13]	T[13]	T[13]	T[13]	T[13], P		x			*Hometreatment (Pflege zu Hause)*
24	BKK 24	T	T	T	T	T	T	T	T				*viele besondere Therapien*
25	Actimonda Krankenkasse	T[14]	T[15], P	T[14]		P	T[16], P	T[17], P					*Therapieeinsatz nach Gutachten*
26	BKK Pfaff	T[18]	T[19]	T[19]		T[20]	T[21]	T[17]	T[22]				*auch Therapeuten ohne Zulassung*
27	BKK VBU	T[23], P	T[23], P	T[23]		T[23]	T[23], P	P					*Projekt gegen Essstörung in Kitas*
28	DAK	T	T, P	T		T		T, P	T				*24 eigene Sonderverträge*
29	Deutsche BKK	T[24]	T[24], P	T[25]	T[24]	T[24]		T[26], P					
30	Bahn-BKK		T, P	T	T		T, P	T, P					*eigene Klinik Buchenholm*
31	BKK Beiersdorf	T[27]	T[27], P	T[27]	T[27]	T[27]	T[27]						*Anti-Burn-out für Führungskräfte*
32	BKK Henschel Plus	T, P	T, P				T[28], P	T[29], P					
33	IKK Südwest	T	T, P	T	T			P	T				
34	AOK Niedersachsen		T[30], P	T[30]				T[31], P	T[32]	x			*Hometreatment (Pflege zu Hause)*
35	BKK KBA	T	T	T	T	T	T[33]						*besondere Psychiatrie-Leistungen*
36	BKK exklusiv	T	T	T	T	T							
37	BKK Melitta Plus		T[34], P	T[35]		T[36]		T[37], P	T[35]				*auch Therapeuten ohne Zulassung*
38	AOK PLUS	P	T, P	T				P	T				*eigene Klinik auf Rügen*

Quelle: mediaclip im Auftrag von FOCUS

So lesen Sie die Tabelle: Die hier genannten Therapien und Leistungen gehen weit über das gesetzlich vorgeschriebene Maß hinaus. Regionale Einschränkungen der Angebote sind mit diesen Fußnoten versehen:
1 ı in BW, BY, BE, BB, BR, HH, HE, NS, SN, SH; **2** ı BE, BR, HH, regional in HE, NS, NRW, SH, Augsburg, Chemnitz, München, Nürnberg, Stuttgart; **3** ı wie Fußnote 2 ohne Chemnitz; **4** ı Region München; **5** ı BY, BE, BB, HH, NS, NRW, SL, SH; **6** ı HH; **7** ı HH, NS, SH; **8** ı BW ,BY, BE, BB, HE, NS, NRW, SA, TH; **9** ı BY, BB, HE, NS, NRW, RP, SA, TH; **10** ı BY; **11** ı BW, BY, HE; **12** ı BE, BB, HE, NS, NRW, SA, TH; **13** ı BE, BB; **14**ı BW, BE, BB, BR, NS, SN, TH; **15** ı BW, BE, BB, BR, HH, MV, NS, SN, SH, TH; **16** ı BW, München, Oberbayern, HE; **17** ı SL; **18** ı BE, BB, BR, NS, SN, TH; **19** ı BW, BE, BB, BR, NS, NRW, SN, TH; **20** ı BR, NS, SN, TH; **21** ı BW,BY; **22** ı Kinderpsychiatrie BW; **23** ı BE, BB; **24** ı BR, NS, SN, TH; **25** ı BR, NS, SN, TH, München; **26** ı NS, SA; **27** ı HH; **28** ı BW SL; **29** ı BW, BY, BE, BB, BR, NS, NRW, SA, TH;**30** ı NS; **31** ı Region Emsland; **32** ı Region Hannover; **33** ı München, Oberbayern **34** ı BE, BB, BR, NS, TH, WL; **35** ı BE, BB, BR, NS, TH; **36** ı WL; **37** ı SL.

Kürzel für Regionen, in denen die Leistungen angeboten werten:
BW ı Baden-Württemberg; **BY** ı Bayern; **BE** ı Berlin; **BB** ı Brandenburg; **BR** ı Bremen; **HH** ı Hamburg; **HE** ı Hessen; **MV** ı Mecklenburg-Vorpommern; **NS** ı Niedersachsen; **NRW** ı Nordrhein-Westfalen; **RP** ı Rheinland-Pfalz; **SL** ı Saarland; **SN** ı Sachsen; **SA** ı Sachsen-Anhalt; **SH** ı Schleswig-Holstein; **TH** ı Thüringen; **RL** ı AOK–Bezirk Rheinland; **WL** ı AOK-Bezirk Westfalen-Lippe

für Psychoanalyse); in gut begründeten Ausnahmen entfällt sogar jegliche Obergrenze für ambulante Sitzungen.

Zehn Euro Praxisgebühr pro Quartal sind – zumindest bis 1.1.2013 – auch beim Psychotherapeuten fällig. Sie entfällt, wenn ein Hausarzt den Patienten überweist.

Mehr Therapiefreiheit genießen Versicherte bei stationären Klinikaufenthalten, etwa zur Behandlung einer schweren Depression: Selbst ambulant nicht übernommene Verfahren wie Musik- oder Gestalttherapie dürfen hier miteinbezogen werden. Über einen Klinikaufenthalt befinden meist Mediziner und/oder Gutachter der Kassen. Die Zuzahlung beträgt zehn Euro für maximal 28 Tage. Für Einkommensschwache gelten bei allen Zuzahlungen Befreiungsregeln.

Viele Patienten finden bei psychischen Problemen oft nicht schnell genug geeignete Behandler, die auch mit den Kassen abrechnen dürfen. Berufsorganisationen schätzen den Mangel in Deutschland aktuell auf 4000 bis 10 000 Therapieplätze. Um in dringenden Fällen dennoch rasch therapiert zu werden, können sich Versicherte auf das „Systemversagen" berufen (Sozialgesetzbuch V, §13 Abs. 3) und selbst auf Therapeuten ausweichen, die ohne Kassenvertrag arbeiten (§11 Abs. 6). Allerdings übernehmen die Kassen auch dann nur Rechnungen zu ihren Sätzen. „Das beschleunigende Prinzip des Systemversagens ist vor allem bei Psychotherapie anerkannt, um möglichst schnell unbürokratisch Hilfe zu gewährleisten", bestätigt der Verband der Betriebskrankenkassen.

Darüber hinaus steht Versicherten der Gang zum Psychiater offen (heute: Facharzt für Psychiatrie und/oder Nervenheilkunde). Dieser darf im Gegensatz zum Psychotherapeuten auch Medikamente verschreiben oder einen Klinikaufenthalt. Wer sie ohne Überweisung vom Hausarzt aufsucht, zahlt die bislang noch üblichen zehn Euro Praxisgebühr.

Etliche Kassen bieten heute Sonderleistungen an, die weit über das gesetzliche Minimum hinausgehen. Sie engagieren sich mit besonderer Vorsorge und Therapie in den acht Bereichen von Angst bis Geronto- und Kinderpsychiatrie (vgl. Tabelle mit den besten Angeboten, links). Dafür haben sie oft spezielle Verträge mit Therapeuten geschlossen, z. B. über eigene Kurse gegen Burn-out in Betrieben, für Projekte gegen Essstörungen oder gegen Online-Sucht bei Kindern. Andere bieten eigene Beratungstelefone an oder Vorsorgekuren für psychisch Labile. Die Extras können alle Versicherten der jeweiligen Kasse nutzen, selbst wenn sie weiter weg vom Therapieort leben.

Kaum verbreitet sind die von vielen Therapeuten geforderten Wohnprojekte für psychisch Kranke: Lediglich sieben Kassen bieten betreutes Wohnen, betreute Wohngemeinschaften oder gemischte Gruppen mit Gesunden und Kranken an.

Die AOK Baden-Württemberg, die AOK Plus (in Thüringen und Sachsen) sowie die Bahn-BKK unterhalten eigene Kliniken, die sich auf psychische Gesundheit spezialisieren. Der Vorteil liegt auf der Hand: Die Kassen selbst überwachen die Qualitätsstandards ihrer Kliniken und sorgen dafür, dass die Patienten schnell wieder genesen.

Zwischen stationärer und ambulanter Therapie gehen einige Versicherer neue Wege. Ein Beispiel sind die beiden Bremer Rückzugshäuser der Gesellschaft für Ambulante Psychiatrische Dienste (Gapsy): „In Krisen können sich Patienten in diese Räume für den Abend und die Nacht begeben, denn dann fällt es ihnen häufig besonders schwer, allein zu bleiben", sagt Jörn Hons von der AOK Bremen. Das gemeinsame Kochen des Abendessens hat sich dort zum Beispiel zu einem beliebten Angebot entwickelt.

Neben sozialen Kontakten steht die medizinische Versorgung: Allabendlich kommt ein Psychiater zur Visite vorbei. Sollte nachts eine Krise eintreten, stehen eine Nachtwache und ein Bereitschaftsdienst von Nervenärzten bereit.

„Damit erzielen wir bessere Erfolge als mit stationärer Behandlung", berichtet AOK-Mann Hons. ■

MATTHIAS KOWALSKI/JOCHEN SCHUSTER

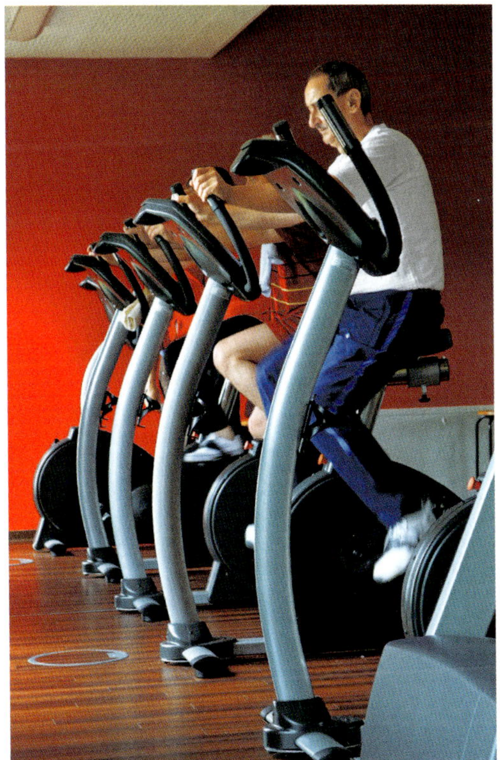

Bewegungstraining zählt zur Standardtherapie in der Vital-Klinik Buchenholm bei Bad Malente, die die Bahn-BKK selbst betreibt

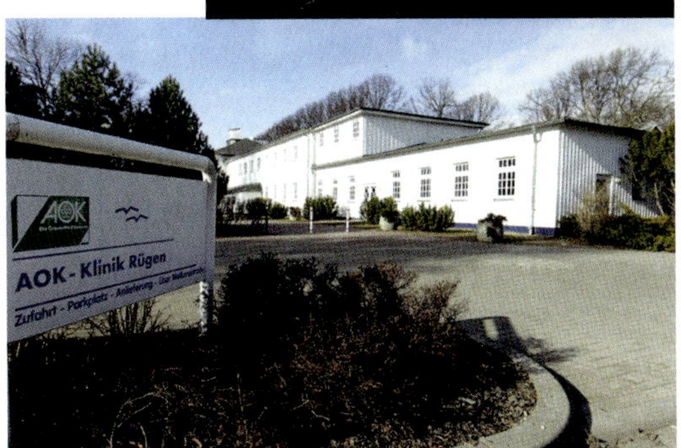

Auf der Insel Rügen unterhält die AOK Plus (für Thüringen und Sachsen) ihre Klinik, die sich auf überforderte Familien spezialisiert hat

Foto: Imago

Doppelte **Misere**

Psychische Störungen und **Suchterkrankungen** bedingen sich oft gegenseitig. Ärztin Sibylle Hornung-Knobel kämpft für die Eingliederung der Patienten

Frau Hornung-Knobel, wieso sind Sucht und seelische Krankheiten so eng miteinander verbunden?
Stellen Sie sich zum Beispiel einen schizophrenen Patienten vor. Der Mann hört Stimmen, die ihn beschimpfen, er hat Angst vor ihnen, kann nachts nicht mehr schlafen. Irgendwann greift er zum Alkohol, um die innere Anspannung abzubauen. Der Griff zur Flasche ist ein Versuch, sich selbst zu behandeln. Mit der Zeit entwickelt der Betroffene eine Toleranz gegenüber dem Alkohol und wird abhängig. Die Sucht entsteht also als Folgeerkrankung der psychischen Störung.

Gibt es auch den umgekehrten Fall?
Ja, Drogenkonsum kann bei entsprechender Anfälligkeit Psychosen auslösen, besonders Halluzinogene wie LSD, Pilze oder Cannabis. Unter anderem kann die nervenschädigende Wirkung einiger Substanzen die Ursache dafür sein. Oder der Patient hatte eine latente, bisher noch nicht auffällig gewordene psychische Störung, die erst durch den Stressfaktor Drogenkonsum ausbricht. Grundsätzlich ist aber auch denkbar, dass die beiden Erkrankungen unabhängig voneinander entstehen, etwa wegen einer Störung im Belohnungssystem des Gehirns. Diese kann Betroffene für beide Krankheiten anfällig machen.

Wie häufig sind die Doppeldiagnosen?
Es gibt Studien, wonach bis zu 80 Prozent aller drogenabhängigen Patienten zusätzlich unter psychiatrischen Erkrankungen leiden. Das können Psychosen sein, Depressionen, Angst- und Persönlichkeitsstörungen, Zwänge, aber auch ADHS oder posttraumatische Belastungsstörungen. Umgekehrt sind bis zu 50 Prozent der psychiatrisch behandelten Patienten zugleich abhängig von Alkohol, Beruhigungsmitteln, Cannabis, Stimulanzien oder anderen Drogen.

Sind auch Internet- oder Spielsucht verbreitet?
Meiner Beobachtung nach steigt die Zahl der Patienten mit diesen Abhängigkeiten. Computerspiele und Spielautomaten dienen ebenfalls dem Versuch, psychische Anspannung abzubauen.

Wen trifft die doppelte Erkrankung am häufigsten?
Oft sind es Menschen, die sozial schlecht integriert sind. In unserer Klinik sind die Patienten in der Regel männlich, und sie werden immer jünger. Während wir früher meist 30- bis 40-Jährige behandelt haben, sind heute viele 20-Jährige auf unserer Station.

50 %
der psychiatrisch behandelten Patienten sind gleichzeitig auch drogenabhängig

Gibt es eine hohe Dunkelziffer?
Ja, viele Fälle werden nicht erkannt, weil psychiatrisch tätige Therapeuten sich oft nicht ausreichend mit Drogenabhängigkeit auskennen, Suchtfachleute wiederum wenig mit psychiatrischen Erkrankungen. Die beiden Versorgungssysteme arbeiten ja meistens unabhängig voneinander. Zudem neigen viele Patienten dazu, entweder die eine oder die andere Erkrankung zu verschweigen.

Wie lassen sich die Betroffenen besser identifizieren?
Wenn jemand in unsere Klinik kommt, fragen wir konsequent nach, testen die Patienten auf psychiatrische Erkrankungen, machen aber auch ein Drogenscreening und Alkoholtests. Darüber hinaus versuchen wir auch über Dritte, zum Beispiel Angehörige, Auskünfte zu psychischen Auffälligkeiten oder Drogenproblemen zu erhalten.

Wie läuft die Behandlung ab? Steht der Entzug im Vordergrund?
Wenn jemand noch schwere Entzugssymptome zeigt, wird er zunächst in einer Spezialstation medizinisch unterstützt, bis er einigermaßen stabil ist. Für die Psychotherapie muss er aber noch nicht hundertprozentig abstinent sein. Wir sehen die psychiatrische Erkrankung und die Drogenabhängigkeit als gleichwertig an und bevorzugen daher einen integrativen Ansatz. Das heißt, ein interdisziplinäres Team aus Spezialisten beider Fachbereiche erarbeitet für jeden Patienten einen individuellen Behandlungsplan.

Was sind die psychotherapeutischen Ziele dieses Behandlungsplans?

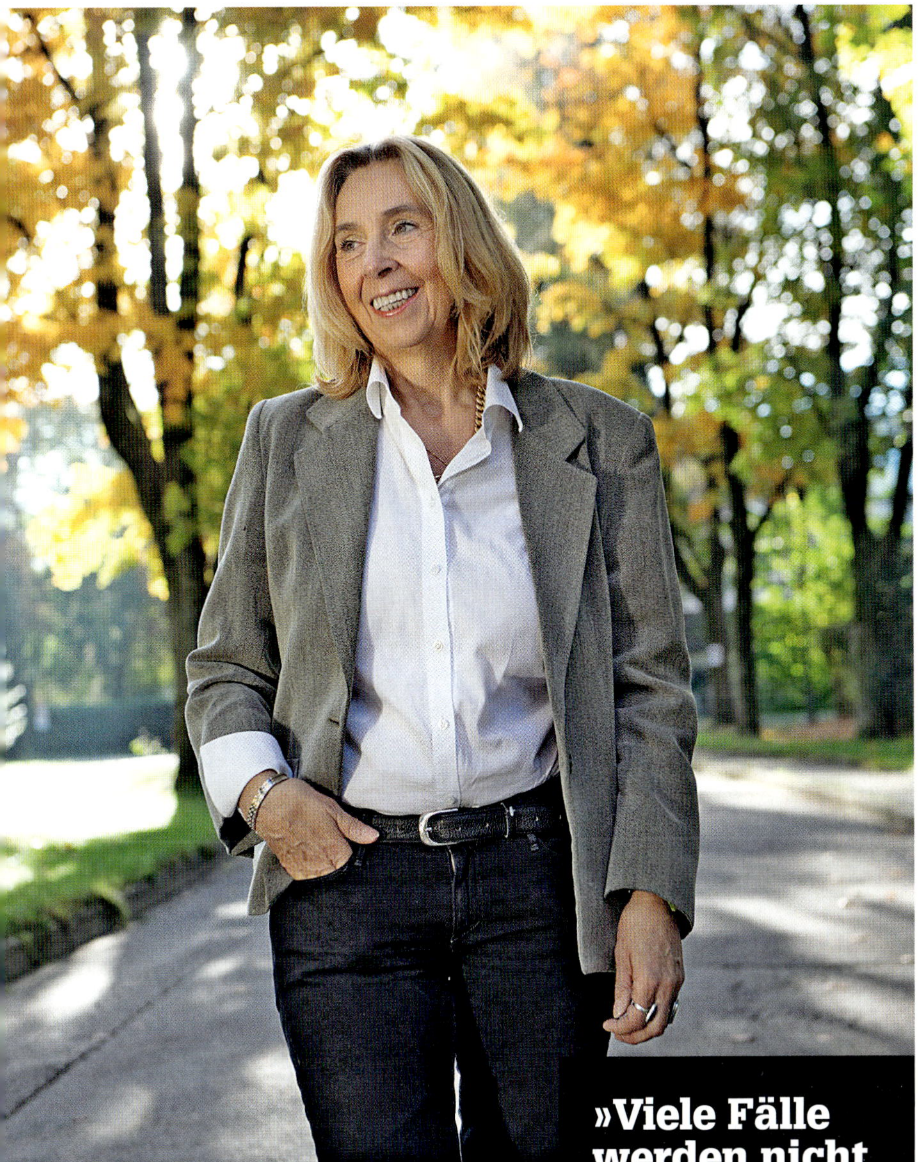

Wir unterstützen die Patienten bei dem Prozess, unabhängig von ihrem Suchtmittel zu leben. Darüber hinaus geht es darum, sie über ihre Erkrankungen zu informieren, ihre Therapiemotivation zu fördern und ihre Kompetenzen im Umgang mit Psychose und Sucht zu stärken.

Welche Fähigkeiten fehlen den Patienten?

Sie müssen vor allem lernen, ihre Stimmungslage zu erkennen, psychisch belastende Situationen zu vermeiden oder zu meistern und mit dem Verlangen nach ihrer Droge umzugehen. Viele haben beispielsweise gar kein Gespür mehr für ihr Befinden und ihr Handeln. Und dann steht – aus ihrer Sicht wirklich urplötzlich – wieder ein Bier vor ihnen. Um das zu vermeiden, lernen sie in der Achtsamkeitsgruppe, Gefühle wieder wahrzunehmen. Außerdem erfahren Patienten in Rollenspielen oder Trainings in der echten Umgebung, wie sie konfliktträchtige Situationen meiden oder sich ihnen entziehen – etwa wenn sie an ihrer ehemaligen Stammkneipe verbeikommen oder auf einen Dealer treffen. Und schließlich erarbeiten wir Strategien, um bei auftretendem Drogenverlangen die Spannung abzubauen. Vielen Patienten hilft dabei Sport sehr gut.

»Viele Fälle werden nicht erkannt, weil Psychiater und Suchtexperten unabhängig voneinander arbeiten«

Sibylle Hornung-Knobel, 62, Leitende Oberärztin der Station Psychose und Sucht am Klinikum München-Ost

Wann kann ein Sucht- und Psychosekranker die Klinik wieder verlassen?

Üblicherweise bleiben die Patienten etwa acht Wochen stationär in der Klinik. Wir entlassen sie, wenn wir von einer guten Prognose ausgehen und wenn das soziale Umfeld vorbereitet ist. Das heißt, dass sie eine Unterkunft haben, einen niedergelassenen Arzt, der die Betreuung fortsetzt, und idealerweise auch einen Job.

Wie hoch sind die Heilungschancen?

Das ist schwer zu verallgemeinern, jeder Fall ist sehr individuell. Aber die Aussichten sind nachweislich besser, wenn Patienten nach einem integrativen Ansatz behandelt und nicht ständig zwischen psychiatrischen Stationen und Drogendiensten hin- und hergeschoben werden.

Was ist die größte Hürde bei der Rückkehr ins normale Leben?

Das Hauptproblem ist der Rückfall in die Drogenabhängigkeit. Wenn das passiert, schaffen Patienten es oft nicht mehr, zum Arzt zu gehen, sich Rezepte für Psychopharmaka zu besorgen und die Medikamente auch einzunehmen. Dann kann die psychiatrische Erkrankung wieder durchbrechen. Der mit dem Drogenkonsum einhergehende Kontrollverlust kann außerdem dazu führen, dass die Patienten wieder selbstmordgefährdet werden oder zu Gewaltdelikten neigen.

Wann ist die Reintegration in die Gesellschaft erfolgreich?

Wenn es gelingt, die Patienten wieder in ein soziales Netzwerk und in das Erwerbsleben einzugliedern. Entsprechende Fälle gibt es durchaus. Allerdings sind die Jobs für eingeschränkt leistungsfähige Menschen seltener geworden und die Anforderungen gestiegen. Unter Druck können anfällige Patienten aber aufs Neue psychotisch werden. Zur Selbstbehandlung greifen sie dann womöglich wieder zu Drogen. In diesem Sinne sind die Doppeldiagnosen vielleicht auch eine Konsequenz unserer Lebensumstände. ■

INTERVIEW: GÜNTER LÖFFELMANN

Sucht

TOP MEDIZINER 2012 PSYCHIATRIE FOCUS DEUTSCHLANDS GRÖSSTE ÄRZTE-BEWERTUNG

Suchtkranke lernen in der Therapie, ihr eigenes Befinden zu erkennen und mit dem Verlangen nach der Droge umzugehen. **Suchttherapeuten** helfen beim Wiedereinstieg in den Beruf und bei der Rückkehr in die Gesellschaft

Die FOCUS-Ärzteliste nennt nach unabhängigen Kriterien ausgewählte **Experten für Suchterkrankungen.** Sie sind qualifiziert, dieses Siegel zu tragen.

Experten für Suchterkrankungen

Arzt/Klinik/Internet-Adresse	Ort/Tel.-Nr.	von Kollegen empfohlen	von Patienten empfohlen	Publikationen	Studien	Wartezeit	Versorgungsstruktur	therapeut. Leistungen	Service für Angehörige	24-Std.-Bereitschaft	Spezialisierung
Dr. Thomas Kuhlmann Psychosomatische Klinik www.psk-bg.de	**Bergisch Gladbach** 02202/2060	●●	◆◆			k. A.	k. A.	k. A.	k. A.	k. A.	*Arzt wurde angeschrieben, beteiligte sich aber nicht an der FOCUS-Befragung.*
Priv.-Doz. Dr. Tom Bschor Schlosspark-Klinik www.schlosspark-klinik.de	**Berlin** 030/32641352	●	◆◆		★	◷	a, s, t	E, MI, ST, S	A	✔	*Alkohol, Medikamente, Computer- und Internet-Abhängigkeit, qualifizierte Entzugsbehandlung*
Prof. Dr. Markus Gastpar Fliedner Klinik www.fliednerklinikberlin.de	**Berlin** 030/2045970	●●	◆	■■	★	◷	a, t				*Substitution bei Opiatabhängigkeit, Alkoholabhängigkeit*
Dr. Jörg Gölz Praxis www.praxiszentrum-kaiserdamm.de	**Berlin** 030/11390	●●	◆		★	◷	a				*Heroinabhängige mit körperlichen und psychiatrischen Erkrankungen*
Prof. Dr. Andreas Heinz Uniklinikum Charité www.psy-ccm.charite.de	**Berlin** 030/450517001	●●●	◆	■■	★★	◷◷	a, s, t	W, E, M, MI, ST, S			*Früherkennung von Psychosen, Suchterkrankungen als Begleiterkr., Lernstörungen bei psychischen Erkr.*
Dr. Gabriele Jungbluth-Strube Praxis	**Bernburg** 03471/640240	●	◆◆		★	◷◷	a	E, MI, S	F, A	✔	*Alkohol und illegale Drogen, Substitutionstherapie, Benzodiazepinentzug*
Prof. Dr. Martin Driessen Evangelisches Krankenhaus www.evkb.de	**Bielefeld** 0521/77278451	●	◆◆	■■	★	◷◷	a, s, t	W, E, MI, ST, S	F, A	✔	*alkoholbezogene Erkrankungen*
Dr. Martin Reker Evangelisches Krankenhaus www.evkb.de	**Bielefeld** 0521/77278650	●	◆◆		★	◷◷	a, s, t	W, E, M, MI, ST, S	F	✔	*individualisierte Behandlung, englischsprachige Station*
Peter Missel AHG Kliniken Daun Am Rosenberg www.ahg.de	**Daun** 06592/2011230	●	◆◆		★		a, s	W, E, M, MI, ST	F, A		*Alkohol, Glücksspiel*

Experten für Suchterkrankungen

Arzt/Klinik/Internet-Adresse	Ort/Tel.-Nr.	von Kollegen empfohlen	von Patienten empfohlen	Publikationen	Studien	Wartezeit	Versorgungsstruktur	therapeut. Leistungen	Service für Angehörige	24-Std.-Bereitschaft	Spezialisierung
Prof. Dr. Martin Schäfer Kliniken Essen-Mitte www.kliniken-essen-mitte.de	**Essen** 0201/17430001	●●	◆◆	■	★	◷◷	a, s	W, E, MI, ST, S	F, A	✔	*Alkohol, Drogen, Medikamente, psychische u. körperl. Begleiterkr., Cannabis-induzierte Störungen*
Prof. Dr. Norbert Scherbaum LVR-Klinikum www.rk-essen-lvr.de	**Essen** 0201/7227205	●●●	◆◆	■■	★	◷◷	a, s, t	W, E, MI, ST, S	F, A	✔	*Alkohol- und Drogenabhängigkeit, Behandlung der Opiatabhängigkeit, insbes. Substitutionsbehandlung*
Prof. Dr. Ursula Havemann-Reinecke Uniklinikum www.psychiatrie-uni-goettingen.de	**Göttingen** 0551/3922151	●●●	◆◆	■	★	◷◷	a, s, t	E, MI, ST, S	A	✔	*Alkohol, Medikamente, Cannabis, Opiate, Opioide, Benzodiazepin, Substitutionstherapie*
Dr. Peter Melchers Kreiskrankenhaus Gummersbach www.kkh-gummersbach.de	**Gummersbach** 02261/80593	●	◆			k. A.	k. A.	k. A.	k. A.	k. A.	*Arzt wurde angeschrieben, beteiligte sich aber nicht an der FOCUS-Befragung.*
Prof. Dr. Felix Tretter Isar-Amper-Klinikum www.iak-kmo.de	**Haar** 089/45623709	●●●	◆	■		k. A.	k. A.	k. A.	k. A.	k. A.	*Arzt wurde angeschrieben, beteiligte sich aber nicht an der FOCUS-Befragung.*
Dr. Klaus Behrendt Asklepios Klinik Nord/Ochsenzoll www.asklepios.com	**Hamburg** 040/1818872741	●●	◆			k. A.	k. A.	k. A.	k. A.	k. A.	*Arzt wurde angeschrieben, beteiligte sich aber nicht an der FOCUS-Befragung.*
Hans-Günter Meyer-Thompson Ambulanz Altona ProVivere	**Hamburg** 040/4329250	●	◆			k. A.	k. A.	k. A.	k. A.	k. A.	*Arzt wurde angeschrieben, beteiligte sich aber nicht an der FOCUS-Befragung.*
Prof. Dr. Jens Reimer Uniklinikum www.zis-hamburg.de	**Hamburg** 040/741057900	●●	◆◆	■	★★	◷◷	a, s, t	E, M, MI, ST, S	A	✔	*Alkohol, Medikamente (Benzodiazepine, Opiate), sog. Partydrogen, psych. u. körperl. Begleiterkr.*
Priv.-Doz. Dr. Ingo Schäfer Uniklinikum www.zis-hamburg.de	**Hamburg** 040/741059290	●	◆◆	■	★	◷◷	a, s, t	E, MI		✔	*Traumatisierung und Sucht*
Prof. Dr. Rainer Thomasius Uniklinikum www.uke.de/drogenambulanz	**Hamburg** 040/741052206	●●●	◆◆	■	★	◷◷	a, s, t	W, E, M, MI, ST	F, A	✔	*Suchtstörungen bei Kindern und Jugendlichen (stoffgebunden, nicht stoffgebunden), Suchtprävention*
Dr. Rainer Ullmann Gemeinschaftspraxis	**Hamburg** 040/438081	●	◆◆			k. A.	k. A.	k. A.	k. A.	k. A.	*Arzt wurde angeschrieben, beteiligte sich aber nicht an der FOCUS-Befragung.*
Prof. Dr. Stefan Bleich Uniklinikum www.mhh.de/mhhpsychiatrie.html	**Hannover** 0511/5326571	●●	◆	■■	★	◷◷	a, s, t	W, E, M, MI, ST, S	F, A	✔	*Alkohol, illegale Drogen, Nikotin, Medikamente, Glücksspiel, Internet*
Dr. Konrad Cimander Praxis	**Hannover** 0511/4581407	●●	◆◆		★★	◷	a	MI			*Alkohol, illegale Drogen, Medikamente, Nikotin, Versorgungsforschung, Prävention*
Prof. Dr. Thomas Hillemacher Uniklinikum www.mhh.de/mhhpsychiatrie.html	**Hannover** 0511/5326561	●●●	◆◆	■■	★	◷◷	a, s, t	W, E, MI, ST, S	F		*Alkohol, Medikamente, Opiate (insbesondere Diamorphin-Substitutionsbehandlung), Glücksspiel*
Dr. Jürgen Rink Praxis www.juergen-rink.de	**Heidelberg** 06221/7154715	●	◆			k. A.	k. A.	k. A.	k. A.	k. A.	*Arzt wurde angeschrieben, beteiligte sich aber nicht an der FOCUS-Befragung.*
Prof. Dr. Götz Mundle Oberbergkliniken www.oberbergkliniken.de	**Hornberg** 030/319850400	●●●	◆◆	■		◷	a, s	E, MI, ST	F	✔	*Intensive Psychotherapie, u. a. für Alkohol- u. Medikamenten-abhängige Ärzte, Führungskräfte, Manager*
Dr. Bernd Schneider AHG Gesundheitsdienste www.ahg.de	**Koblenz** 0261/303800	●	◆			k. A.	k. A.	k. A.	k. A.	k. A.	*Arzt wurde angeschrieben, beteiligte sich aber nicht an der FOCUS-Befragung.*

● = von Kollegen empfohlen
●● = häufig von Kollegen empfohlen
●●● = überdurchschnittlich häufig von Kollegen empfohlen
◆ = von Patienten empfohlen
◆◆ = häufig von Patienten empfohlen

■ = viel publiziert
■■ = überdurchschnittlich viel publiziert
★ = macht Studien
★★ = macht viele Studien
★★★ = macht überdurchschnittlich viele Studien

◷ = bis 2 Wochen
◷◷ = 3 Wochen bis 2 Monate
◷◷◷ = länger als 2 Monate

a = ambulant
s = stationär
t = Tagesklinik

W = Wiedereingliederung in den Beruf
E = Entgiftung
M = Metakognitives Training
MI = Motivational Interviewing
ST = Sporttherapie
S = Substitution

F = Familientherapie
A = Angehörigenbetreuung

✔ = ja
k. A. = keine Angaben

▷

Experten für Suchterkrankungen

Arzt/Klinik/Internet-Adresse	Ort/Tel.-Nr.	von Kollegen empfohlen	von Patienten empfohlen	Publikationen	Studien	Wartezeit	Versorgungsstruktur	therapeut. Leistungen	Service für Angehörige	24-Std.-Bereitschaft	Spezialisierung
Prof. Dr. E. Gouzoulis-Mayfrank LVR-Klinik www.klinik-koeln.lvr.de	**Köln** 0221/8993632	●●●	◆	■	★	◷◷	a, s, t	W, E, M, MI, ST, S	A	✔	*Psychosen mit Suchterkr., Depressionen, Persönlichkeitsstörungen (Borderline), Traumafolgestörungen*
Dr. Konrad Isernhagen Gemeinschaftspraxis www.gpg-koeln.de	**Köln** 0221/811990	●	◆◆			k. A.	k. A.	k. A.	k. A.	k. A.	*Arzt wurde angeschrieben, beteiligte sich aber nicht an der FOCUS-Befragung.*
Prof. Dr. Michael Klein Katholische Hochschule NRW www.katho-nrw.de	**Köln** 0221/7757156	●●	◆◆		★★	◷◷	a	M, MI	F, A		*Alkohol, Drogen, Partnerschafts- und Familienprobleme*
Dr. Edelhard Thoms Park-Krankenhaus Leipzig www.rhoen-klinikum-ag.com/rka	**Leipzig** 0341/8641250	●	◆			k. A.	k. A.	k. A.	k. A.	k. A.	*Arzt wurde angeschrieben, beteiligte sich aber nicht an der FOCUS-Befragung.*
Priv.-Doz. Dr. Johannes Lindenmeyer Salus Klinik Lindow www.salus-kliniken.de/lindow	**Lindow** 033933/88110	●●●	◆◆	■	★★	◷	s	W, E, MI, ST	A		*Alkohol, Glücksspiel, Nikotin, Medikamente, Rückfallprävention, Motivierungsstrategien, Prävention*
Prof. Dr. Udo Schneider Med. Ztr. für Seelische Gesundheit www.mkk-nrw.de/luebbecke	**Lübbecke** 05741/354001	●	◆◆	■	★		a, s	E, MI, ST, S			*Alkohol, illegale Drogen, ADHS und Sucht*
Dr. Volker Kielstein Tagesklinik an der Sternbrücke www.suchttagesklinik.de	**Magdeburg** 0391/565660	●	◆◆		★	◷	a, t	E, ST, S	F, A		*Alkohol, Medikamente, Drogen, Glücksspiel, Essstörungen, psychiatrische Begleiterkr.*
Dr. Klaus Wölfling Uniklinikum www.unimedizin-mainz.de	**Mainz** 06131/176064	●●●	◆	■		k. A.	k. A.	k. A.	k. A.	k. A.	*Arzt wurde angeschrieben, beteiligte sich aber nicht an der FOCUS-Befragung.*
Dr. Eva Hoch Zentralinst. f. Seelische Gesundheit www.zi-mannheim.de	**Mannheim** 0621/17033501	●●	◆		★	◷	a	E, M, MI			*Cannabisabhängigkeit, Nikotin, Alkohol, neue Therapieansätze*
Prof. Dr. Falk Kiefer Zentralinst. f. Seelische Gesundheit www.zi-mannheim.de	**Mannheim** 0621/17033523	●●●	◆◆	■■	★★	◷◷	a, s, t	W, E, MI, ST, S	F, A	✔	*Alkohol, Glücksspiel, Internet, Adipositas, Nikotin, Cannabis, psych. Begleiterkrankungen*
Prof. Dr. Karl F. Mann Zentralinst. f. Seelische Gesundheit www.zi-mannheim.de	**Mannheim** 0621/17033502	●●●	◆			k. A.	k. A.	k. A.	k. A.	k. A.	*Arzt wurde angeschrieben, beteiligte sich aber nicht an der FOCUS-Befragung.*
Priv.-Doz. Dr. Markus Backmund Praxis www.oberbergkliniken.de	**München** 089/45228560	●●	◆◆	■	★		a	MI, S	F		*körperliche und psychiatrische Begleiterkrankungen*
Dr. Tobias Rüther Uniklinikum www.klinikum.uni-muenchen.de	**München** 089/51605707	●	◆		★★	◷	a	MI			*Spezialambulanz für Tabakabhängigkeit*
Dr. Stephan Walcher Praxis	**München** 089/29160700	●	◆			◷◷	a, t	W, E, MI, ST, S	A	✔	*illegale Drogen, forcierte Opiatentgiftung in Narkose, Hepatitis, HIV, Betreuung Kinder v. Süchtigen*
Dr. Thomas Poehlke Praxis	**Münster** 0251/6743833	●	◆◆		★	◷◷	a	E, MI, S	A		*illegale Drogen, Alkohol, Medikamente*
Dr. Monika Vogelgesang Psychosomat. Fachklinik Münchwies www.ahg.de/muenchwies	**Neunkirchen** 06858/691215	●●	◆			◷◷	s, t	W, E, M, MI, ST	F, A		*Alkohol, Glücksspiel, PC- und Internet-Sucht, Medikamente, pathologisches Kaufen, Essstörungen*
Prof. Dr. Ulrich Preuß Kreiskrankenhaus Prignitz www.krankenhaus-prignitz.de	**Perleberg** 03876/303201	●●	◆◆	■	★	◷	a, s, t	E, MI, ST	A	✔	*Alkoholabhängigkeit, Genetik, Suizidalität und Begleiterkrankungen, Cannabis*

● = von Kollegen empfohlen
●● = häufig von Kollegen empfohlen
●●● = überdurchschnittlich häufig von Kollegen empfohlen
◆ = von Patienten empfohlen
◆◆ = häufig von Patienten empfohlen

■ = viel publiziert
■■ = überdurchschnittlich viel publiziert
★ = macht Studien
★★ = macht viele Studien
★★★ = macht überdurchschnittlich viele Studien

◷ = bis 2 Wochen
◷◷ = 3 Wochen bis 2 Monate
◷◷◷ = länger als 2 Monate
a = ambulant
s = stationär
t = Tagesklinik

W = Wiedereingliederung in den Beruf
E = Entgiftung
M = Metakognitives Training
MI = Motivational Interviewing
ST = Sporttherapie
S = Substitution

F = Familientherapie
A = Angehörigenbetreuung
✔ = ja
k. A. = keine Angaben

Experten für Suchterkrankungen

Arzt/Klinik/Internet-Adresse	Ort/Tel.-Nr.	von Kollegen empfohlen	von Patienten empfohlen	Publikationen	Studien	Wartezeit	Versorgungsstruktur	therapeut. Leistungen	Service für Angehörige	24-Std.-Bereitschaft	Spezialisierung
Michael Müller-Mohnssen Klinik Weissenau www.zfp-web.de	**Ravensburg** 0751/76012258	●●	◆◆		★	◷◷	a, t	MI, ST, S	A		*Alkohol, psychiatrische Begleiterkrankungen, Glücksspiel*
Prof. Dr. Norbert Wodarz Bezirksklinikum www.medbo.de	**Regensburg** 0941/9411003	●●●	◆◆	■	★	◷◷	a, s, t	W, E, MI, ST, S	A	✔	*Alkohol (8-Wochen-Kurzzeittherapie), Medikamente, illegale Drogen (Mutter-Kind-Therapie), Spielsucht*
Olaf Reis Uniklinikum www.kjpp.med.uni-rostock.de	**Rostock** 0381/4949586	●	◆	■		k. A.	k. A.	k. A.	k. A.	k. A.	*Arzt wurde angeschrieben, beteiligte sich aber nicht an der FOCUS-Befragung.*
Dr. Markus Stuppe Helios Kliniken www.helios-kliniken.de	**Schwerin** 0385/5203282	●	◆◆		★	◷	a, s, t	E, MI, ST, S	A	✔	*Tabakabhängigkeit, Substitutionsbehandlung bei Opiatabhängigkeit*
Dr. Heribert Fleischmann Bezirkskrankenhaus Wöllershof www.bkr-regensburg.de	**Störnstein** 09602/787410	●●●	◆			k. A.	k. A.	k. A.	k. A.	k. A.	*Arzt wurde angeschrieben, beteiligte sich aber nicht an der FOCUS-Befragung.*
Prof. Dr. Anil Batra Uniklinikum www.medizin.uni-tuebingen.de	**Tübingen** 07071/2982313	●●●	◆◆	■	★	◷◷	a, s, t	E, MI, ST, S	A	✔	*Nikotin, Tabak: biologische Grundlagen, Therapieforschung, Internet-Spiele, Alkohol*
Prof. Dr. Wilma Funke Kliniken Wied www.kliniken-wied.de	**Wied** 02662/806111	●●	◆◆		★	◷◷	a, s	W, MI, ST, S	F, A		*Alkoholabhängigkeit und Folgestörungen, Psychodiagnostik, Familien- und Paartherapie*

Wissen

Die wichtigsten Fachbegriffe zur **Therapie psychischer Störungen**

Medikamente

Antidepressiva Medikamente zur Behandlung depressiver Erkrankungen. Wirken stimmungsaufhellend. Sie greifen in den Gehirnstoffwechsel ein und beeinflussen dort die Botenstoffe Serotonin und Noradrenalin.

Neuroleptika (Antipsychotika) Medikamente, die zur Behandlung verschiedener Psychosen eingesetzt werden. Sie greifen in die Erregungsweiterleitung im Gehirn ein und wirken beruhigend und dämpfend auf Symptome wie Wahnvorstellungen oder Halluzinationen.

Pharmakotherapie Behandlung einer Krankheit mit Hilfe von Medikamenten.

Psychopharmaka Oberbegriff für Arzneimittel, die auf die Psyche des Menschen einwirken. Sie werden zur Behandlung und Linderung psychischer Störungen eingesetzt.

Sedativa Medikamente, die beruhigend und ermüdend wirken. Sie hemmen Funktionen des vegetativen Nervensystems und können so Unruhe und Anspannung lindern, zum Beispiel bei Manien oder Angststörungen.

Therapieverfahren

Elektro-Krampf-Therapie (EKT) Neurophysiologische Therapie, wird vor allem bei Depressionen eingesetzt. Unter Narkose lösen elektrische Reize am Gehirn einen epileptischen Anfall aus, der sich positiv auf den Hirnstoffwechsel auswirkt. Die genaue Wirkungsweise ist noch ungeklärt.

Kognitive Therapie Verhaltenstherapie, die sich auf Einstellungen und Gedanken konzentriert. Die Patienten sollen lernen, problematische Denk- und Verhaltensmuster zu erkennen und zu verändern oder abzulegen.

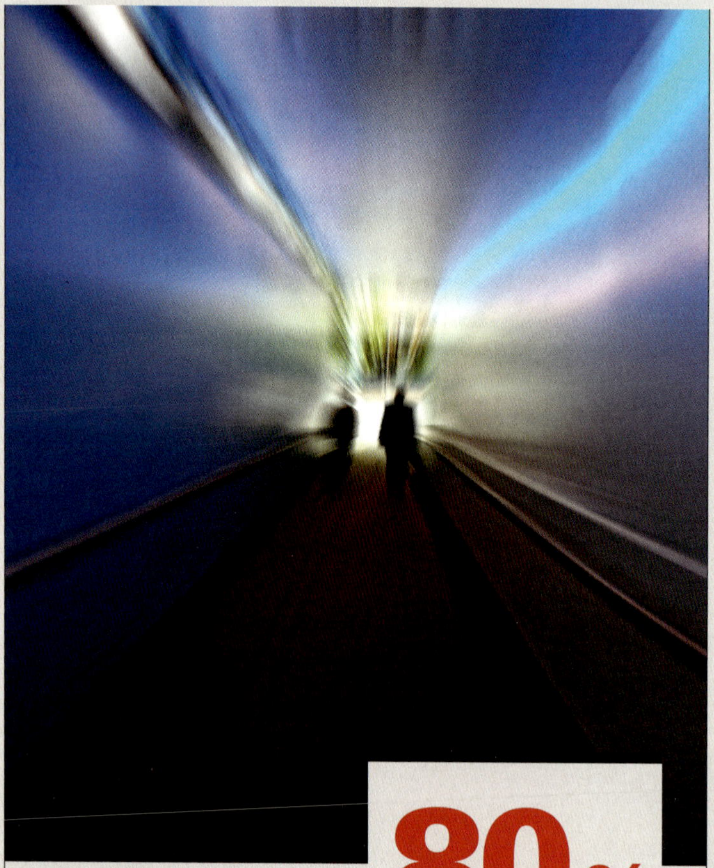

Lichttherapie Sonnenlicht oder das Licht einer hellen Lampe sollen die Produktion der Botenstoffe Serotonin und Noradrenalin anregen, die leistungssteigernd und stimmungsaufhellend wirken. Wird hauptsächlich bei saisonaler Depression eingesetzt, wirkt aber auch positiv bei anderen Formen.

Psychoedukation Therapeutische Aufklärung der Patienten und Angehörigen in Einzel- und Gruppengesprächen. Das Wissen über den eigenen Zustand mindert Unsicherheit, führt zu mehr Mithilfe der Patienten und erleichtert die Krankheitsbewältigung.

Psychotherapie Verbale Behandlung ohne Einsatz von Arzneimitteln, die auf Kommunikation und der Beziehung zwischen Therapeut und Patient basiert. Sie dient der individuellen Bewältigung verschiedener psychischer Störungen.

80 %

der Patienten können durch eine Konfrontationstherapie ihre Panikstörung besiegen

Wachtherapie Schlafentzug als Therapie bei Depressionen. Die Betroffenen bleiben die ganze Nacht wach oder stehen sehr früh auf. Diese Unterbrechung der oft gestörten Schlafphasen und -zyklen hebt zeitweise die Stimmung.

Medizinische Begriffe

Dopamin Botenstoff in Teilen des Gehirns und des Nervensystems, der die Signalweiterleitung zwischen den Nervenzellen unterstützt. Zu viel Dopamin kann ein Grund für psychische Störungen wie Schizophrenie sein.

Neurotransmitter Botenstoffe des Nervensystems. Sie ermöglichen oder unterstützen die Signalübertragung zwischen Nervenzellen.

Noradrenalin Wichtigster Neurotransmitter des Sympathikus, des anregenden Teils des Nervensystems. Hebt den Blutdruck und steigert Wachheit, Motivation und Konzentration.

Psychosomatik Die Wechselwirkung von körperlichen (somatischen) Symptomen oder Krankheiten und dem psychischen Befinden eines Patienten. Gefühle wie Angst oder Schuld können messbare physische Reaktionen hervorrufen.

Resilienz Vom lateinischen „resilire", zu Deutsch „abprallen". Bezeichnet die psychische Widerstandsfähigkeit eines Menschen gegenüber Problemen und Schicksalsschlägen, ohne bleibende Schäden davonzutragen.

Serotonin Botenstoff im Nervensystem, der unter anderem Schlaf, Schmerzempfinden und Emotionen kontrolliert. Eine Störung des Serotonin-Stoffwechsels liegt bei Depressionen oder Angststörungen vor.

Foto: mauritius images

HINFÜHLEN STATT WEGSEHEN

für mehr Früherkennung von Brustkrebs

WORLD WIDE AWARENESS

WWW.PINKRIBBON-DEUTSCHLAND.DE

Wenn Sie Ihre Brust immer wieder bewusst wahrnehmen, bemerken Sie Veränderungen am besten:

Schritt 1:

Stellen Sie sich vor den Spiegel, die Hände auf den Hüften. Vergleichen Sie Ihre Brüste und achten Sie auf Veränderungen im Umfang, in der Form und in der Lage. Haben sich die Brustwarzen verändert? Hat sich die Haut verändert?

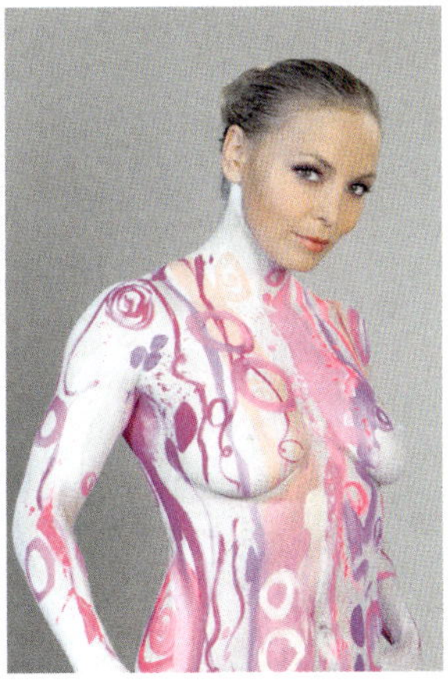

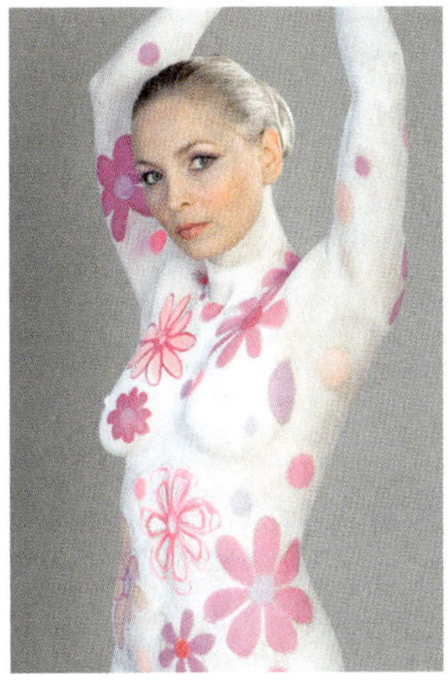

Schritt 2:

Heben Sie beide Arme an: Folgen die Brüste der Bewegung? Betrachten Sie sich von vorn und von den Seiten. Sehen Sie Einziehungen oder Vorwölbungen? Achten Sie auch auf Ihre Brustwarzen: Ziehen sie sich ein?

Schritt 3:

Tasten Sie nun Ihre Brüste ab, am besten legen Sie sich dazu auf den Rücken. Schieben Sie beispielsweise einen Arm unter den Kopf und tasten Sie mit der freien Hand die gegenüberliegende Brust systematisch mit kleinen kreisenden Bewegungen ab.

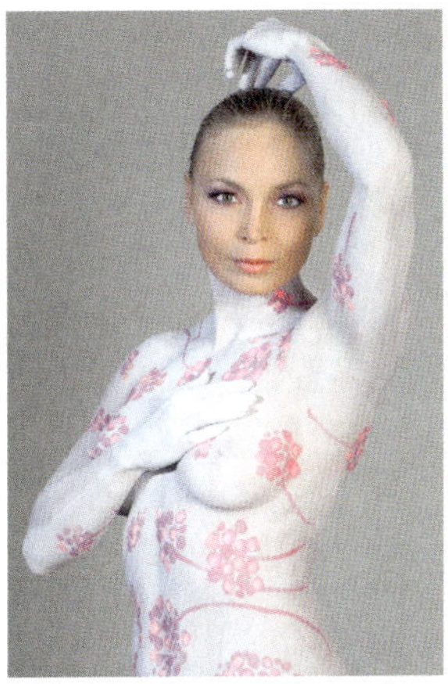

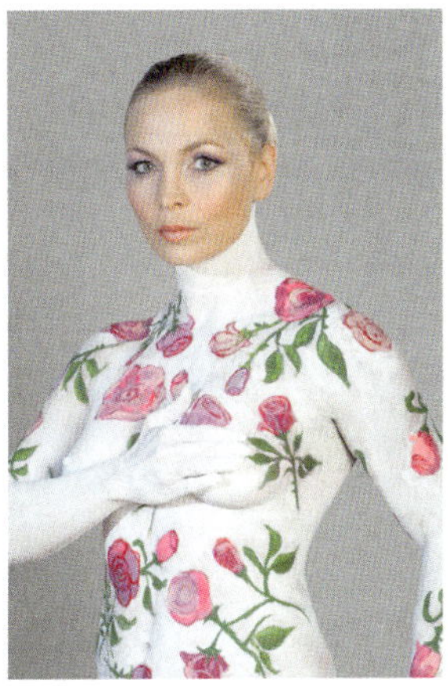

Schritt 4:

Es ist sinnvoll, beim Abtasten immer einem bestimmten Schema zu folgen. Beginnen Sie zum Beispiel in der Mitte des Brustkorbs, also am Brustbein, tasten Sie dann in auf- und ablaufenden Bahnen von innen nach außen die Brust ab.

Schritt 5:

Denken Sie daran, auch die Achselhöhlen und die mittleren Bereiche um den Warzenhof abzutasten.

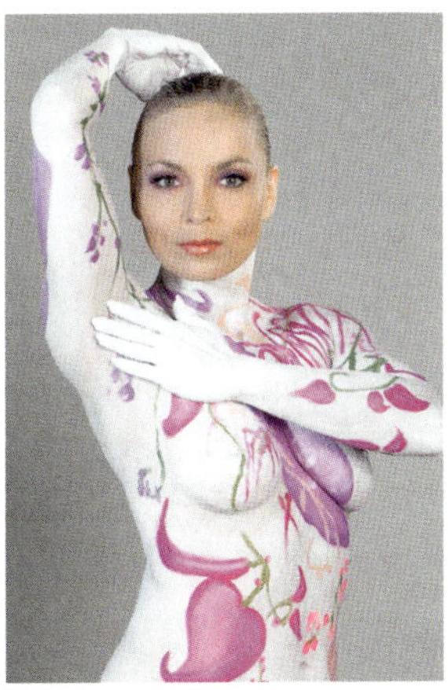

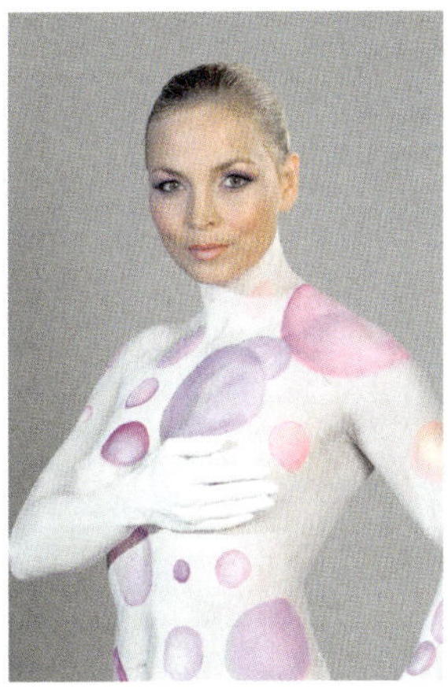

Schritt 6:

Nehmen Sie die Brustwarze zwischen Daumen und Zeigefinger und drücken diese. So können Sie überprüfen, ob sich Flüssigkeit aus der Brustwarze absondert.

Sprechen Sie bei Veränderungen in jedem Fall mit Ihrem Frauenarzt.
Holen Sie immer eine zweite Meinung ein.
Kompetente Ansprechpartner finden Sie auch bei discovering hands®
www.discovering-hands.de

Marktplatz

Die Psyche stärken

+ Resilienz-Forschung + Gesund im Beruf + Sport & Entspannung + Wege aus der Krise +

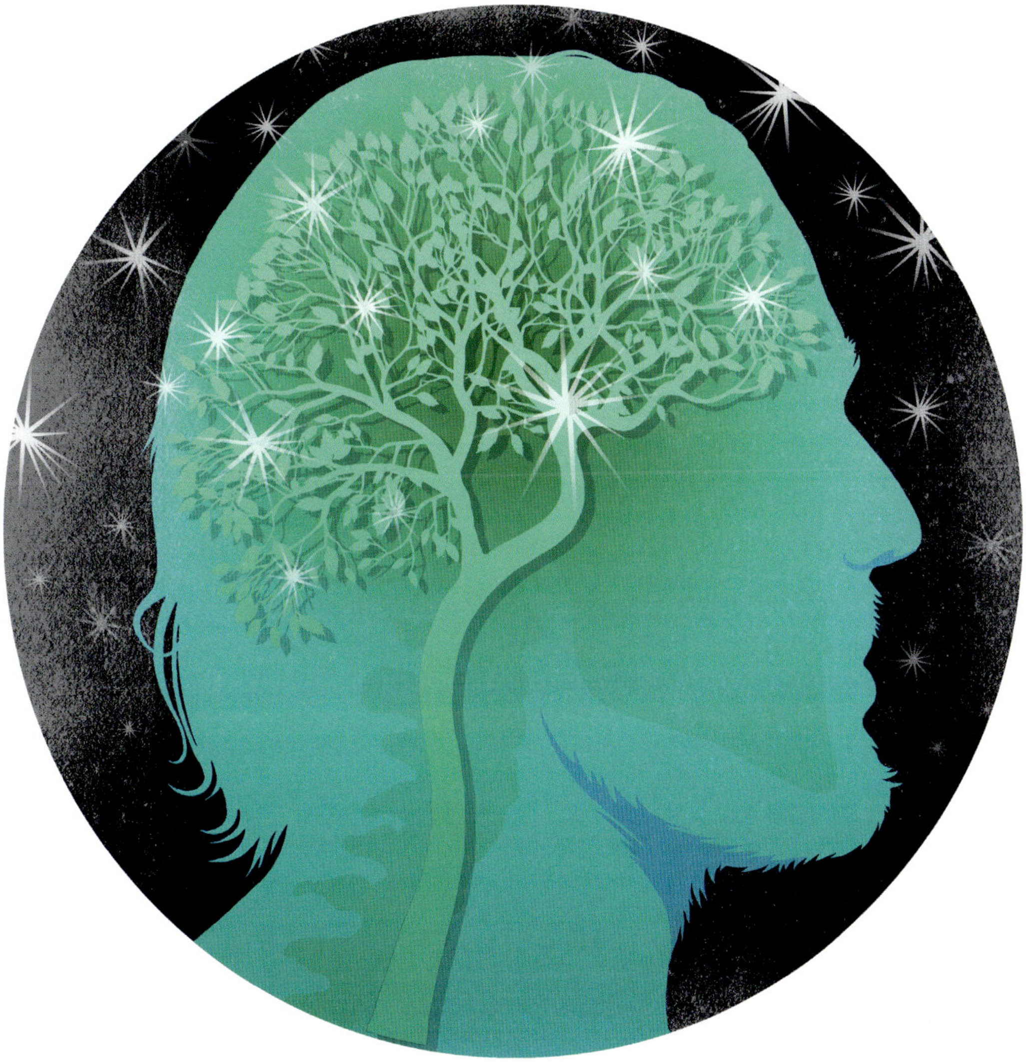

22,5 Tage im Jahr fehlt ein Angestellter mit einer **psychischen Erkrankung** im Durchschnitt an seiner Arbeitsstelle. **S. 134**

Quelle: AOK-Fehlzeitenbericht 2012

»Menschen finden unendlich viele ganz individuelle Wege, Schicksalsschläge zu verarbeiten«

Sigrun-Heide Filipp
emeritierte Professorin für Psychologie der Universität Trier
S. 142

Einsamkeit schadet der Psyche und dem Körper genauso sehr wie Rauchen oder Alkohol. Gute Freunde und stabile Beziehungen wirken sich positiver auf die Lebenserwartung aus als ein gesunder, aber einsamer Lebensstil. **S. 137**

Stress am Arbeitsplatz ist eines der größten Gesundheitsrisiken des 21. Jahrhunderts. Am meisten belasten Zeitdruck und Fremdbestimmung, ebenso ein schlechtes Verhältnis zu Kollegen und Vorgesetzten. Psychische Krankheiten können die Folge sein. **S. 134**

Illustration: Jörn Kaspuhl/FOCUS-Magazin

Stark gegen das Schicksal

Warum prallen negative Ereignisse an manchen Menschen ab, während sie andere zutiefst verstören? Die **Resilienzforschung** sucht nach den Gründen für seelische Widerstandsfähigkeit

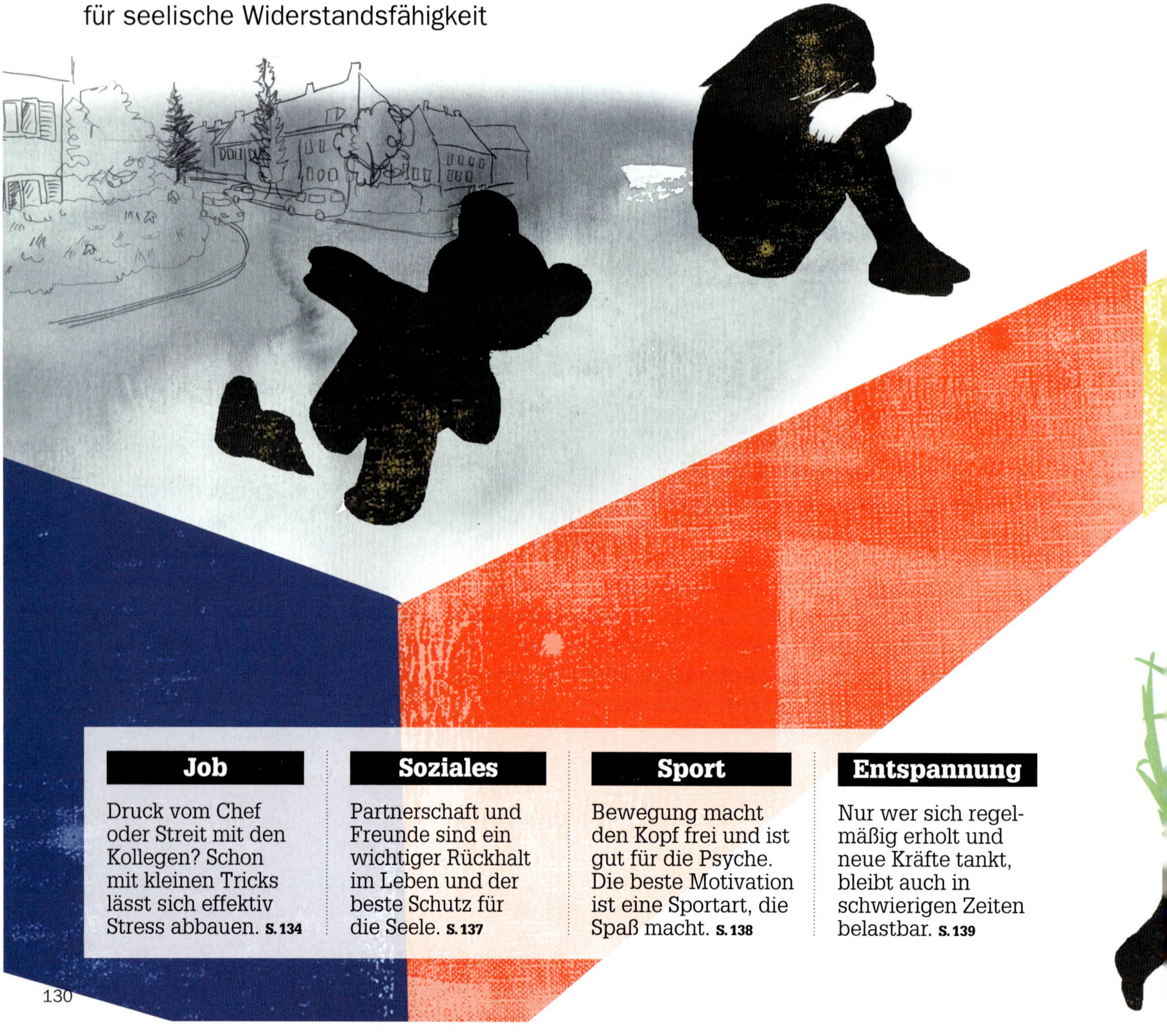

Job

Druck vom Chef oder Streit mit den Kollegen? Schon mit kleinen Tricks lässt sich effektiv Stress abbauen. S. 134

Soziales

Partnerschaft und Freunde sind ein wichtiger Rückhalt im Leben und der beste Schutz für die Seele. S. 137

Sport

Bewegung macht den Kopf frei und ist gut für die Psyche. Die beste Motivation ist eine Sportart, die Spaß macht. S. 138

Entspannung

Nur wer sich regelmäßig erholt und neue Kräfte tankt, bleibt auch in schwierigen Zeiten belastbar. S. 139

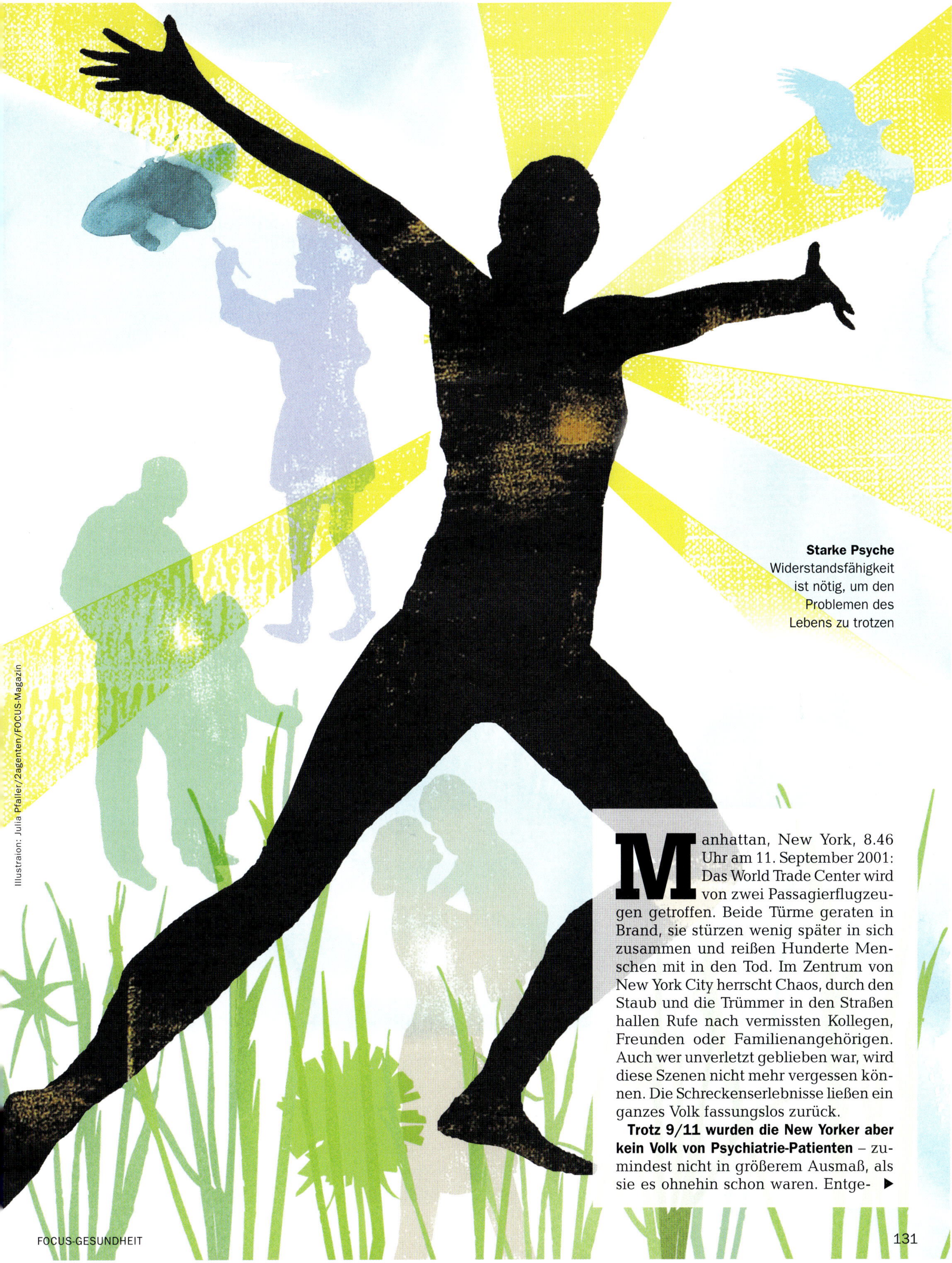

Illustraion: Julia Pfaller/2agenten/FOCUS-Magazin

Starke Psyche
Widerstandsfähigkeit ist nötig, um den Problemen des Lebens zu trotzen

Manhattan, New York, 8.46 Uhr am 11. September 2001: Das World Trade Center wird von zwei Passagierflugzeugen getroffen. Beide Türme geraten in Brand, sie stürzen wenig später in sich zusammen und reißen Hunderte Menschen mit in den Tod. Im Zentrum von New York City herrscht Chaos, durch den Staub und die Trümmer in den Straßen hallen Rufe nach vermissten Kollegen, Freunden oder Familienangehörigen. Auch wer unverletzt geblieben war, wird diese Szenen nicht mehr vergessen können. Die Schreckenserlebnisse ließen ein ganzes Volk fassungslos zurück.

Trotz 9/11 wurden die New Yorker aber kein Volk von Psychiatrie-Patienten – zumindest nicht in größerem Ausmaß, als sie es ohnehin schon waren. Entge- ▶

gen aller Befürchtungen trugen nur etwa 7,5 Prozent der Einwohner Manhattans eine sogenannte Posttraumatische Belastungsstörung (PTBS) davon. Der Großteil überstand die schrecklichen Ereignisse dagegen ohne weitere seelische Folgen. Warum prallte das Entsetzen an den einen ab, und was ließ die anderen an einer PTBS erkranken? Psychologen stellen sich seit Jahrzehnten solche Fragen. Die Fähigkeit einiger Menschen, nach schweren Schicksalsschlägen ihr Leben geordnet weiterzuleben, nennen sie Resilienz. Der Begriff stammt aus der Werkstoffkunde und beschreibt dort die Eigenschaften eines Materials, sich äußerem Druck anzupassen – und in seine ursprüngliche Form zurückzukehren, sobald die Belastung nachlässt.

Die US-amerikanische Entwicklungspsychologin Emmy Werner übertrug ihn in die Medizin und beschrieb damit die psychische Widerstandsfähigkeit eines Menschen gegenüber negativen Einflüssen. Über mehrere Jahrzehnte hatte Werner die Entwicklung von etwa 700 Kindern auf der Hawaii-Insel Kauai verfolgt. Unerwartet fand sie heraus, dass rund ein Drittel der Kinder trotz widriger Umstände, wie etwa eines psychisch kranken Elternteils, sich gut entwickelten und sowohl privat als auch beruflich erfolgreich waren. Werner vermutete, dass die Kinder besondere Widerstandskräfte haben mussten.

»Wir gehen davon aus, dass mehr als 700 Gene auf die Widerstandskraft Einfluss nehmen«

Klaus-Peter Lesch, 55
Leiter des Labors
für Molekulare Psychiatrie
der Universität Würzburg

Zu ähnlichen Erkenntnissen kam der israelische Soziologe Aaron Antonovsky, als er Anfang der 1970er-Jahre Frauen untersuchte, die den Holocaust überlebt hatten. Trotz schlimmster Erlebnisse waren knapp ein Drittel seelisch stabil.

Was Menschen psychisch unverwundbar macht, können Ärzte und Psychologen bis heute nicht genau erklären. Einige Studien der letzten Jahre machten genetische Faktoren bekannt, welche die Resilienz fördern. So soll ein Protein bedeutsam sein, das im Gehirn das Glückshormon Serotonin transportiert. Andere Forscher sehen einen Zusammenhang zwischen der psychischen Widerstandsfähigkeit und der Aktivität eines Enzyms, das unter anderem das Stresshormon Adrenalin abbaut.

Der Psychiater Klaus-Peter Lesch von der Universität Würzburg dämpft die Erwartungen: „Die Genetik steht in Sachen Resilienz am Anfang. Wir gehen davon aus, dass mehr als 700 Gene darauf Einfluss nehmen. Wir kennen aber gerade mal zehn." Deshalb sprechen Forscher vorsichtig von „genetischer Verwundbarkeit". Tatsächlich gehen erbliche Faktoren und äußere Bedingungen bei der Resilienz Hand in Hand, und zwar „in etwa je zur Hälfte", erklärt Lesch.

Die Persönlichkeitsmerkmale eines psychisch robusten Menschen sind seit den Arbeiten von Emmy Werner und Aaron Antonovsky besser bekannt. So ist einer der entscheidenden Wesenszüge die starke innere Überzeugung, sein Leben selbst zu kontrollieren. „Wenn wir diese Kontrollüberzeugung besitzen, sehen wir uns eher als Gestalter unseres Schicksals und weniger als Opfer der Ereignisse", sagt Toni Faltermaier vom Institut für Psychologie der Universität Flensburg. Ein depressiver Mensch würde beispielsweise seinen beruflichen Erfolg eher dem Glück zuschreiben als seiner eigenen Leistung. Bei Misserfolgen suche er hingegen die Ursache bei sich. „Resiliente Menschen

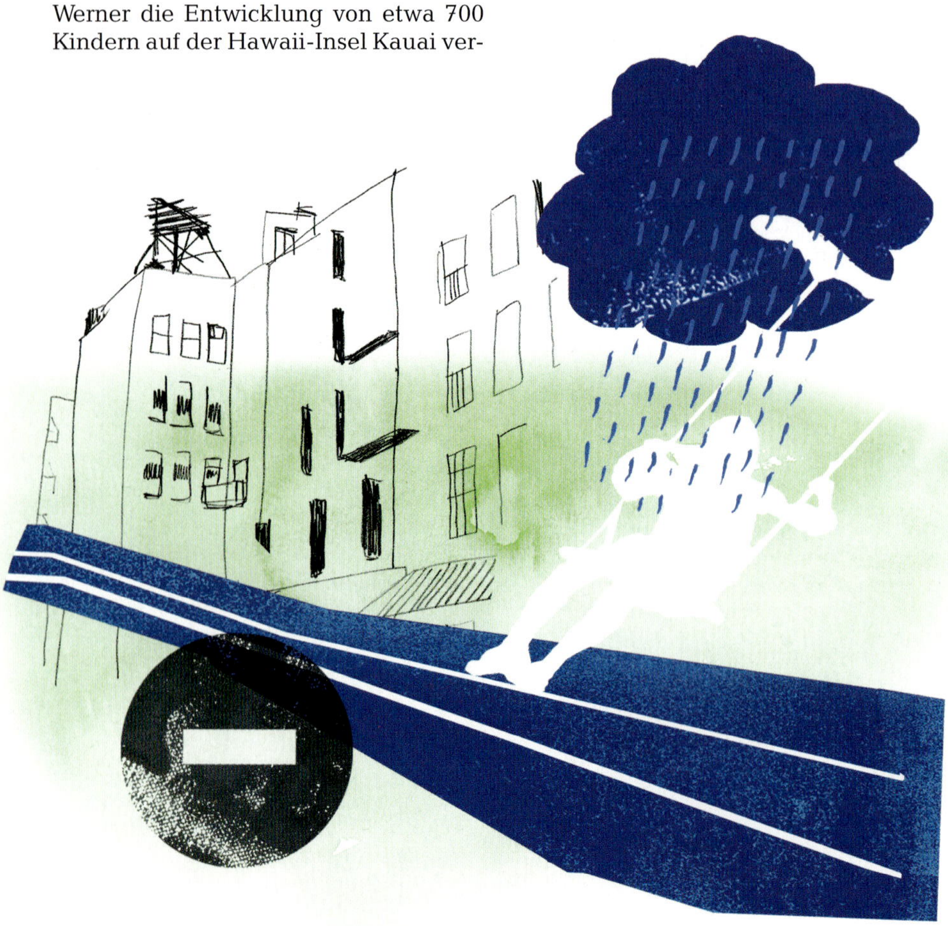

Illustraion: Julia Pfaller/2agenten/FOCUS-Magazin

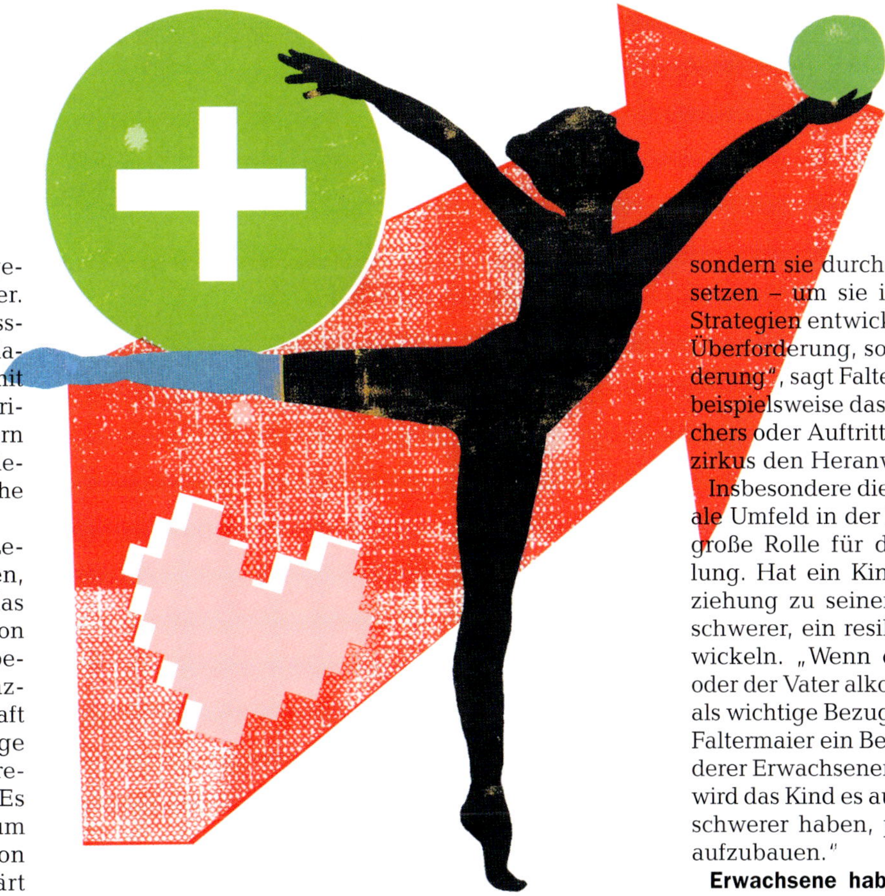

machen es genau umgekehrt", so Faltermaier. Bei der nächsten verpassten Beförderung ist es daher ratsam, sich nicht mit wochenlanger Selbstkritik aufzuhalten, sondern aktiv neue Herausforderungen zu suchen (siehe auch Seite 134).

Urvertrauen, das Leben im Griff zu haben, egal, was passiert, ist das zentrale Element des von Forscher Antonovsky beschriebenen Kohärenzgefühls. Die Eigenschaft erkannte der Soziologe als elementare Stütze resilienter Menschen. Es handelt sich dabei um ein „tiefes Erleben von Stimmigkeit", erklärt der Leiter des Zentrums für Salutogenese in Bad Gandersheim, Theodor Dierk Petzold. „Ein Gefühl, dass unser Leben bedeutsam ist, dass wir handlungsfähig sind und dass wir die Welt verstehen können."

Forscherin Werner erkannte eine weitere wichtige Eigenschaft: Die resilienten Kinder von Kauai waren mehr als ihre verwundbaren Zeitgenossen davon überzeugt, als Mensch etwas wert zu sein. Anerkennung in der Kindheit und die Möglichkeit zur Selbstbestimmung stärkten ihr Selbstwertgefühl, und sie kamen besser mit Problemen im Leben zurecht. Die Resilienz der hawaiianischen Kinder stand auch in Zusammenhang mit ihrer Fähigkeit, Freundschaften zu schließen und diese zu pflegen. „In traumatischen Situationen brauchen wir Menschen, zu denen wir eine enge und verbindliche Beziehung haben", erklärt Faltermaier. „Sie können helfen, die emotionale Seite des Traumas zu bewältigen." Einzelkämpfer sollten sich ein Herz fassen, auf andere Menschen zugehen und sowohl für ihr aktuelles als auch zukünftiges Wohl Weggefährten suchen, denen sie vertrauen können.

Als Kleinkinder können wir psychische Robustheit erlernen. Psychologen sprechen von Coping, von Bewältigung. Eltern sollten Kinder daher nicht generell vor jeder negativen Erfahrung schützen, sondern sie durchaus Belastungen aussetzen – um sie ihre eigenen Coping-Strategien entwickeln zu lassen. „Keine Überforderung, sondern dosierte Anforderung", sagt Faltermaier. Dabei können beispielsweise das Amt des Klassensprechers oder Auftritte im örtlichen Kinderzirkus den Heranwachsenden helfen.

Insbesondere die Familie und das soziale Umfeld in der Kindheit spielen eine große Rolle für die Resilienzentwicklung. Hat ein Kind eine schlechte Beziehung zu seinen Eltern, fällt es ihm schwerer, ein resilientes Wesen zu entwickeln. „Wenn die Mutter depressiv oder der Vater alkoholkrank ist, fallen sie als wichtige Bezugspersonen weg", gibt Faltermaier ein Beispiel. „Kann kein anderer Erwachsener diese Rolle ausfüllen, wird das Kind es auch im späteren Leben schwerer haben, positive Beziehungen aufzubauen."

Erwachsene haben ihr Schicksal dennoch selbst in der Hand. Trotz genetischer und kindlicher „Verwundungen" gehen Psychologen heute von einer lebenslangen Entwicklung aus. Das heißt: Menschen können auch in hohem Alter Widerstandskräfte entwickeln. „Gerade Lebenskrisen bieten ein enormes Potenzial", ist sich Psychologe Faltermaier sicher. „Wenn wir einen neuen Job annehmen oder unseren Partner verlieren, entstehen Situationen, in denen wir handeln müssen – aber auch weiter dazulernen können." Zudem hätten Erwachsene viel mehr Möglichkeiten als Kinder, ihr Leben zu gestalten und sich damit für schwierige Zeiten zu wappnen.

Schicksalsschläge können jeden treffen. Deshalb sollte sich auch jeder um psychische Stärke bemühen, meint Faltermaier. „Hilfreich ist es, neue Herausforderungen zu suchen, sowohl beruflich als auch privat, und nie ganz zufrieden zu sein." Bestehende Beziehungen zu pflegen und neue Freundschaften zu schließen ist dabei besonders wichtig. Außerdem können Hobbys und soziales oder bürgerschaftliches Engagement wie die Mitarbeit in einem Verein Befriedigung verschaffen (siehe auch Seite 137). Faltermeier rät, sich stets neue, positive und realistische Ziele zu setzen: „Es geht darum, sein Spektrum immer wieder zu erweitern." ■

JESPER DIECKMANN ▷

»Menschen, zu denen wir eine enge Beziehung haben, helfen, die emotionale Seite eines Traumas zu bewältigen«

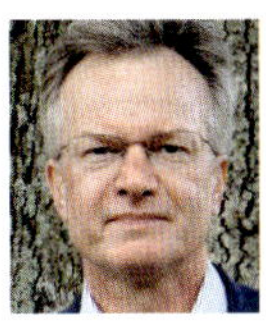

Toni Faltermaier, 60
Professor für Gesundheitspsychologie an der Universität Flensburg

Gelassen im Job

Belastungen am Arbeitsplatz sind für die meisten Menschen der Stressfaktor Nummer eins. Doch es gibt Strategien, mit nervenaufreibenden Situationen besser umzugehen

In der neuen Hamburger Google-Zentrale erinnert nichts an öde Bürolandschaft. Meeting-Räume, die aussehen wie ein U-Bahn-Waggon, kleine Minigolfplätze auf dem Flur, ein hauseigenes Schwimmbad, ein Fitnessstudio. Die Grenze zwischen Arbeit und Privatleben verwischt, die Botschaft lautet: Ihr Job macht Spaß!

Viele moderne Unternehmen versprechen ihren Mitarbeitern Eigenverantwortlichkeit, Flexibilität und Selbstverwirklichung. Oft steckt dahinter aber nur ein Ziel: das Maximum aus jedem Arbeitnehmer herauszuholen.

„Die Freiheiten sind oft nur Fassade", sagt Rüdiger Trimpop von der Universität Jena. In Wahrheit seien die Gestaltungsfreiräume in den letzten 20 Jahren extrem zurückgegangen, so der Arbeits- und Organisationspsychologe. „In der Fertigung der Automobilindustrie wiederholen sich die Arbeitsschritte der Mitarbeiter heute im Schnitt alle 19 Sekunden. In den 90er-Jahren lag der Wiederholungszyklus noch bei 36 Sekunden." Doch nicht nur in Produktionshallen, auch in den Büros der „Kopfarbeiter" herrscht heute laut Trimpop mehr Fremdbestimmung. „Die Zielvorgaben und der Zeitdruck sind häufig so hoch, dass die Mitarbeiter Freiräume, wie etwa eine flexible Arbeitszeitgestaltung, gar nicht in Anspruch nehmen können", so der Experte. Smartphones und Laptops werden zwar von der Firma bezahlt, bedeuten aber auch ständige Erreichbarkeit. Ebenso ist sogenannter Vertrauensurlaub ein zweischneidiges Entgegenkommen: Prinzipiell kann jeder nach Belieben freinehmen, solange das Arbeitsergebnis stimmt. Doch Studien belegen, dass Angestellte auf diese Weise deutlich weniger Urlaubstage nehmen, als ihnen vorher offiziell zustanden.

Soforthilfe im Büro

Was Sie tun können, wenn gerade alles zu viel wird

- **Minipausen**
  Auch 5-Minuten-Auszeiten haben eine große Wirkung. Wer beruflich viel mit Menschen Kontakt hat, erholt sich am besten allein und in Ruhe. Wer isoliert arbeitet, tankt in Gesellschaft neue Energie.
- **Ablenkung**
  Wenn Sie nicht mehr wissen, was Sie zuerst erledigen sollen: Tun Sie erst einmal etwas ganz anderes. Zum Beispiel die Büropflanzen gießen, Kaffee kochen, den Schreibtisch aufräumen. Wichtig: Nehmen Sie die Zwischenbeschäftigung ernst, und haben Sie kein schlechtes Gewissen!
- **Nein sagen**
  Ihr Chef überschüttet Sie mit Arbeit? Machen Sie eine Liste mit all Ihren Aufgaben. Erklären Sie sachlich, warum Sie nicht alles bewältigen können. Bitten Sie ihn auszuwählen, welche Tätigkeiten Priorität haben. Die restlichen Arbeiten müssen warten oder delegiert werden.

Laut einer Studie der Techniker Krankenkasse (TK) rangiert der Job für die meisten Bundesbürger ganz oben auf der Liste der Stressfaktoren. Die World Health Organisation (WHO) erklärte berufliche Belastungen gar zu einer der größten Gesundheitsgefahren des 21. Jahrhunderts. „Chronischer Stress erhöht das Risiko für Herz-Kreislauf-Erkrankungen, Diabetes mellitus, Übergewicht und Demenz", betont Florian Lederbogen vom Zentralinstitut für Seelische Gesundheit in Mannheim. „Zudem ist das Risiko einer Depression bei chronisch Gestressten fünffach erhöht", so der Internist. Dazu kommt, dass sich Menschen unter Dauerbelastung häufig besonders gesundheitsschädigend verhalten. Sie rauchen mehr, ernähren sich ungesund und trinken häufiger Alkohol als ausgeglichene Zeitgenossen.

Als größte Stressquellen in der Arbeitswelt gelten Zeitdruck und Fremdbestimmung. „Wenn Sie gearbeitet werden, anstatt zu arbeiten, ist die Belastung besonders groß", bringt es Arbeitspsychologe Trimpop auf den Punkt. Ebenso zermürbend ist ein gestörtes Vertrauensverhältnis zwischen Mitarbeitern und Vorgesetzten oder der Unternehmensführung. Viele Firmen erkennen die Problematik schon allein deshalb, weil stressbedingte psychische Erkrankungen in Deutschland jährlich Kosten von bis zu 30 Milliarden Euro verursachen. Die Bereitschaft, gegen diese Epidemie anzugehen, ist in vielen Firmen trotzdem nicht vorhanden, so Trimpops Erfahrung. „Das gilt vor allem für Bereiche, in denen Mitarbeiter, etwa durch Leiharbeit, einfach austauschbar sind." So führen viele Unternehmen mit Fachkräftemangel zwar Gesundheitsprogramme ein und versuchen, Abläufe zu optimieren, ein Großteil der deutschen Konzerne setzt jedoch eher auf kosmetische Maßnahmen. Man sponsert das Fitnessstudio, bietet ein Biomenü in der Kantine an – aber die stressfördernden Arbeitsstrukturen bleiben die gleichen.

Mitarbeiter müssen selbst Verantwortung für ihre seelische Gesundheit übernehmen. Sind Abläufe nicht veränderbar, hat zumindest jeder die Möglichkeit, in anderen Lebensbereichen Energie zu schöpfen, um die psychische Widerstandskraft zu stärken – etwa durch erfüllende Freund- und Partnerschaften oder auch Sport (s. S. 137 und 138). Beides hilft, mit beruflichen Belastungen besser zurechtzukommen.

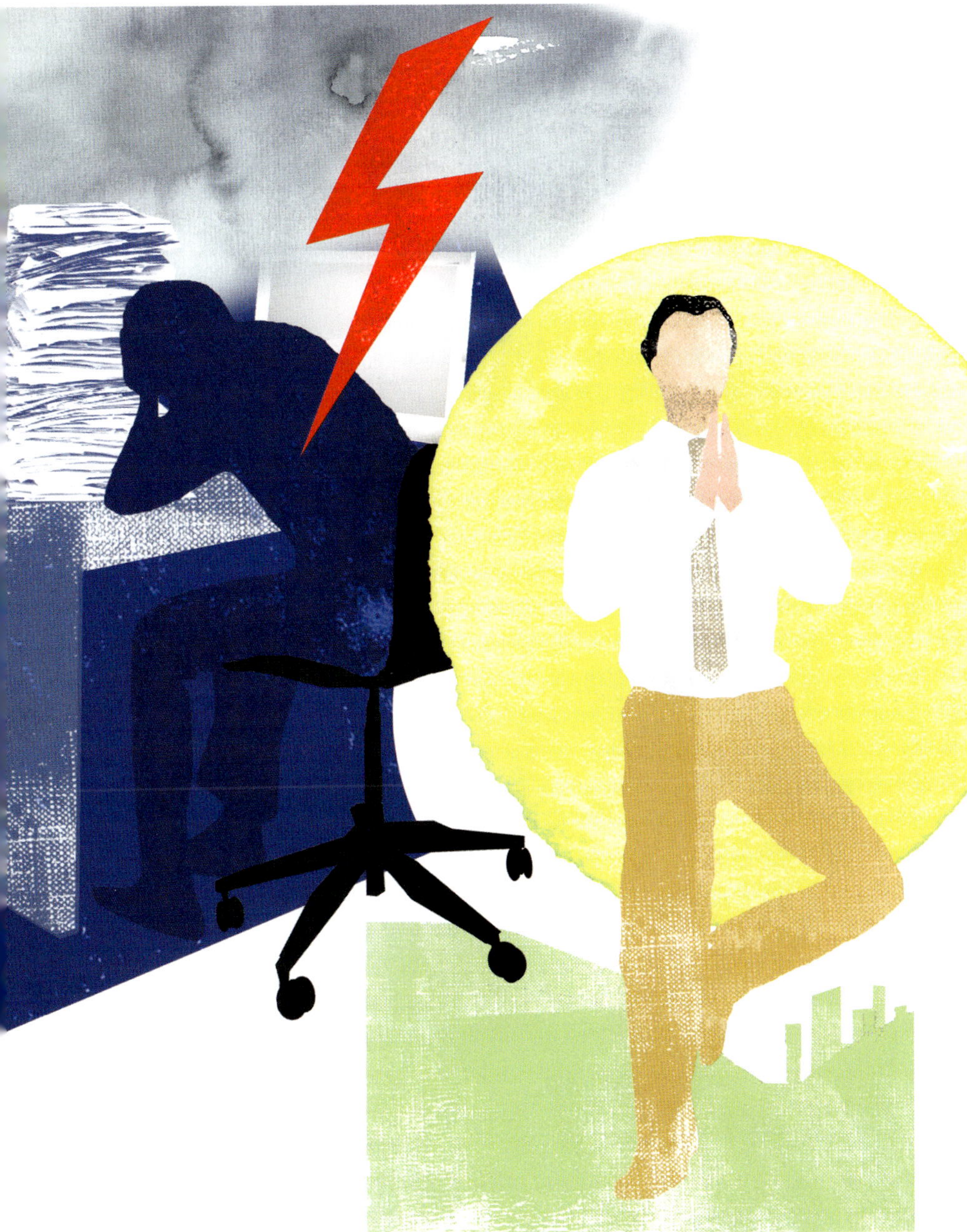

Illustration: Julia Pfaller/FOCUS-Magazin

»80 % unseres Stressempfindens können wir beeinflussen«

Rüdiger Trimpop, 54
Professor für Arbeits- und Organisationspsychologie an der Universität Jena

Zudem lassen sich viele Belastungen reduzieren oder vermeiden, wenn die persönlichen Stressfaktoren erkannt sind (s. Test S. 140). „Wir können 80 Prozent unseres Stressempfindens selbst beeinflussen", betont Psychologe Trimpop.

Entscheidend ist auch die persönliche Situationsbewertung. Einen Vortrag vor Publikum sehen manche Menschen als eine spannende Herausforderung, für andere ist allein die Vorstellung beängstigend. Ebenso fördern bestimmte Einstellungen das Stressempfinden. Die Psychologin Angelika Wagner-Link hat einige davon ausgemacht, zum Beispiel: „Ich kann mich auf niemanden verlassen", „Es ist sehr wichtig, dass mich alle akzeptieren" oder „Ich bin vom Pech verfolgt." Macht man sich diese Denkmuster bewusst und unterzieht sie einem Realitätscheck, lassen sie sich verändern – und der Druck schwindet.

Stressige Jobsituationen entschärft auch ein Wechsel der Perspektive. „Wenn Ihre Chefin ruppig ihre Arbeit kommentiert, versuchen Sie, sich in sie hineinzudenken", rät Arbeitspsychologe Trimpop. Die wenigsten Führungskräfte haben das Führen gelernt, unter Druck reagieren sie häufig mit schlechter Kommunikation und mangelnden Sozialkompetenzen. Überlegen Sie deshalb, warum sich der Vorgesetzte so verhält: Will er Sie wirklich persönlich angreifen? Reagiert er vielleicht in dieser Form, um sich selbst zu entlasten? Derlei Gedankenspiele verhindern, Kritik oder Auseinandersetzungen sofort als persönliche Beleidigungen einzustufen.

Nach Trimpops Erfahrungen beruhen die meisten Konflikte mit Vorgesetzten und Kollegen auf mangelnder Kommunikation und Missverständnissen. Häufig gipfeln diese in Situationen, die von Betroffenen als Mobbing wahrgenommen werden. „Doch Mobbing setzt immer eine Schadensabsicht voraus – und die gibt es in vielen Fällen nicht", sagt Psychologe Trimpop. Hinter den Verletzungen, die ein Mitarbeiter ertragen muss, steht oft tatsächlich „nur" ein Chef oder Kollege, der den eigenen Druck bewältigt, indem er ihn an den Nächstbesten weitergibt.

Wie man mit belastenden Situationen umgeht, hat großen Einfluss auf den Stresspegel. Eine Studie der Techniker Krankenkasse hat vier Typen der Stressbewältigung identifiziert. Die „Problemlöser" lassen sich in Belastungssituationen nicht aus der Ruhe bringen, sie versuchen einfach, das Beste aus ihrer Lage zu machen. Sie fühlen sich weniger gestresst und sind deutlich gesünder als der Bevölkerungsdurchschnitt. Menschen, die dazu neigen, Dinge persönlich zu nehmen und ihrem Ärger lautstark Luft zu machen, haben hingegen eine deutlich höhere Stressbelastung. Das gilt auch für jene, die Konflikte gern vermeiden und anderen alles recht machen wollen. Den höchsten Stresspegel empfinden Personen, die Probleme permanent herunterschlucken. 41 Prozent der Menschen mit diesem Bewältigungsmuster zeigen nach Untersuchungen der TK Anzeichen eines Burn-out-Syndroms. ■

KATJA TÖPFER ▷

12 Stufen der Erschöpfung

Schlittern Sie in den **Burn-out?** Überprüfen Sie, wie sehr die Arbeit Ihr Leben bestimmt

Phasenmodell der amerikanischen Psychologen Herbert Freudenberger und Gail North

1

Sich beweisen müssen

Sie erledigen Ihre Arbeit mit viel Enthusiasmus. Der Wunsch, sich und anderen etwas beweisen zu wollen, ist sehr stark. Sie beginnen, Ihre eigenen Bedürfnisse zu vernachlässigen und Ihre Kräfte zu überschätzen.

2

Noch mehr Einsatz bringen

Um Ihren eigenen Ansprüchen gerecht zu werden, arbeiten Sie besonders hart.
Sie können nur schlecht Aufgaben an andere delegieren und halten sich für unentbehrlich.

3

Eigene Bedürfnisse hintanstellen

Sie leben für den Job und haben keine Energie mehr für Freunde, Hobbys, Sex oder die Familie. Häufig steigt der Konsum von Alkohol, Nikotin oder Kaffee.

4

Konflikte und Bedürfnisse verdrängen

Es geht Ihnen nicht gut, aber Sie wollen nicht wahrhaben, was der Grund für Ihr Befinden ist. Unpünktlichkeit, Vergesslichkeit oder schlechte Arbeitsleistungen mehren sich.

5

Werte umdeuten

Freundschaften, Hobbys, Ehrenämter – was Ihnen früher wichtig war, wird zunehmend zu einer Belastung. Es zählt nur noch der Job. Sie fühlen sich emotional abgestumpft; in der Partnerschaft kommt es jetzt häufig zu Streitereien.

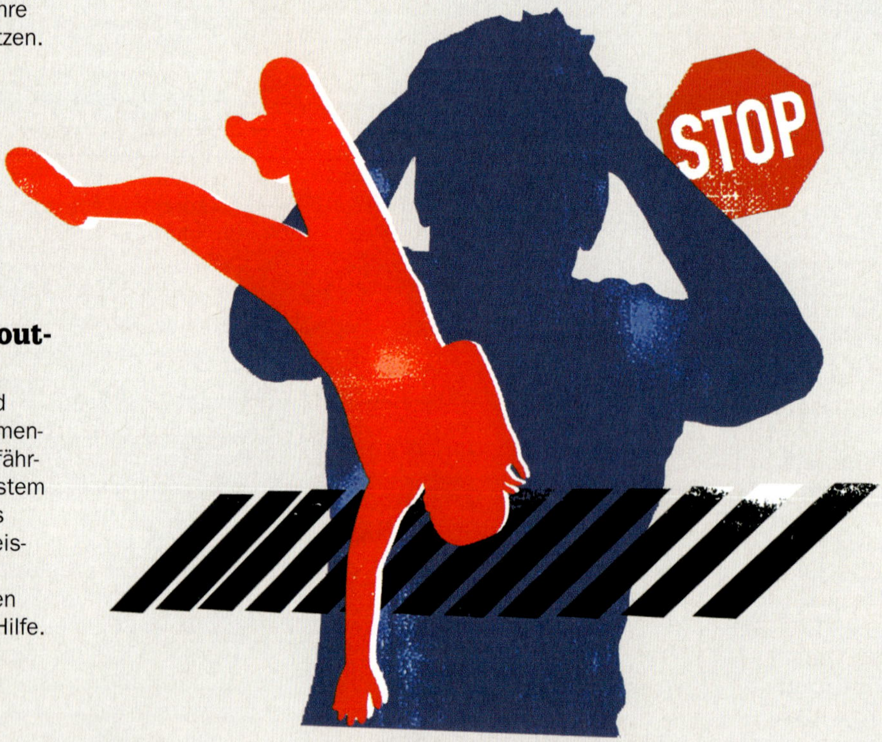

6

Eigene Probleme leugnen

Noch verdrängen Sie Ihre Probleme. Doch Ihnen fehlt die Annerkennung für Ihre Leistung, Sie gehen ungern zur Arbeit und erste körperliche Symptome (z. B. Schlafstörungen) treten auf. Zynismus und Intoleranz nehmen zu.

7

Sich zurückziehen

Sie fühlen sich hoffnungs- und orientierungslos. Ihr soziales Umfeld überfordert Sie, und Sie isolieren sich zunehmend. Alkohol und Drogen dienen jetzt häufig als Entspannungshilfen.

8

Sich stark verändern

Selbst nett formulierte Kritik werten Sie als persönlichen Angriff. Ihre Freunde, Familie und Kollegen bemerken, dass sich Ihr Wesen stark verändert hat.

9

Das Gefühl für sich selbst verlieren

Sie fühlen sich wertlos und haben kein Gespür mehr für Ihre persönlichen Bedürfnisse. Dafür dominiert das Gefühl, nur noch wie eine Maschine zu funktionieren.

10

Innere Leere

Sie fühlen sich ausgezehrt und bewältigen Ihren Alltag nur mit großer Mühe. Das Risiko für Angst- und Panikattacken steigt. Häufig wird versucht, die Anspannung durch Fressorgien, Frusteinkäufe oder exzessiven Sex abzubauen.

11

Depression

Sie sind verzweifelt, haben keine Energie mehr und fühlen sich niedergeschlagen. Das Leben erscheint Ihnen sinnlos. Häufig kommen in dieser Phase Selbstmordgedanken auf.

12

Völlige Burn-out-Erschöpfung

Der psychische und körperliche Zusammenbruch ist lebensgefährdend. Ihr Immunsystem ist angegriffen, das Risiko von Herz-Kreislauf-Erkrankungen steigt. Sie benötigen dringend ärztliche Hilfe.

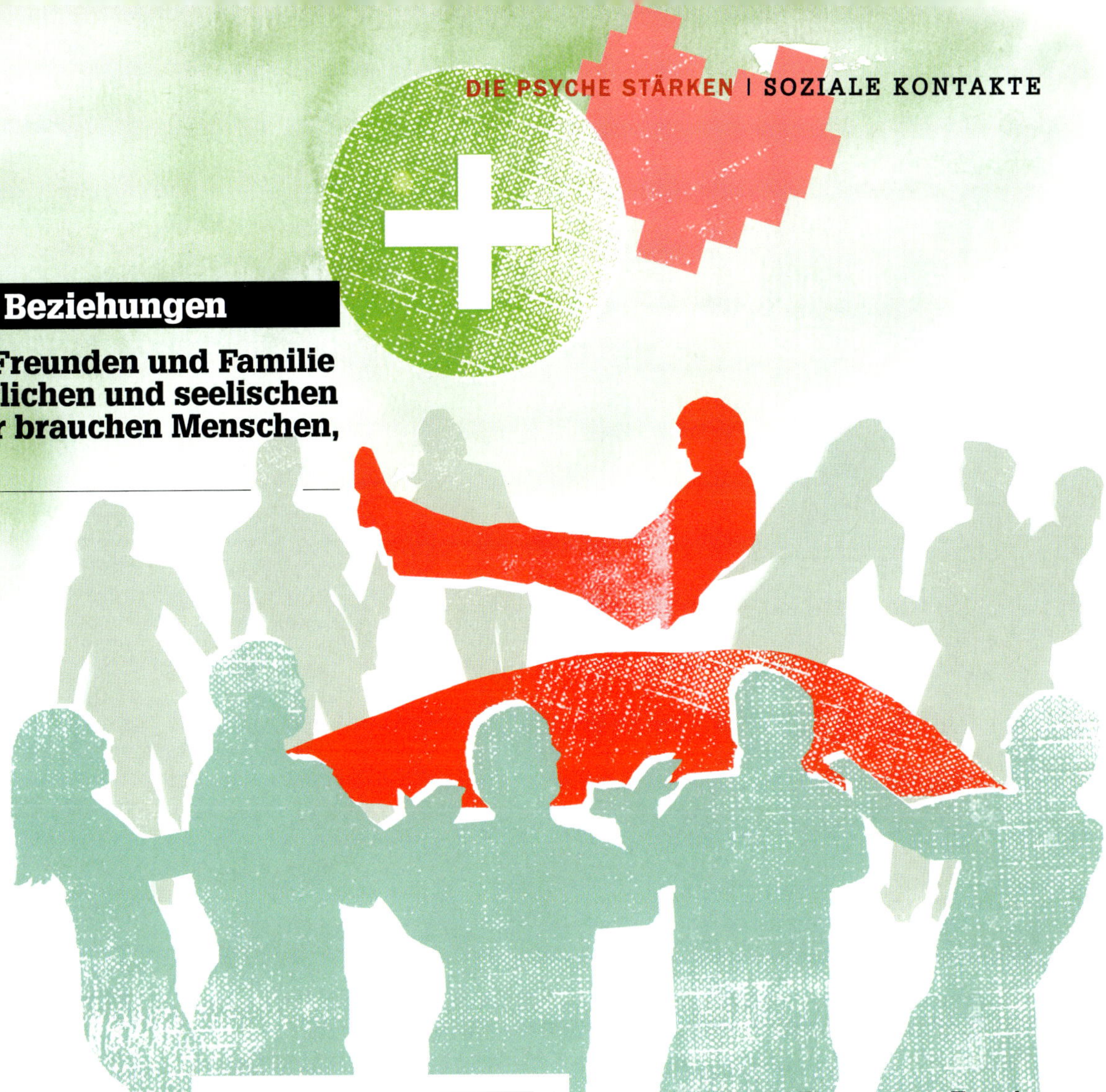

Stützende Beziehungen

Der Rückhalt von Freunden und Familie schützt vor körperlichen und seelischen Erkrankungen. Wir brauchen Menschen, die uns guttun

Wie viele Freunde haben Sie? Gemeint sind nicht Ihre Kontakte in sozialen Netzwerken. Sondern die Menschen, bei denen Sie spontan auf der Couch übernachten können, wenn Sie Ihren Schlüssel verlegt haben. Oder denen Sie von Ihren Beziehungsproblemen erzählen oder vom Streit mit dem Kollegen. Wenn Ihnen ein bis drei solcher engen Vertrauten einfallen, haben Sie aus psychologischer Sicht bereits ein stabiles soziales Netzwerk, das Sie auffängt, wenn Sie in Krisensituationen Hilfe brauchen.

„Pflegen Sie diese Beziehungen, sie sind der beste Schutzfaktor für Ihre Gesundheit", rät Professor Florian Lederbogen, Internist am Zentralinstitut für Seelische Gesundheit in Mannheim. Freunde, Familie und eine intakte Partnerschaft haben einen größeren Einfluss auf unsere Lebenserwartung als ein gesunder Lebensstil, so das Ergebnis einer US-Studie der Psychologin Julianne Holt-Lunstad.

Für die Untersuchung wurden mehr als 300 000 Menschen befragt. Den Daten zufolge verkürzt Einsamkeit die Lebenserwartung genauso stark wie das Rauchen von 15 Zigaretten am Tag oder Alkoholmissbrauch. Sie ist sogar doppelt so gesundheitsschädlich wie Fettsucht.

Die Psychologin Holt-Lunstad versuchte in ihrer Studie auch herauszufinden, worin die positive Wirkung sozialer Kontakte begründet liegt. Die Forscherin vermutet, dass Beziehungen zu anderen mitunter deshalb die Gesundheit stärken, weil ein sozial aktiver Mensch ein höheres Verantwortungsbewusstsein entwickelt. Ist jemand in eine Gruppe eingebunden und fühlt sich für andere Menschen verantwortlich, übertrage sich dieses Gefühl auch auf einen selbst, so Holt-Lunstad. Man passe besser auf sich auf und gehe weniger Risiken ein.

Es lohnt also, sich den Zusammenhang zwischen einem stabilen sozialen Umfeld und der eigenen Gesundheit immer wieder vor Augen zu halten. Um psychisch gesund zu bleiben, sollten Sie Beziehungen und Freundschaften nicht vernachlässigen, sondern bewusst pflegen – auch und gerade dann, wenn es stressig wird. ■

KATJA TÖPFER

So pflegen Sie Freundschaften

Aktiv zuhören
Wer ein Problem mit sich herumträgt, redet oft über nichts anderes mehr – und vergisst dabei sein Gegenüber. Fragen Sie bewusst nach, wie es ihm geht, und sorgen Sie für ausgeglichene Gesprächsanteile.

Traditionen einführen
Einmal im Jahr einen gemeinsamen Urlaub machen, alle vier Wochen beim Stammtisch treffen – solche Aktivitäten schaffen Verbundenheit.

Alte Bande pflegen
Die hilfsbereitesten Freunde sind oft die, mit denen man wichtige Lebensphasen teilte. Auch wenn sie in einer anderen Stadt leben: Lassen Sie den Kontakt nicht abreißen.

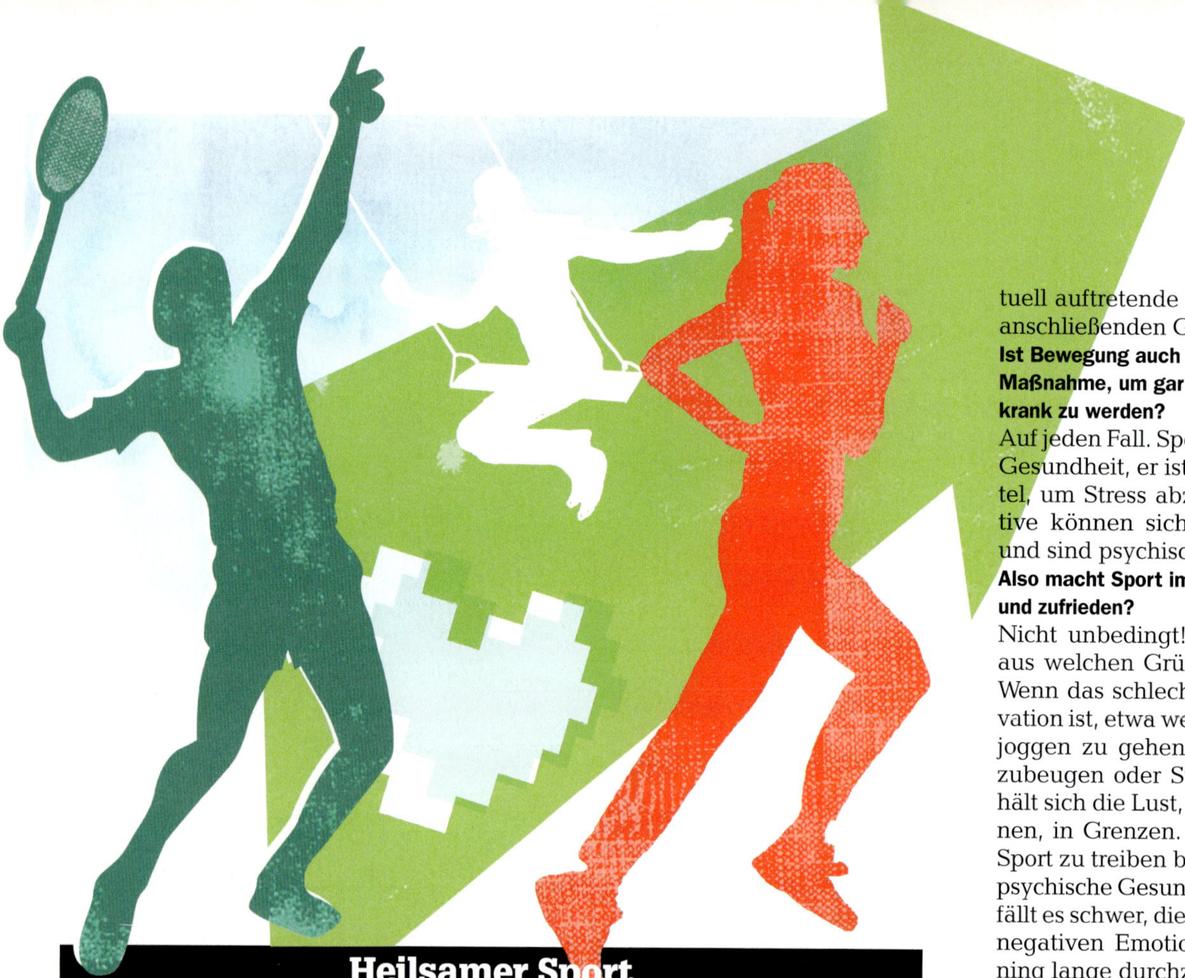

Heilsamer Sport

Bewegung fördert Stressabbau, Konzentration und Gedächtnisleistung. Doch Sportpsychologe Jens Kleinert ist überzeugt: Positive Effekte zeigen sich nur, wenn die richtige Motivation dahintersteckt

Herr Kleinert, wieso haben Leibesübungen eine therapeutische Wirkung?
Bewegung aktiviert den gesamten Organismus. Diesen Effekt können Therapeuten bei vielen psychiatrischen Erkrankungen nutzen. Depressive Patienten etwa leiden unter einer starken Antriebsschwäche. Sport aktiviert bei ihnen nicht nur den Körper, sondern auch die Psyche im positiven Sinne. Eine andere Wirkung ist bei Menschen mit Psychosen zu beobachten. Sport als Therapiebaustein kann ihre gestörte Eigenwahrnehmung verändern und ein neues Gefühl von Lebendigkeit vermitteln.
Welche neuen Fertigkeiten erlernen Patienten beim Sport?
Menschen mit Angststörungen machen zum Beispiel die Erfahrung, dass sie Ziele eigenständig verfolgen und erreichen können. Auch soziale Aspekte kommen der Therapie zugute: In Partnerübungen etwa lässt sich gezielt eine Beziehung zwischen Patienten herstellen, und eventuell auftretende Konflikte lassen sich in anschließenden Gesprächen aufarbeiten.

»Ein schlechtes Gewissen ist der schwächste Antrieb, um sportlich aktiv zu werden«

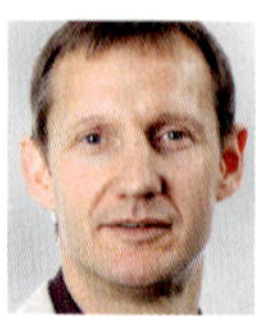

Jens Kleinert
leitet den Bereich Gesundheit und Sozialpsychologie an der Sporthochschule Köln

Ist Bewegung auch eine vorsorgliche Maßnahme, um gar nicht erst psychisch krank zu werden?
Auf jeden Fall. Sport stärkt die psychische Gesundheit, er ist ein perfektes Hilfsmittel, um Stress abzubauen. Sportlich Aktive können sich besser konzentrieren und sind psychisch ausgeglichener.
Also macht Sport immer glücklich und zufrieden?
Nicht unbedingt! Es kommt darauf an, aus welchen Gründen man Sport treibt. Wenn das schlechte Gewissen die Motivation ist, etwa weil der Arzt den Rat gab, joggen zu gehen, um Krankheiten vorzubeugen oder Stress abzubauen, dann hält sich die Lust, durch den Park zu rennen, in Grenzen. Mit dieser Einstellung Sport zu treiben bringt dann auch für die psychische Gesundheit wenig. Außerdem fällt es schwer, dieses zwanghafte und mit negativen Emotionen verbundene Training lange durchzuhalten.
Aber der Wunsch, gesund zu bleiben, ist doch ein sehr guter Grund, um aktiv zu werden?
Im Prinzip natürlich schon. Aber er reduziert Bewegung auf rein funktionale Zwecke wie „Du sollst abnehmen“, „etwas gegen Stress tun“, „fitter werden“. Diese Aufforderungen greifen zu kurz, denn sie berücksichtigen die Motivation nicht. Der einzig nachhaltige Grund für Sport ist der, dass die Bewegung mit positiven Emotionen verbunden ist. Die Motivation muss von innen kommen, aus der Person selbst. Das kann ein persönliches Ziel sein, etwa der Wunsch, wieder in die Hose vom letzten Jahr zu passen oder einen Halbmarathon zu schaffen. Das Wichtigste ist, dass man Lust darauf hat, zum Training zu gehen. Denn nur dann schafft man es, sich dauerhaft abends noch aufzuraffen.
Welche Sportarten haben den größten Erholungswert?
Im Idealfall sollte man sich eine Sportart aussuchen, die gegensätzlich zur alltäglichen Belastung ist. Jemand, der im Job viel mit Menschen zu tun hat, erholt sich am besten, wenn er allein trainiert – beim Schwimmen, Radfahren oder Joggen zum Beispiel. Wer allein im Büro arbeitet, profitiert von einer Team-Sportart wie Fußball. Das Wichtigste ist und bleibt jedoch der Spaß an der Sache. ■

KATJA TÖPFER

Mentale Auszeiten

Abschalten fällt vielen Menschen schwer. Regelmäßige Entspannungsübungen helfen dabei, loszulassen und Stress abzubauen. Schon Einsteiger können die positiven Effekte spüren

Ein Buch lesen, Musik hören, spazieren gehen: Es gibt viele Möglichkeiten, zwischen anstrengenden Arbeitsphasen den Kopf frei zu kriegen. „Die Fähigkeit, sich zu erholen, ist extrem wichtig", sagt Professor Rüdiger Trimpop, Arbeits- und Organisationspsychologe an der Universität Jena. Bei einigen Entspannungsmethoden ist die Wirksamkeit sehr gut belegt. Ihre Gemeinsamkeit: Sie senken das Erregungsniveau, erhöhen die Belastbarkeit, lindern Stresssymptome und verbessern Körperwahrnehmung und Konzentration. Wichtig ist aber, die Übungen nicht direkt vor oder nach stressigen Terminen einzuplanen – die Anspannung hemmt die Konzentration. Einige Krankenkassen bezuschussen die Kurse.

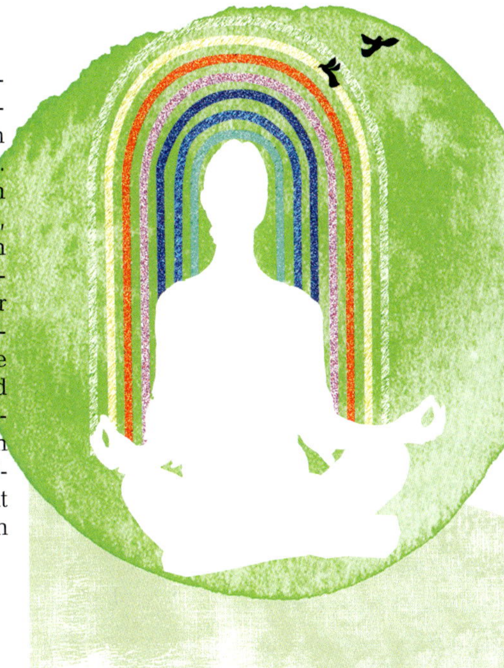

Illustration: Julia Prailler/2agenten/FOCUS-Magazin

Progressive Muskelentspannung

Mit einer einfachen Methode jederzeit und überall effektiv entspannen

So geht's: Bei dieser Technik werden einzelne Muskelgruppen nacheinander bewusst angespannt und dann wieder locker gelassen. So kommt der ganze Körper in einen ausgeglichenen Zustand. Progressive Muskelentspannung ist sehr leicht erlernbar. Wer sich unsicher fühlt, sollte sich jedoch beim ersten Versuch von einem erfahrenen Trainer anleiten lassen. Begonnen wird in der Regel mit den Händen. Eine simple Übung, die Sie während der Arbeit einstreuen können: die rechte Hand zur Faust ballen und die Spannung für etwa fünf Sekunden halten, loslassen und die Entspannung für einige Sekunden bewusst wahrnehmen. Nun die Übung mit der linken Hand wiederholen. Bei einer vollständigen Übungseinheit werden nacheinander weitere Körperpartien angespannt: erst Unterarme und Oberarme, dann Schultern, Nacken, Rücken und Gesicht. Anschließend Vorderhals, Brust, Bauch, Po, Ober- und Unterschenkel sowie Füße.

Das bringt's: Bei der Entspannung erweitern sich die Gefäße und füllen sich schneller mit Blut. Die entspannten Muskeln fühlen sich locker und warm an. Die Methode hilft, den Blutdruck zu senken und Schmerzen zu lindern.

Autogenes Training

Durch intensive Vorstellungen unbewusste Vorgänge im Körper beeinflussen

So geht's: Diese Methode macht sich das Wissen über das vegetative Nervensystem zunutze, das unbewusste Vorgänge im Körper wie Verdauung und Herzschlag steuert. Anfang des 20. Jahrhunderts entdeckte der deutsche Arzt Johannes Heinrich Schultz, dass sich dieser Teil des Nervensystems durch Konzentration gezielt beeinflussen lässt. Autogenes Training sollten Sie mit Hilfe eines erfahrenen Trainers erlernen, die Methode erfordert einige Übung. Idealerweise nehmen Sie sich am frühen Morgen dafür Zeit, wenn Sie ausgeschlafen sind und sich wohlfühlen. Bei den Übungen geht es darum, mit einprägsamen Worten und Sätzen wie „Ruhe" oder „Mein rechter Arm wird warm" einen Entspannungszustand herbeizuführen.

Das bringt's: Autogenes Training hilft dabei, die eigene Erregung in Stresssituationen zu drosseln. Es zeigt auch bei der Raucherentwöhnung und der Therapie von Angststörungen Erfolge.

Meditation

Die Aufmerksamkeit fokussieren, besser mit Stress umgehen und Gefühle souveräner steuern

So geht's: Meditation ist ein Sammelbegriff für eine Vielzahl von mentalen Verfahren. Durch Achtsamkeits- oder Konzentrationsübungen soll sich der Geist beruhigen und eine tiefe körperliche und seelische Entspannung eintreten.

Es gibt aktive und passive Meditationsformen. Yoga beispielsweise gehört zu den aktiven Varianten. Eine in der Stressprävention häufig praktizierte passive Form ist die sogenannte Achtsamkeitsmeditation. Dabei sitzt der Meditierende in einer aufrechten Haltung. Bei den Achtsamkeitsübungen geht es darum, sich vollkommen auf das Hier und Jetzt und die Atmung zu konzentrieren, ohne gedanklich abzuschweifen. Die Methoden erfordern einige Übung. Am Anfang sollten Sie daher unter Anleitung trainieren.

Das bringt's: Meditation wirkt nachweislich gegen Bluthochdruck und Depressionen und verbessert die Gedächtnisleistung.

Selbsttest

Was belastet Sie am meisten? **Stressfaktoren erkennen** und ausschalten

Dieser Fragebogen kann Ihnen dabei helfen, Ihre persönlichen Stressfaktoren zu erkennen. Der Test soll Sie in erster Linie zum Nachdenken anregen. Am besten verwenden Sie ihn mehrfach, zum Beispiel im Abstand von zwei bis drei Monaten. Dann können Sie Ihre Einschätzung belastender Situationen zu verschiedenen Zeitpunkten vergleichen. So können Sie beurteilen, ob sich Ihr Stressempfinden verbessert oder verschlechtert hat.

Durchführung:

Gehen Sie die Liste durch. Prüfen Sie, wieweit die Stressfaktoren auf Sie, Ihre Gewohnheiten und Lebensbedingungen zutreffen. Am Ende der Liste können Sie auch persönliche Alltagssituationen aufführen, die Sie als stressig empfinden. Schätzen Sie jeweils ein, wie häufig die Situation bei Ihnen auftritt – und wie unangenehm die Situation für Sie ist. Setzen Sie ein Kreuz in die entsprechenden Kästchen, und **multiplizieren Sie beide Werte miteinander.** Tragen Sie das Ergebnis in die letzte Spalte ein. Ist ein Wert höher als vier, ist die jeweilige Situation ein bedeutender Stressfaktor für Sie. Um den Test wiederholen zu können, kopieren Sie diese Seite vor dem Ausfüllen. Die Auswertung finden Sie auf Seite 141.

Beispiel:
Sie haben **häufig Zeitdruck (2),** empfinden ihn aber als **kaum störend (1).** Berechnung des Belastungswerts: **2 × 1 = 2**

	Häufigkeit: nie	manchmal	häufig	sehr oft	x Bewertung: nicht störend	kaum störend	ziemlich störend	stark störend	= Belastung: Wert
Termin-, Zeitdruck	0	1	2	3	0	1	2	3	
Störungen, z. B. bei der Arbeit	0	1	2	3	0	1	2	3	
Dienstreisen	0	1	2	3	0	1	2	3	
ungenaue Anweisungen und Vorgaben	0	1	2	3	0	1	2	3	
Verantwortung	0	1	2	3	0	1	2	3	
Aufstiegswettbewerb/Konkurrenzkampf	0	1	2	3	0	1	2	3	
Multitasking	0	1	2	3	0	1	2	3	
Konflikte am Arbeitsplatz	0	1	2	3	0	1	2	3	
Ärger mit dem Chef	0	1	2	3	0	1	2	3	
Ärger mit Kunden	0	1	2	3	0	1	2	3	
ungerechtfertigte Kritik	0	1	2	3	0	1	2	3	
dauerndes Telefonklingeln	0	1	2	3	0	1	2	3	
Informationsüberflutung	0	1	2	3	0	1	2	3	
neuer Verantwortungsbereich	0	1	2	3	0	1	2	3	
Umweltbelastungen wie Lärm oder Schmutz	0	1	2	3	0	1	2	3	
Bildschirmarbeitsplatz	0	1	2	3	0	1	2	3	
mangelhafte Kommunikation	0	1	2	3	0	1	2	3	
Autofahrt in der Stoßzeit	0	1	2	3	0	1	2	3	
Schulschwierigkeiten der Kinder	0	1	2	3	0	1	2	3	
Doppelbelastung Familie und Beruf	0	1	2	3	0	1	2	3	
Ärger mit der Verwandtschaft	0	1	2	3	0	1	2	3	
Krankheitsfall in der Familie	0	1	2	3	0	1	2	3	
Hausarbeit	0	1	2	3	0	1	2	3	
übermäßige Kalorienzufuhr	0	1	2	3	0	1	2	3	
Bewegungsmangel	0	1	2	3	0	1	2	3	
Schwierigkeiten bei Kontaktaufnahme	0	1	2	3	0	1	2	3	
unerfreuliche Nachrichten	0	1	2	3	0	1	2	3	
Konflikte mit Kindern	0	1	2	3	0	1	2	3	
fehlende Erholungszeiten	0	1	2	3	0	1	2	3	
Menschenansammlungen	0	1	2	3	0	1	2	3	
Trennung vom (Ehe-)Partner/von der Familie	0	1	2	3	0	1	2	3	
Einkaufen in der Stoßzeit	0	1	2	3	0	1	2	3	
hohe laufende Ausgaben/Schulden	0	1	2	3	0	1	2	3	
Misserfolge	0	1	2	3	0	1	2	3	
ärztliche Untersuchungen	0	1	2	3	0	1	2	3	
Sorgen	0	1	2	3	0	1	2	3	
Unzufriedenheit mit dem Aussehen	0	1	2	3	0	1	2	3	
eigenes Beispiel:	0	1	2	3	0	1	2	3	
								Ergebnis	

Quelle: Techniker Krankenkasse, „Der Stress. Stressoren erkennen, Belastungen vermeiden, Stress bewältigen". Redaktionelle Auswertung: Katja Töpfer

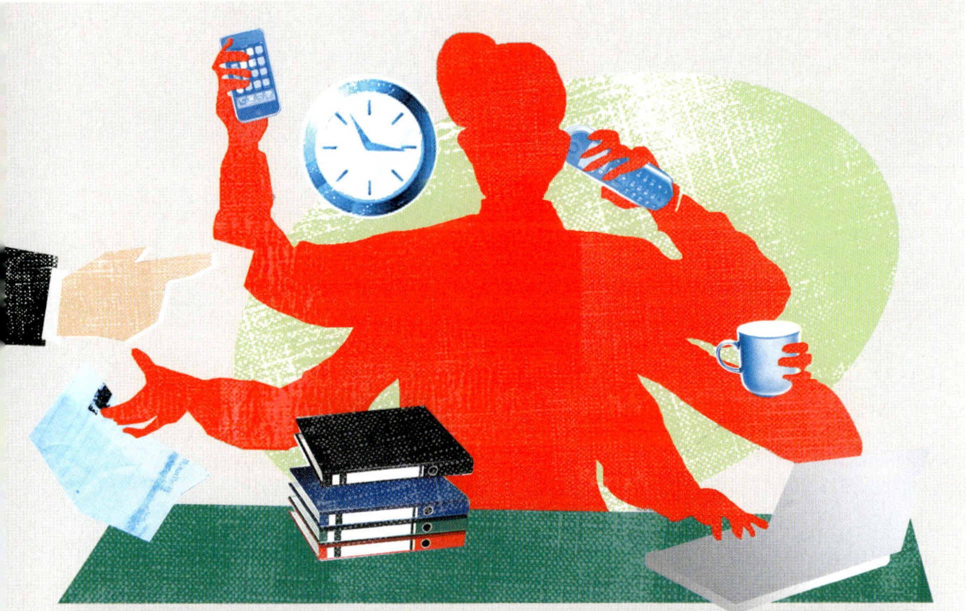

Illustraion: Julia Pfaller/2agenten/FOCUS-Magazin

Auswertung

Ob Stress zu einer Gesundheitsgefahr wird, ist eine Frage der Dosis. Außerdem kommt es darauf an, wie belastend man die jeweilige Situation erlebt. Fakt ist: Erst wenn man seine persönlichen Stressfaktoren erkannt hat, kann man wirksame Bewältigungsstrategien entwickeln.

0 bis 3 Ergebnisse über 4

Ihre Ergebnisse lassen darauf schließen, dass Ihre Stressbelastung im mittleren Bereich liegt. Das ist genau die richtige Dosis. Denn im mittleren Bereich hat Stress vor allem positive Aspekte. Er fördert die Weiterentwicklung und spornt zur Leistung an. Sie bewerten Stress häufig als Herausforderung. Ihre Arbeit und Ihre Freizeit bereiten Ihnen Spaß, und Sie fühlen sich wohl in Ihrer Haut. Sie haben das Gefühl, die Anforderungen, die an Sie gestellt werden, aktiv steuern und meistern zu können. Nach einer Stress-situation können Sie sich rasch erholen und gut entspannen. Um Ihre Entspannung effektiver und wirksamer zu gestalten, lohnt es sich eventuell, eine systematische Form der Entspannung zu erlernen (siehe Seite 139).

4 bis 9 Ergenisse über 4

Ihre Stressbelastung ist erhöht. Vielleicht merken Sie, dass Sie sich in letzter Zeit häufiger und intensiver ärgern oder am Wochenende viel länger brauchen, um sich einigermaßen zu erholen. Für Sie ist es wichtig, die Stresssituationen, in denen Ihre Ergebnisse über vier lagen, näher zu analysieren. Da Stressfaktoren individuell sehr unterschiedlich sind, müssen sich auch die Bewältigungsstrategien an Ihrer persönlichen Situation orientieren. Vielleicht können Sie einige Belastungen ganz ausschalten. Eine Autofahrt während der Hauptverkehrszeit beispielsweise lässt sich vielleicht vermeiden. Für andere Stressfaktoren kann man Lösungsstrategien erarbeiten. Wichtig ist, dass Sie eine gute Ausgleichsmöglichkeit haben, um Ihren Stress abzubauen, z. B. Sport oder Hobbys, die Ihnen Freude bereiten. Ein wichtiger Schritt zu mehr Gelassenheit kann es auch sein, persönlichen Zeitfressern im Alltag auf die Spur zu kommen und sie auszuschalten. Beobachten Sie sich einige Tage: Womit verbringen Sie Ihre Zeit? Welche Störungen halten Sie davon ab, Ihre Arbeit zu machen?

10 und mehr Ergebnisse über 4

Ihr Stresslevel ist viel zu hoch. Ziehen Sie die Notbremse. Systematische Entspannungstechniken helfen Ihnen dabei, Ihre Stresssymtome zu lindern und dauerhaft Ihre Widerstandskraft zu erhöhen. Doch das reicht nicht aus. Sie sollten auch die Ursachen Ihrer Stressbelastung aktiv angehen. Überlegen Sie, was Sie verändern möchten und wo Sie dabei ansetzen – bei den Stress auslösenden Faktoren oder bei Ihrer eigenen Einstellung in Bezug darauf. Denn die Ursache von Stress liegt teilweise in uns selbst und darin, wie wir schwierige Situationen bewerten. Wiederholen Sie diesen Test im Abstand von ein bis zwei Monaten. Ist Ihre Belastung ähnlich oder höher, sollten Sie sich professionelle Hilfe holen, um eine dauerhafte Überlastung zu vermeiden. Ein guter erster Ansprechpartner kann beispielsweise Ihr Hausarzt sein.

»Sinnsuche oder Verdrängung – alles ist erlaubt«

Die Psychologin Sigrun-Heide Filipp erforscht, wie Menschen **Schicksalsschläge meistern.** Ihr Fazit: Ganz unterschiedliche Strategien sind erfolgreich

Frau Professor Filipp, schwere Krankheit, Scheidung, der Tod eines Angehörigen – solche Ereignisse können uns jederzeit erschüttern. Ist das Leben eine einzige psychische Reifeprüfung?

Es liegt in der Natur unseres Daseins, dass wir nicht immer nur „leben" können, sondern oft auch „bewältigen" müssen. Manchmal geht es dabei nur um die kleinen Katastrophen des Alltags, über die wir im Nachhinein lachen. Wenn uns aber etwas Unkontrollierbares und Unvorhersehbares widerfährt, durch das unser Bild von der Welt völlig ins Wanken gerät, sprechen Psychologen von einem kritischen Lebensereignis. Entsteht daraus eine tiefgreifende Orientierungs- und Hilflosigkeit, ist das eine Lebenskrise.

Gibt es Schicksalsschläge, die alle Menschen gleich stark aus der Bahn werfen?

Körperliche Bedrohung oder schwere Verletzungen, etwa als Opfer einer Gewalttat oder eines Unfalls, sind für fast jeden zunächst sehr traumatisch. Aber selbst nach solchen Erlebnissen kann der individuelle Umgang damit beeindruckend unterschiedlich sein. Es gibt Menschen, die können selbst einer Querschnittslähmung einen Sinn geben und damit ein zufriedenes Leben führen. Andere kommen über die Trennung von ihrem Partner nie hinweg. Entscheidend ist die persönliche Bewertung.

Sollte man sich alles Schreckliche schnellstmöglich schönreden?

Auf keinen Fall! Es ist völlig normal, dass man nach einem Schicksalsschlag vorübergehend nicht mehr weiß, wo oben und unten ist und ungewöhnliche Verhaltensweisen an den Tag legt. Das ist nicht sofort eine Krankheit im Sinne einer Depression oder Angststörung. Trauer, Sorge und Verzweiflung sind zunächst eine vollkommen angemessene Reaktion auf eine große existenzielle Herausforderung. Man sollte das alles zulassen, ohne in Panik zu verfallen.

Wie komme ich langfristig aus diesem Loch wieder heraus?

Die klassischen Phasenmodelle der Krisenbewältigung gehen davon aus, dass jeder Betroffene aufeinanderfolgende Phasen durchläuft, etwa die der Verleugnung, der Wut, der Trauer und schließlich der Akzeptanz. Tatsächlich sieht dieser Prozess aber bei jedem Menschen anders aus – zeitlich und inhaltlich.

Gibt es eine ideale Bewältigungsform?

Menschen finden unendlich viele, ganz individuelle Wege, Schicksalsschläge zu verarbeiten. In der Momentaufnahme lässt sich gar nicht bewerten, ob diese gut oder schlecht sind. Im Grunde zählt nur, was am Ende dabei herauskommt. Wenn sich jemand irgendwann an das schlimme Ereignis erinnern kann, ohne dass ihn negative Gefühle lähmen oder sich innere Bilder unkontrollierbar aufdrängen, dann war sein Weg ein erfolgreicher – egal, welcher es war.

Manche Menschen ertragen das Geschehene durch einen Wechsel der Perspektive: „Vielleicht war es für irgendetwas gut, vielleicht ergibt das alles irgendwann Sinn ..."

Das ist eine Variante des positiven Denkens, die tatsächlich wirken kann, ohne lapidar zu sein. Gemeint ist die Überlegung: Was kann ich für mein weiteres Leben Positives daraus lernen? Aber man muss realistischerweise auch sagen, dass manche Betroffene einen solchen Sinn nicht finden – und das kann sie noch tiefer herunterziehen.

Gibt es Hilfsmittel für jene, die eine Sinnsuche zumindest versuchen wollen?

Studien belegen zum Beispiel die Wirksamkeit des „expressiven Schreibens", also des Niederschreibens der eigenen Emotionen. Dabei geht es nicht darum, in Worte zu fassen, wie schlecht es mir geht. Effektiv ist die Prozedur dann, wenn ich mich etwas kopflastiger mit meinen Gefühlen auseinandersetze: Was macht dieses Erlebnis mit mir? Warum reagiere ich so stark darauf? Ist es ein Anstoß, etwas in meinem Leben zu ändern? Expressives Schreiben ist eine Art Mini-Selbstanalyse für zu Hause, ohne Therapeuten. Die Methode ist nicht jedermanns Sache, aber unkontrollierbare grüblerische Gedanken werden dadurch nachweislich seltener.

Ist auch völliges Verdrängen erlaubt?

Absolut. Der amerikanische Psychologe George Bonanno vertritt die These, dass es durchaus Vorteile haben kann, ein negatives Ereignis von sich zu schieben, anstatt es immer wieder neu zu durchdenken und an sich ranzulassen. Die Wirksamkeit dieser sogenannten repressiven Bewältigung hat er besonders bei Menschen nachgewiesen, die den Tod eines nahestehenden Menschen

Foto: Tim Thiel/FOCUS-Magazin

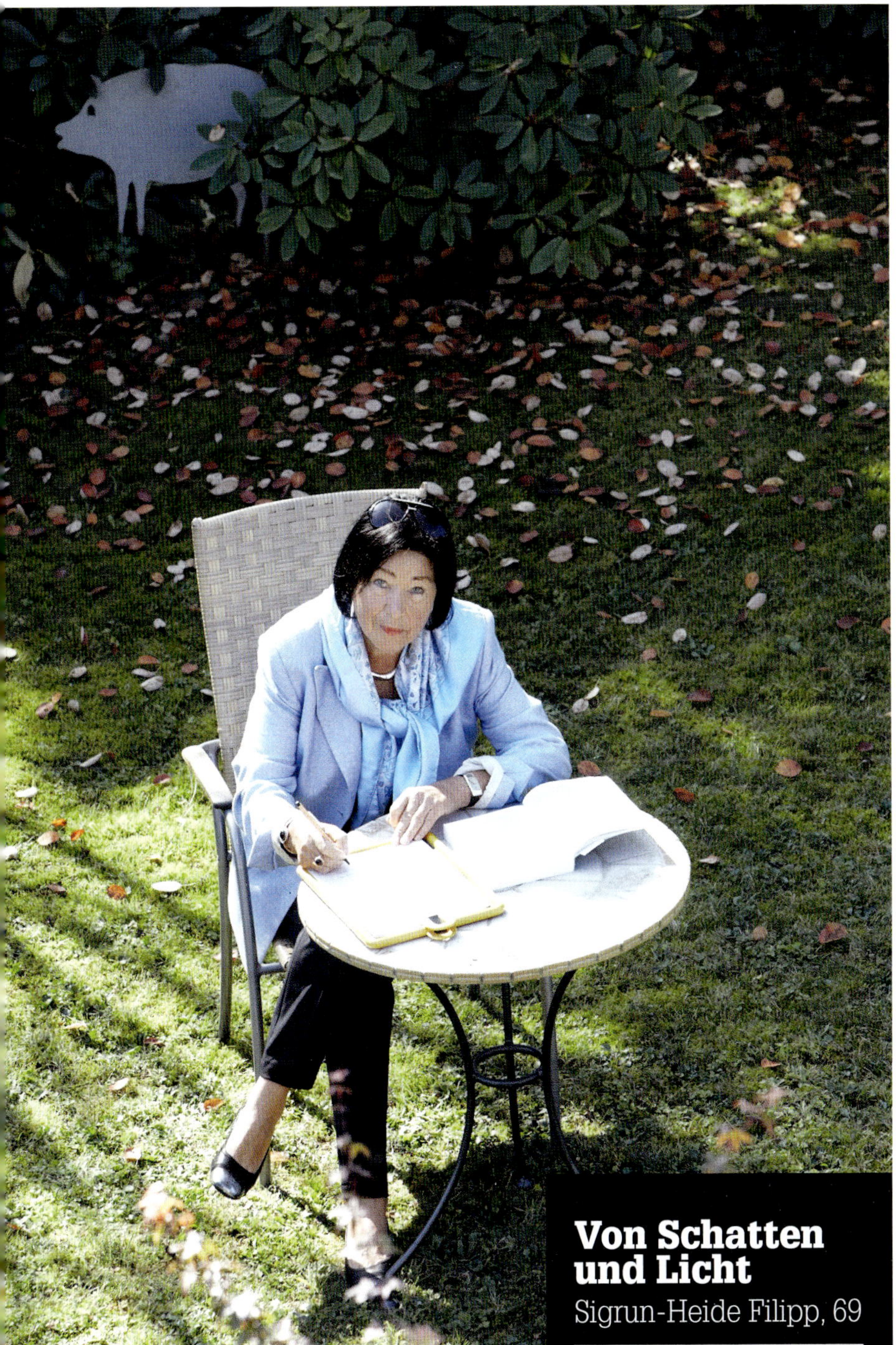

Von Schatten und Licht

Sigrun-Heide Filipp, 69

...ist emeritierte Professorin für Psychologie der Universität Trier mit Schwerpunkt Angewandte Entwicklungspsychologie. Gemeinsam mit Peter Aymanns verfasste sie den Forschungsüberblick „Kritische Lebensereignisse und Lebenskrisen. Vom Umgang mit den Schattenseiten des Lebens" (Kohlhammer, 2010).

verarbeiten mussten. Negative Erlebnisse aus seinen Gedanken zu verbannen muss also nicht – wie von Sigmund Freud prophezeit – zu noch größerem psychischem Leiden führen, weil ständig etwas unter der Oberfläche brodelt. Dinge, die man nicht ändern kann und aus denen man auch nichts Lehrreiches zu ziehen vermag, können manche Menschen tatsächlich nur bewältigen, indem sie strikt nach vorne blicken.

Gehen die meisten Menschen früher oder später gestärkt aus einer Krise hervor?

Das Thema posttraumatisches Wachstum ist gerade ein riesiger Hype in der psychologischen Forschung. Es gibt tatsächlich viele Betroffene, die nach einem Schicksalsschlag irgendwann sagen können: Ich habe durch dieses schreckliche Ereignis eine Einsicht gewonnen, die ich sonst nicht erlangt hätte. Etwa: Ich musste erst schwer erkranken, um zu erkennen, wie sehr mein Mann mich unterstützt. Oder: Ich musste erst einen geliebten Menschen sterben sehen, um das eigene Leben mehr zu schätzen. Spannenderweise gibt es aber auch die These, dass dieses Gefühl des „Gereift-Seins" eigentlich nur eine große Selbsttäuschung ist – aber mit positivem Effekt.

In der Verzweiflung belügt man sich selbst?

Vieles spricht dafür, dass sich bei Menschen, die angeben, sie seien durch eine Krisenzeit stärker geworden, im Grunde gar nicht viel verändert hat. Eigentlich haben sie sich selbst und ihr Leben Jahre zuvor nämlich auch schon positiv beurteilt – sie werten diese Zeit nur im Rückblick ab. Die Wissenschaftler halten das Gefühl der neu gewonnenen Stärke deshalb für einen kognitiven Selbstschutz: ein Täuschungsmanöver der Psyche, um schreckliche Ereignisse besser meistern zu können. Ob diese These verallgemeinerbar ist, müssen weitere Studien belegen. Eigentlich ist das aber auch egal. Hauptsache ist ja, dass diese Art zu denken vielen Betroffenen tatsächlich hilft.

Kann man sich im Vorfeld wappnen, damit Schicksalsschläge weniger erschüttern?

Im Grunde haben wir alle eine Art angeborene Abneigung, uns im Voraus mit potenziellen Krisen zu beschäftigen. Das ist auch gut so, sonst wären wir ja alle chronische Pessimisten. Ein stabiles Fundament kann man sich trotzdem schaffen, und zwar nicht nur durch ein stützendes soziales Netzwerk. Pflegen Sie Ihr Selbstwertgefühl, sagen Sie sich öfter mal: „Ich weiß, wer ich bin, was ich will und wie ich das erreichen kann." Außerdem: Wenn Sie immer mal wieder neue Ziele angehen und neue Wege einschlagen, fördern Sie Ihre Flexibilität und Anpassungsfähigkeit. Das gibt Ihnen auch in Krisensituationen einen größeren Handlungsspielraum – auch wenn Sie zunächst denken, dass es nicht mehr weitergeht. ■

INTERVIEW: MILA HANKE

Behandlungs-Wegweiser

Die zehn wichtigsten Fragen & Antworten für Hilfesuchende

1.

Wo finde ich Hilfe, wenn ich mit einem psychischen Problem überfordert bin?

„Erster Ansprechpartner ist idealerweise der Hausarzt“, sagt Mathias Berger, Ärztlicher Direktor der Abteilung für Psychiatrie und Psychotherapie des Universitätsklinikums Freiburg. „Der Hausarzt kennt Sie und Ihr Umfeld. Als Vertrauensperson kann er Ihr Problem einordnen und entweder selbst helfen oder Sie – falls nötig – zu Spezialisten überweisen.“ In Frage kommt eine stationäre oder ambulante Behandlung in einer Klinik oder einzelne Sitzungen in der Praxis eines Psychotherapeuten.

Haben Sie keinen kompetenten Hausarzt oder möchten eine zweite Meinung einholen, ist ein Facharzt für Psychiatrie oder Psychotherapie der geeignete Ansprechpartner. In fast jeder Stadt gibt es zudem öffentliche Beratungsstellen, zum Beispiel den sozialpsychiatrischen Dienst des Gesundheitsamts und psychosoziale oder kirchliche Beratungsstellen. Wer Ihnen an Ihrem Wohnort am besten helfen kann, weiß auch die Telefonseelsorge. Die Mitarbeiter sind rund um die Uhr unter 0800/1110111 und 0800/1110222 erreichbar. Sie beraten kostenlos und anonym. Auf www.telefonseelsorge.de steht eine ebenfalls kostenlose und anonyme Chat- oder Mail-Beratung zur Verfügung.

2.

Was ist der Unterschied zwischen Psychiater, Psychologe und Psychotherapeut?

Sowohl Ärzte als auch Psychologen können den Beruf des Psychotherapeuten ausüben. Ärzte als „Facharzt für Psychiatrie“ oder „Facharzt für Psychotherapie“, Psychologen als „Psychologische Psychotherapeuten“. Doch nur Ärzte können zusätzlich zur Psychotherapie auch Medikamente wie Antidepressiva verordnen. Die Krankenkassen übernehmen bislang die Kosten für Verhaltenstherapie, Tiefenpsychologie und Psychoanalyse. Andere Methoden wie etwa die Systemische Therapie werden derzeit noch von den Krankenkassen geprüft. Die Therapie

Unterstützung finden
Der Hausarzt und Beratungsstellen geben Empfehlungen

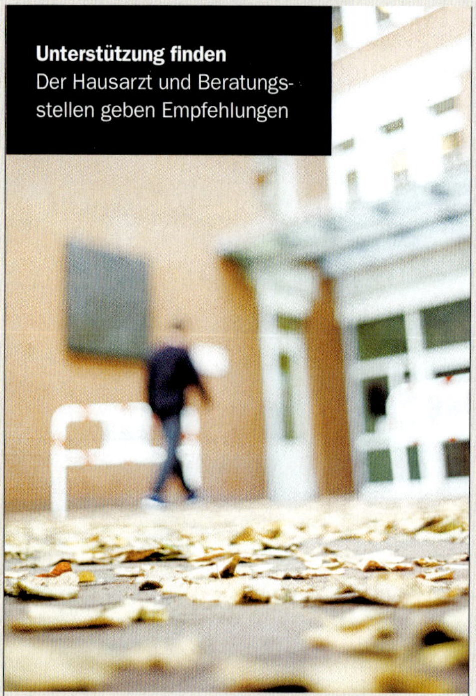

bei einem Heilpraktiker, der lediglich über eine beschränkte Behandlungserlaubnis nach dem Heilpraktikergesetz verfügt, müssen Patienten in der Regel selbst bezahlen. Für diesen Titel bestehen auch keine vorgegebenen Ausbildungsstandards.

3.

Wie finde ich einen geeigneten Psychotherapeuten?

Empfehlungen kann Ihnen Ihr Hausarzt oder ein Facharzt für Psychiatrie oder Psychotherapie geben. Ebenso Ihre Krankenkasse oder die zuständige Kassenärztliche Vereinigung. Zudem gibt es im Internet die Datenbank des Psychotherapie-Informationsdienstes (www.psychotherapiesuche.de), der auch telefonisch berät (030/209166330). Auch die Bundespsychotherapeutenkammer bietet auf ihrer Homepage www.bptk.de eine Therapeutensuche an. Die gesetzlichen Krankenkassen übernehmen nur Behandlungen bei Therapeuten mit Kassenzulassung (ggf. beim ersten Anruf erfragen).

Haben Sie sich für eine Praxis entschieden und einen Termin ausgemacht, bedeutet das nicht zwangsläufig eine Bindung von Dauer. Bei den ersten ein bis fünf Terminen (den sogenannten probatorischen Sitzungen) stellt der Therapeut die Diagnose und schätzt ein, ob sein Therapieansatz überhaupt der richtige für Ihre Situation ist. Sie selbst können in diesen „Test-Sitzungen“ herausfinden, ob die Chemie stimmt: Ihr Therapeut sollte Ihnen sympathisch und vertrauenswürdig erscheinen, schließlich sollen Sie mit ihm über sehr private, intime Dinge sprechen. Scheuen Sie sich nicht, gegebenenfalls die Praxis zu wechseln. Bis zur fünften Sitzung muss der Therapeut keinen offiziellen Antrag bei der Krankenkasse stellen, und Sie können problemlos wechseln. Auch später ist das noch möglich, aber mit etwas mehr bürokratischem Aufwand.

4.

Wie schnell bekomme ich einen Termin beim Psychotherapeuten?

Die Nachfrage nach Therapieplätzen ist hoch. Oft dauert es bis zu mehreren Wochen oder sogar Monaten, bis Sie einen Termin bei einem Psychotherapeuten bekommen. Verschiedene Krankenkassen und Kassenärztliche Vereinigungen bieten Telefon-Hotlines an, wo Therapeuten ihre freien Plätze melden und Patienten diese abfragen können. Erkundigen Sie sich bei Ihrer eigenen Krankenkasse oder Ihrer regionalen Kassenärztlichen Vereinigung.

5.

Wann sollte ich mich selbst in eine psychiatrische Klinik einweisen?

„Wenn Sie ernsthaft befürchten, die Kontrolle zu verlieren und sich selbst oder andere dadurch gefährden könnten, sollten Sie sofort einen Arzt oder eine psychiatrisch-psychotherapeutische Klinik aufsuchen“, rät Mathias Berger vom Universitätsklinikum Freiburg. Auch nachts und am Wochenende steht rund um die Uhr der Ärztliche Notdienst zur Verfügung. Ebenso können Sie sich jederzeit an ein psychiatrisch-psychotherapeutisches Krankenhaus wenden.

6.

Was kostet die Behandlung in einer Klinik?

Die Kosten für den Aufenthalt in einer psychiatrischen oder psychosomatischen Klinik in Deutschland trägt für gesetzlich Krankenversicherte die jeweilige Krankenkasse. Wer nicht von den Zuzahlungen befreit ist, muss pro Kalendertag zehn Euro zahlen, für maximal 28 Kalendertage pro Jahr. Für teilstationäre Behandlungen fallen keine Zuzahlungen an.

7.

Welche Rechte habe ich als Patient?

„Als Patient haben Sie immer ein Mitspracherecht bei der Art der Behandlung – darauf können Sie bestehen", betont Experte Mathias Berger. Dazu gehört vor allem die Entscheidung, ob und welche Arzneimittel Sie einnehmen. Gegen Ihren Willen dürfen auch psychisch Kranke nicht mit Medikamenten behandelt werden. Das hat der Bundesgerichtshof im Juli 2012 bestätigt.

8.

Kann ich nach einer Therapie problemlos eine Berufsunfähigkeitsversicherung abschließen?

Menschen, die in psychotherapeutischer Behandlung waren oder sind, ist es in Deutschland nahezu unmöglich, eine private Berufsunfähigkeitsversicherung abzuschließen. Auch der Eintritt in eine private Krankenversicherung kann abgelehnt werden. Einem Test der Stiftung Warentest zufolge werten viele Versicherungskonzerne eine Psychotherapie grundsätzlich als Ausschlusskriterium. Experten raten, mit dem Antrag abzuwarten, da die Gesundheitsbefragungen vieler Versicherer oft nur fünf Jahre zurückgehen, seltener zehn. Je länger die psychotherapeutische Therapie zurückliegt, umso größer also die Chancen für einen Versicherungsvertrag.

9.

Wo finde ich im Internet zuverlässige Informationen?

Die Versuchung, sich im Internet selbst über psychische Probleme oder Diagnosen kundig zu machen, ist groß. Doch gerade zu diesen Themen finden sich im Netz zahlreiche unseriöse Informationen: Laien tauschen sich ohne fundiertes Wissen in Foren aus und liefern so unabsichtlich Fehlinformationen. Viele Medizin- und Gesundheitsseiten werden durch Werbung von Herstellern fragwürdiger medizinischer Produkte finanziert und beschreiben daher nicht unbedingt alle Zusammenhänge objektiv. Garantiert zuverlässige Fakten zu psychischen Erkrankungen bietet die Internet-Seite www.neurologen-und-psychiater-im-netz.de, die gemeinsam von mehreren Berufsverbänden und Fachgesellschaften herausgegeben wird. Diese Homepage wird zurzeit überarbeitet, ab Mitte Dezember 2012 steht sie aktualisiert zur Verfügung. Bis dahin finden Sie seriöse Informationen auch im Internet-Angebot vieler Krankenkassen.

10.

Muss ich meinen Arbeitgeber über psychische Probleme informieren?

Nein, Arbeitgeber müssen grundsätzlich nicht über die Art einer Krankheit in Kenntnis gesetzt werden; sie erhalten solche Informationen auch nicht von Ihrer Krankenkasse. Auf Krankmeldungen wird der Grund für die Fehlzeit nicht angegeben, und Psychotherapeuten unterliegen wie alle Ärzte der Schweigepflicht.

Claudia Füßler

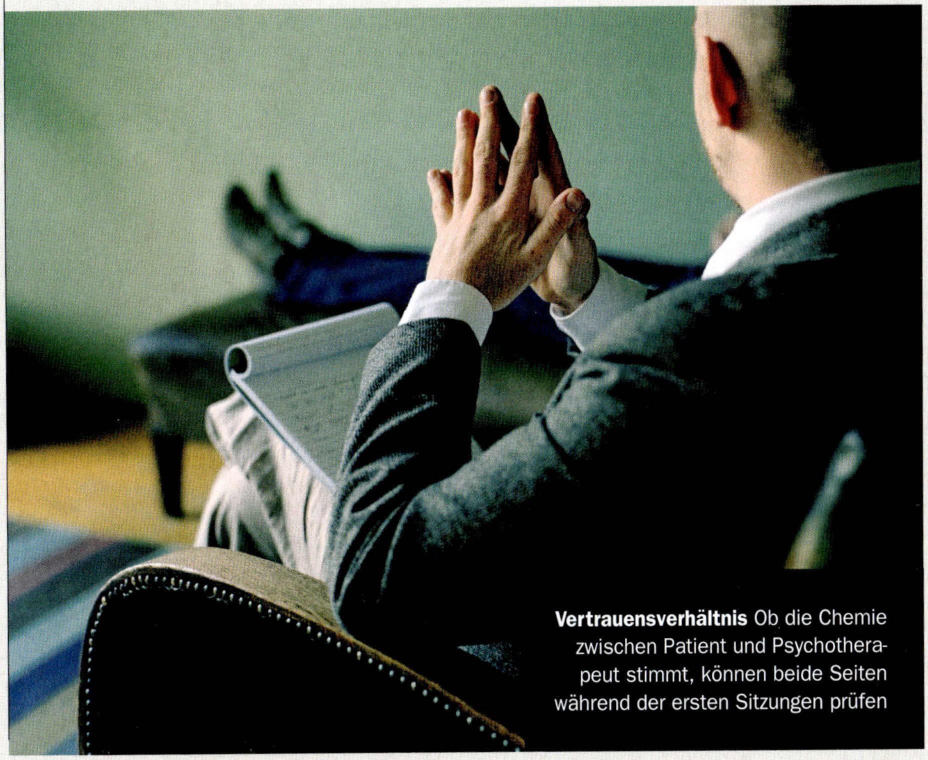

Vertrauensverhältnis Ob die Chemie zwischen Patient und Psychotherapeut stimmt, können beide Seiten während der ersten Sitzungen prüfen

Fotos: Nele Martensen/FOCUS-Magazin, Judith Dekker/Hollandse Hoogte/laif

Vorschau

FOCUS-Gesundheit – Nr. 08 erscheint im Januar 2013

Im nächsten Heft: Schwangerschaft & Geburt

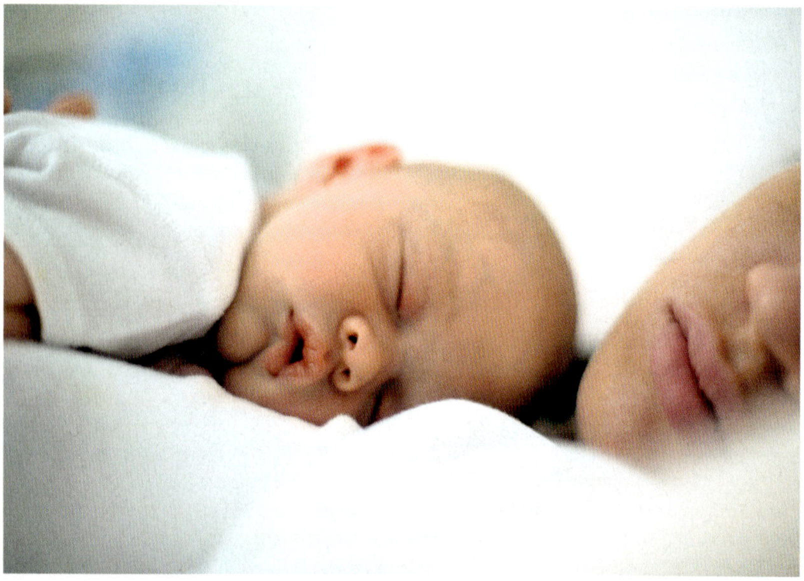

Wo soll der Nachwuchs zur Welt kommen? Zu Hause, im Geburtshaus oder im Krankenhaus? Per Kaiserschnitt oder auf natürlichem Weg? FOCUS-Gesundheit beantwortet die wichtigsten Fragen rund um Schwangerschaft, Geburt und die Zeit danach

Pränatale Diagnostik Eine Vielzahl von Tests verspricht, gravierende Krankheiten des Kindes bereits im Mutterleib zu erkennen. Welche Vorsorgeuntersuchungen sinnvoll sind und für wen sie in Frage kommen, lesen Sie in FOCUS-Gesundheit

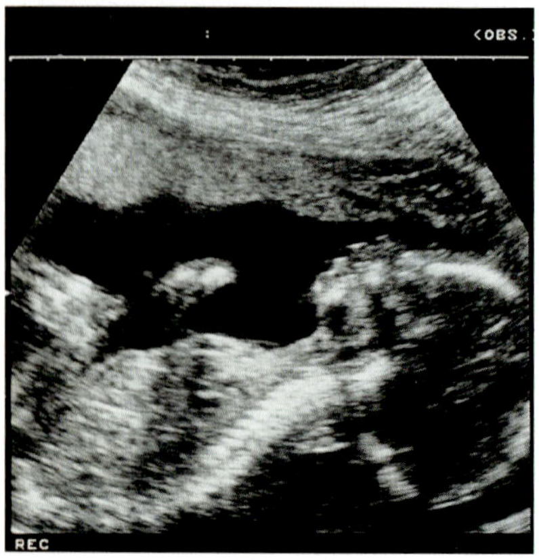

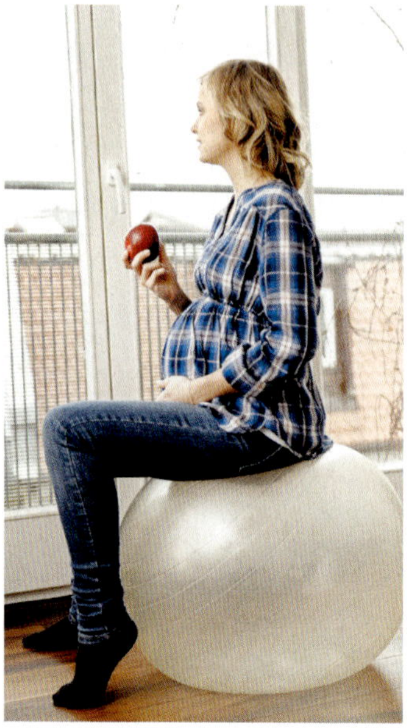

Gesunde Mutter – gesundes Kind Richtige Ernährung und ausreichend Bewegung sind in der Schwangerschaft besonders ratsam. Worauf werdende Mütter achten sollten

FOCUS GESUNDHEIT

Nr. 07 Die Psyche

FOCUS Magazin Verlag GmbH,
Arabellastraße 23, 81925 München,
Postfach 810307, 81903 München,
Telefon: 089/9250-0, Fax: 089/9250-2026
FOCUS-Gesundheit ist ein Magazin der
BURDA NEWS GROUP.

Chefredakteur: Uli Baur
Stellvertretende Chefredakteure: Markus Krischer, Carin Pawlak
Art Director: Susanne Achterkamp
Chef vom Dienst: Sonja Wiggermann
Redaktionsleitung, Konzeption: Jochen Niehaus
Redaktion: Michael Miersch; Dr. Regina Albers, Ulrike Bartholomäus, Matthias Kowalski
Leitende Redakteurin: Mila Hanke
Mitarbeiter dieser Ausgabe: Werner Siefer; Florian Stern (Bild); Sophie Wolfbauer (Grafik); Andrea Bischhoff, Prof. Stefan Brunner, Jesper Diekmann, Claudia Füßler, Julia Groß, Nike Heinen, Frederik Jötten, Maike Krause, Günter Löffelmann, Edith Luschmann, Dr. Philipp Osten, Dr. Stefanie Reinberger, Jan Schlieter, Heike Stüvel, Katja Töpfer, Beate Wagner; Dr. Alfred Lutz, Dmitri Popov, Dr. Birgitt Salamon, Ute Wiemer (Dokumentation); Angela Kreimeier, Helga Voit (Schlussredaktion)
Textchef: Josef Seitz
Titel: Susanne Achterkamp
Grafik: Mareile Gieser, Petra Vogt
Infografik: Arno Langnickel (stv.); Olaf Berger, Andreas Fischer, Stefan Hartmann, Ulrich Gerbert
Composing: Werner Nienstedt
Bildredaktion: Rüdiger Schrader (Ltg.)
Datenrecherche und -Konzept der Ärztelisten: Munich Inquire Media GmbH
FOCUS-Dokumentation/-Schlussredaktion: Petra Kerkermeier, Michael Jupe (stv. komm.); Pamela Cregeen, Christina Madl, Joachim J. Petersen, Marion Riecke, Reinhard Ruschmann, Dorothea Rutenfranz, Rita Stumpf, Nina Winkler-de Lates
Herstellung: Ernst Frost, Helmut Janisch, Christoph von Schiber
Redaktionstechnik: Ingo Bettendorf (Ltg.); Stephanie Speer
Bildtechnik: Harald Neumann, Tobias Riedel
Bildbearbeitung: Reinhard Erler, Joachim Gigacher, Dieter Gutmann, Crescencio Sarabia
FOCUS-Gesundheit erscheint in der **FOCUS Magazin Verlag GmbH.** Verantwortlich für den redaktionellen Inhalt: Uli Baur.

Einzelpreis in Deutschland: € 7,90 inkl. 7 % MwSt.
Abonnementpreis in Deutschland: € 6,75 (inkl. Zustellgebühr und 7 % MwSt.). Die Postzustellung erfolgt CO_2-neutral. Weitere Informationen: www.focus.de/gogreen
Vertriebsleiter: Markus Cerny
Vertriebsfirma: MZV GmbH & Co.KG, 85716 Unterschleißheim, Internet: www.mzv.de
Druck: pva, Druck und Medien-Dienstleistungen GmbH, Industriestraße 15, 76829 Landau/Pfalz
Printed in Germany
Konzept: Dr. Friedrich Schwandt
Pressesprecher: Jonas Grashey, Tel.: 089/9250-2575, Fax: 089/9250-2745, presse@burda.com
Senior Brand Manager FOCUS-Gesundheit: Vanessa Schneider, Tel.: 089/9250-2312, Fax: 089/9250-2494, vanessa.schneider@burda.com
Verantwortlich für den Anzeigenteil: Kai Sahlfeld, Arabellastraße 23, 81925 München, Tel.: 089/9250-2950, Fax: 089/9250-2952
Leiterin Markenkommunikation/Werbung: Pea Schubert
Director Marketing: Christian Schlottau
Verlagsleiter: Stefan Kossack
Director Finance & Operations: Gunnar Scheuer
Geschäftsführer: Burkhard Graßmann, Andreas Mayer
Verleger: Dr. Hubert Burda

SERVICEADRESSEN UND -NUMMERN

Leserservice: leserservice@focus-magazin.de
Leserbriefe: gesundheit-leser@focus-magazin.de

AUSKUNFT ZUM ABONNEMENT:
Deutschland: FOCUS-Gesundheit Abonnentenservice
Postfach 050, 77649 Offenburg, Telefon: 01805/4801006, Fax: 01805/4801003 (Festnetzpreis 14ct/Min., Mobilfunkpreise max. 42 ct/Min.), E-Mail: abo@focus-gesundheit.de
Bestellung bestimmter Ausgaben:
Telefon: 01805/4801006, Fax: 01805/4801003 (Festnetzpreis 14ct/Min., Mobilfunkpreise max. 42ct/Min.) E-Mail: bestell@focus-gesundheit.de
Urlaubsnachsendung:
Telefon: 01805/4801006, Fax: 01805/4801003 (Festnetzpreis 14ct/Min., Mobilfunkpreise max. 42ct/Min.), E-Mail: focus-gesundheit@burdadirect.de

Fotos: plainpicture.com, doc-stock, Getty Images